Die Perioden-Werkstatt

Erste Auflage

Der Weg zu gesunden Hormonen
und einer gesunden Periode

Lara Briden, ND

HAFTUNGSAUSSCHLUSS

Die Informationen in diesem Buch sollen den Leserinnen helfen, fundierte Entscheidungen über ihre Gesundheit zu treffen. Es ist kein Ersatz für eine medizinische Behandlung durch einen professionellen Gesundheitsdienstleister. Wenn Du ein medizinisches Problem hast oder medizinischen Rat benötigst, wende Dich bitte an Deine Ärztin.

Die Namen und Details einiger Personen wurden geändert.

Erste Ausgabe (Deutsch) Oktober 2018
Zweite Ausgabe (Englisch) September 2017
Erste Ausgabe (Englisch) Januar 2015

Für weitere Informationen
besuchen Sie die Website der Autorin unter
http://www.larabriden.com

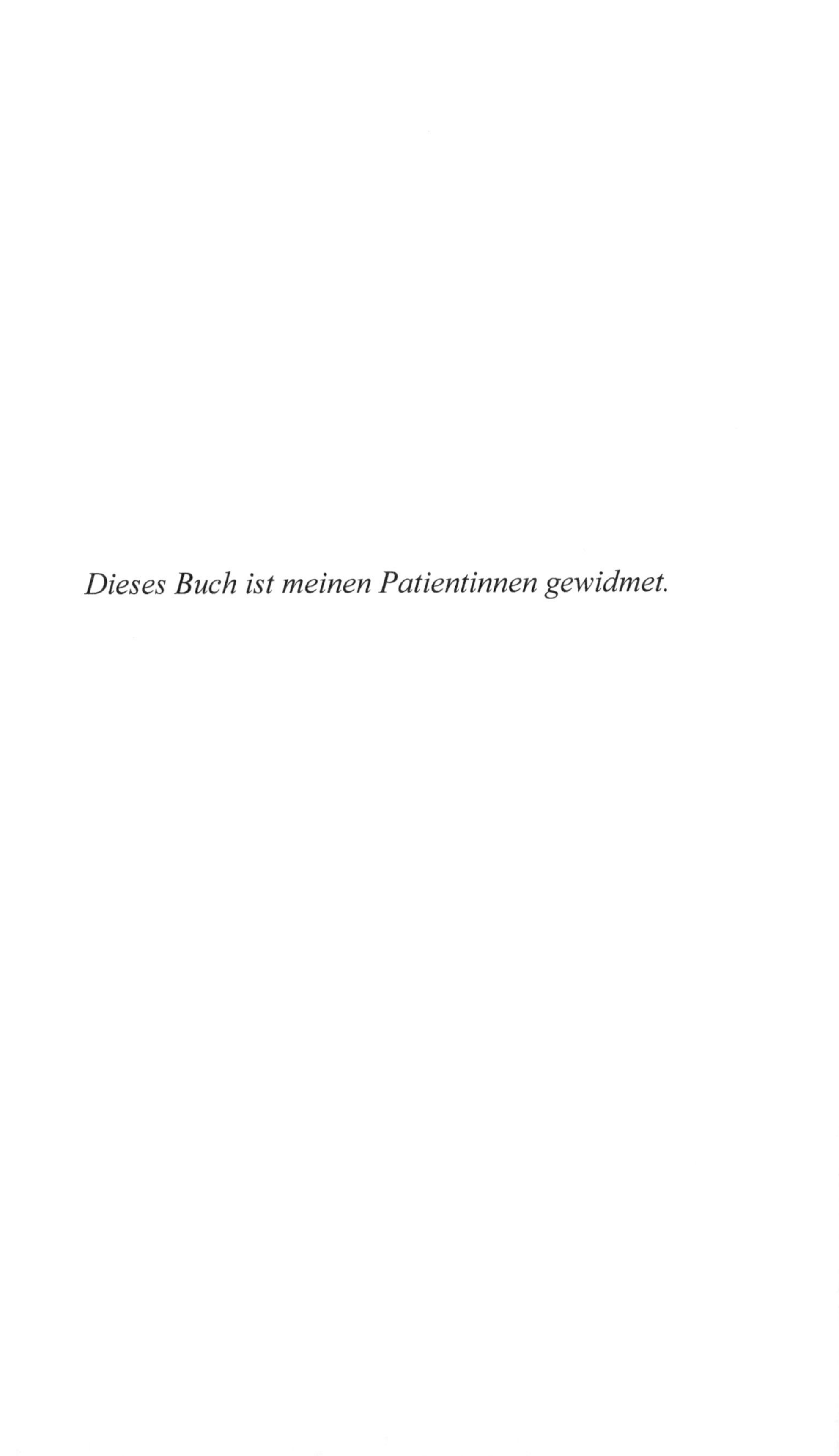

Dieses Buch ist meinen Patientinnen gewidmet.

Inhaltsverzeichnis

Vorwort

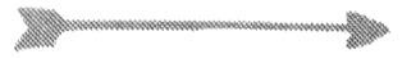

Von Jerilynn C. Prior MD, Professorin für Endokrinologie

Als jemand, der mehr als 40 Jahre als Klinikärztin und Forscherin im Bereich Fortpflanzungsmedizin und Knochengesundheit tätig war, bin ich davon überzeugt, dass Wissen und Bewusstsein für Frauen sowohl heilend als auch ermächtigend ist. Lassen Sie mich erklären, wie ich zu dieser Überzeugung gelangt bin.

Vor Jahren stellte ich fest, dass sich bei der Hälfte aller Frauen mit unregelmäßigen Zyklen nach dem Ende einer einjährigen Studie wieder perfekte Zyklen einstellten. Diese 61 normalgewichtigen und sonst durchwegs gesunden Frauen in ihren 20ern und 30ern hatten ausbleibende oder weit auseinanderliegende Perioden oder Zyklen mit häufigen kurzen Phasen nach der Eifreigabe und solchen, in denen kein Ei freigegeben wurde. Diese Auffälligkeiten waren allesamt nicht auf Krankheiten zurückzuführen, sondern auf eine Kombination sehr verschiedener persönlicher Stressfaktoren. Ihre Genesung konnte weder dem zyklischen Progesteron, einer Gewichtszunahme oder weniger Sport noch Calciumergänzungen oder Placebos zugeschrieben werden, die wir während dieser zufällig angeordneten, blinden Studie verwendeten. Aus diesem Grund sind die normalen Eisprünge und regelmäßigen Zyklen dieser Frauen am Ende der Studie wahrscheinlich das Resultat eines Lernprozesses, der durch die

Studie und das unterstützende Umfeld einer partizipatorischen, wissenschaftlichen Studie in Gang gesetzt wurde.

Selbsterkenntnis bedeutet Bewusstsein. So ist mir zum Beispiel bewusst, dass ich kritischer bin als viele und ehrgeiziger als andere. Selbsterkenntnis bedeutet auch „Körperbildung", wie meine Freundin, die Pädagogin und Reporterin Laura Wershler es nennt. Diese Körperbildung bedeutet auch zu würdigen, dass meine Lutealphase nach einer siebentägigen Wanderung vom Meeresspiegelniveau über alpines Gelände auf dem Chilkoot-Pfad mit schwerem Gepäck und einem unsympathischen Begleiter kurz sein wird – wie ich aus zuverlässiger eigener Erfahrung weiß. Es bedeutet auch, zu wissen, dass dieselbe Kombination aus körperlicher Anstrengung sowie emotionalen und ernährungsbedingten Stressfaktoren vor einem Jahrzehnt noch eine gänzlich ausbleibende Periode zur Folge gehabt hätte. Das Buch von Dr. Lara Briden wird Ihnen helfen, zu solch einem ermächtigten Körperbewusstsein zu gelangen.

Mein erster Gedanke beim Lesen des Buchtitels war, dass man hier das weibliche Fortpflanzungssystem als rigide und unflexible Maschine behandeln würde, deren Reparatur ölverschmierter, muskulöser Mechanik bedarf. Ich war beunruhigt, weil das Konzept eines Motors nicht mit meiner Auffassung eines integrativen, anpassungsfähigen und – wenn mit der Möglichkeit konfrontiert – auch selbstheilenden, reproduktiven Systems zusammenpasst. Meine zweite Annahme war, dass dieses Buch voller Anweisungen sein würde, dieses oder jenes zu tun oder zu unterlassen.

Ich lag falsch. Beim Lesen dieser jüngsten Ausgabe stelle ich fest, dass die Naturheilkundeärztin Lara Briden großen Respekt vor der Komplexität und den integrativen Kräften des weiblichen Fortpflanzungssystems hat. Ihr Zugang zu den meisten Aspekten des weiblichen Zyklus und seinen Variationen ist unglaublich physiologisch und wissenschaftlich. In der Regel gelingt es ihr dabei sehr gut, Mysteriöses zu erklären und mit vielen aktuellen Verweisen auf medizinische Fachzeitschriften zu versehen. Insbesondere gefällt mir, dass sie jene Fälle mit dünner Datenlage identifiziert, an denen sich die Meinungen von Ärzten und Naturheilkundemedizinern scheiden. Darüber hinaus bereitet sie Frauen darauf vor, aus einer selbstbewussten und selbsterfahrenen Position heraus mit medizinischem Personal zu interagieren, vorsichtig zu beobachten und eigene Aufzeichnungen zu machen und sich dabei stark und selbstbestimmt zu fühlen.

Dieses Buch ist eine anregende, sympathische und ermächtigende Einführung zu einem besseren Selbstverständnis für Frauen überall.

Jerilynn C. Prior, Professorin für Endokrinologie an der Universität British Columbia, Gründerin und wissenschaftliche Direktorin am Zentrum für Menstruationszyklus- und Eisprungforschung (*Centre for Menstrual Cycle and Ovulation Research,* **www.cemcor.ca**), Direktorin des British Columbia Zentrums der Kanadischen Multicenter Osteoporosis Studie (**www.camos.org**) und Autorin des preisgekrönten pädagogischen Romans *Estrogen's Storm Season: Stories of Perimenopause* (Zweite Ausgabe, 2017).

Willkommen zur ersten Ausgabe der *Perioden-Werkstatt*. Es freut mich sehr, neue und aktualisierte Informationen über einen besseren Hormonhaushalt und bessere Perioden mit euch teilen zu können.

Seit dem Erscheinen der ersten englischen Ausgabe vor drei Jahren ist meine Leidenschaft rund um das Thema gesunde Perioden weiter gestiegen. Wie das? Weil dieses Buch nun Teil einer kollektiven Revolution im Bereich der Frauengesundheit ist. Meine ist nur eine Stimme in einem lauter werdenden Chor aus Frauenstimmen, die über ihre Periode sprechen und ihre Hormone und Perioden zurückerobern wollen. Weil sie ein *essentieller, integraler Teil der allgemeinen weiblichen Gesundheit* sind.

Frauengesundheit ist kein Nischenthema. Es geht dabei um die allgemeine Gesundheit der Hälfte der Menschheit.

Weibliche Hormone wurden lange genug als „undurchschaubar schwierig" abgestempelt und mit Verhütungsmitteln reguliert. Dieses Buch ist eine Einladung an Frauen, ihre Hormone anders zu betrachten – nämlich *als positive Kräfte*, die sich in allen Einzelheiten auf die Stimmung, den Stoffwechsel und die Physiologie auswirken.

Dieses Buch ist meine Botschaft an Frauen, sich glücklich in ihrem Körper und mit ihren Hormonen zu fühlen. Es ist auch meine Zusicherung, dass der weibliche Körper weder kompliziert, noch mysteriös oder unbändig ist. Im Gegenteil. Dein Körper ist stark, vital und weise, und weiß mit der richtigen Unterstützung auch, wie es geht, gesund zu sein und eine richtige Periode zu haben.

Wie dieses Buch zu verwenden ist

In der ersten Hälfte dieses Buchs geht es darum, die eigene Menstruation zu verstehen. Zum Beispiel: Warum haben wir eine Periode? Wie sollte sie sein? Was kann dabei schiefgehen? In diesem Teil argumentiere ich auch gegen hormonelle Verhütung und gebe eine Übersicht alternativer Verhütungsmethoden.

In der zweiten Hälfte geht es um Behandlungsmethoden. Es beginnt mit einem Kapitel namens *Allgemeine Perioden-Vorsorge*, das ich unbedingt empfehle zu lesen. Darin geht es um all die verschiedenen Dinge, die getan werden können, um den Hormonhaushalt zu beruhigen, zu normalisieren und zu nähren. Kapitel 6 legt die Grundlagen für alle Behandlungen, die in den weiteren Kapiteln besprochen werden.

Dieses Buch liest sich am besten von Anfang bis Ende, weil in jedem Kapitel wichtige Themen besprochen werden. So erklärt zum Beispiel Kapitel 3 die körperlichen Anzeichen für den Eisprung, die für das weitere Verständnis rund um den Eisprung später im Buch wichtig sind. In Kapitel 5 werden der *Östrogenstoffwechsel* beziehungsweise die *Entgiftungsprozesse* behandelt und in Kapitel 6 geht es zum ersten Mal um *Insulinresistenz*. All das sind wichtige Informationen um jegliche Probleme mit der Menstruation zu verstehen.

Infoboxen

Durch das gesamte Buch hindurch wirst du Definitionen, Tipps, Patientengeschichten und andere Spezialthemen finden.

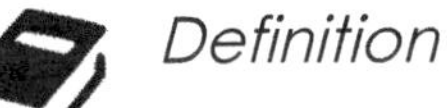 *Definition*

Definitionsboxen bieten einfache Erklärungen für technische Begriffe. Sie sind auch im Glossar zu finden.

 **Tipps sind zusätzliche** Informationen, die du nützlich finden könntest.

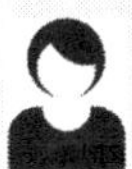 Lara: Ärztin für Naturheilkunde auf der Suche nach der Wahrheit

Patientengeschichten sind wahre Geschichten meiner echten Patientinnen, in denen nur die Namen und manche Details verändert wurden.

Spezialthema: Mehr erfahren

In den **Spezialthemen** gibt es zusätzliche, ausführliche Informationen zu einzelnen Themen.

Im letzten Kapitel geht es um Behandlungsmethoden der fortgeschrittenen Art. Hier werden unter anderem heikle Themen wie Umweltgifte, die Gesundheit der Verdauung und Schilddrüsenerkrankung besprochen. Im letzten Kapitel findet sich auch der wichtige Abschnitt „Wie spreche ich mit meiner Ärztin?". Hier wird eine Liste mit Fragen und Erklärungen gestellt, die dir bei der Kommunikation mit deiner Ärztin helfen wird. Damit werdet ihr beide zu einem besseren Verständnis deiner individuellen Gesundheitssituation kommen.

Beim Lesen wirst du ab und an auf unterschiedliche Kapitel im Buch verwiesen. So kannst du zurückgehen und deine individuelle Perioden-Geschichte zusammensetzen. So kann es beispielsweise sein, dass du nach dem Absetzen der Pille deine Periode nicht bekommst. Dieses Problem wird in verschiedenen Abschnitten in verschiedenen Kapiteln besprochen; in diesem Fall in den Kapitel 2, 7 und 11.

Bitte verwende das Inhaltsverzeichnis und das Glossar, um zu den richtigen Abschnitten zu navigieren.

Ist die Wirksamkeit dieser Empfehlungen wissenschaftlich nachgewiesen?

Wann immer die Möglichkeit dazu besteht, verweise ich auf die insgesamt mehr als 350 wissenschaftlichen Studien, die viele meiner Empfehlungen stützen.

Wenn ich keinen Verweis mache, dann in Fällen, zu denen noch nicht geforscht wurde. Das betrifft einige Empfehlungen in der Pflanzenheilkunde und auch einige Ernährungsempfehlungen wie zum Beispiel, dass ich *von jeglichen Milchprodukten abrate*. Ich hoffe natürlich, dass die Wissenschaft sich dieser Behandlungen bald annehmen wird, aber ich möchte, dass ihr schon jetzt etwas davon habt. Wenn das bedeutet, der Wissenschaft voraus zu sein, dann ist das eben so. Einer meiner ersten Lehrer in der Naturheilkunde hat es so formuliert:

„Wer auf die Forschung wartet, könnte sehr lange warten."

Alle Empfehlungen (mit und ohne Verweisen) basieren auf Erfahrungen, die ich mit tausenden von Patientinnen in den letzten zwanzig Jahren gemacht habe. Und alle Empfehlungen sind einfach und sicher auszuprobieren.

Was ist in der zweiten Ausgabe neu?

Das Beste am Erscheinen der ersten Ausgabe der *Perioden-Werkstatt* war das Feedback, das ich von aufmerksamen Lesern bekommen habe. Mit diesem Feedback habe ich das gesamte Buch überarbeitet und erweitert, samt der Abschnitte über die natürliche Familienplanung (NFP), natürliches Progesteron, das polyzystische Ovarsyndrom (PCOS) und Endometriose.

Ich habe auch die neuesten Forschungsergebnisse in den

Bereichen Ernährung und Frauenmedizin zusammengetragen.

Was ist neu?

- Einblicke von Jerilynn C. Prior MD, Professorin für Endokrinologie
- Mehr als 300 zusätzliche Verweise
- Erweiterte Abschnitte über PCOS und Endometriose
- Ein Kapitel über die Perimenopause und den Übergang zur Menopause
- Geschichten von Patientinnen
- Spezialthemen wie *Histaminintoleranz* und *wie man ein Probiotikum auswählt*
- Vorgeschlagene Marken für Ergänzungsmittel

An dieser Stelle möchte ich etwas zu den Ergänzungsmitteln sagen. Sie werden im Abschnitt der Quellen gelistet und sind dazu da, dir eine erste Orientierung zu verschaffen. Die Liste ist bei weitem nicht vollständig, es gibt eine ganze Reihe anderer guter Produkte. Entscheide dich für Ergänzungsmittel, die in deiner Nähe erhältlich sind und deinem Budget entsprechen. Ich wurde von niemandem dafür bezahlt, ein Produkt oder einen Markennamen zu erwähnen.

Meine Ausbildung und mein Hintergrund

Ich habe als Biologin an der Universität von Calgary begonnen, wo ich Zoologie, Botanik und Ökologie studiert und die Sommer mit dem Sammeln von Pflanzen und Tieren in der kanadischen Wildnis verbrachte. Ich habe sogar einen wissenschaftlichen Artikel über das Hamsterverhalten männlicher und weiblicher Fledermäuse veröffentlicht.

Ich hatte vor, eine wissenschaftliche Karriere als Biologin zu verfolgen, bis ich eines Tages eine Anzeige in der Universitätszeitung sah, die meinem Leben eine neue Richtung gab.

Die Anzeige erschien vom Canadian College of Naturopathic Medicine, der Hochschule für Naturheilkunde, und ich war Feuer und Flamme. Ich schnitt sie aus, klebte sie an meinen Spiegel und fragte mich, was Naturheilkunde eigentlich genau bedeutete. Bis zu diesem Punkt hatte ich Medizin nie ernsthaft in Erwägung gezogen. Die Arbeit mit konventioneller Medizin hatte mich einfach nicht interessiert.

Als ich anfing, mich mit Naturheilkunde zu beschäftigen, entdeckte ich die Kernphilosophie über die Kraft des Körpers, sich selbst zu heilen. Das fand seinen Nachhall in mir und bei allem, was ich über die natürliche Welt in meinem Biologiestudium gelernt hatte. Ich hatte gelernt, die natürliche Welt als pragmatisches und regeneratives System zu verstehen. Der menschliche Körper muss denselben Prinzipien folgen, da er ein Teil dieser natürlichen Welt ist.

Ich ließ meine Pläne für eine akademische Karriere fallen, bewarb mich an der Hochschule für Naturheilkunde und wurde genommen. Also fuhr ich meinen kleinen alten Volkswagen dreitausend Kilometer ostwärts durch Kanada nach Toronto und begann mit einem vierjährigen Studium.

Derzeit gibt es sieben anerkannte Schulen für Naturheilkunde in Nordamerika: zwei in Kanada und fünf in den Vereinigten Staaten. Die ersten beiden Jahre der Ausbildung sind einer konventionellen schulmedizinischen Ausbildung sehr ähnlich. Die beiden letzten Jahre bestehen aus hunderten Lehrstunden in Ernährungs- und Kräutermedizin sowie aus dem Kontakt zu Patienten in einer ambulanten Klinik. Als Absolventin einer anerkannten Schule für Naturheilkunde gilt es, im Anschluss noch eine Lizenzprüfung zu bestehen (NPLEX).

Ich qualifizierte mich 1997, damals noch mit meinem Mädchennamen Lara Grinevitch, als Naturheilkundemedizinerin und eröffnete gleich darauf meine eigene Praxis in dem kleinen Ort, in dem ich aufgewachsen bin (Pincher Creek, Alberta, Canada). Die 1990er waren eine interessante Zeit für Naturheilkunde. Sogar ganz einfache Dinge wie Probiotik klangen in den Ohren gewöhnlicher Ärzte schräg. „Gute Bakterien?", sagte ein Arzt zu mir. „Was für eine lächerliche Vorstellung!"

Die 1990er waren eine besonders interessante (und einigermaßen furchteinflößende) Zeit für die Frauenmedizin. Frauen wurden mit hochdosierten Verhütungspillen, mit schulmedizinischer Hormonersatztherapie (Premarin) und mit routinemäßiger Entfernung der Gebärmutter (Hysterektomie) abgespeist. Es musste mir einfach gelingen, für diese Frauen bessere Lösungen zu finden.

Bei der Arbeit mit meinen Patientinnen entdeckte ich, dass natürliche Behandlungen sogar besser funktionierten als ich erwartet hatte. Ich entdeckte, dass Naturheilkunde für die meisten Frauen eine bessere Alternative zu synthetischen Hormonen und chirurgischen Eingriffen ist.

Eine Krankheit, die ich in diesen frühen Jahren oft behandelte, war das Polyzystische Ovarsyndrom, das auch Polyzystisches Ovarialsyndrom oder PCOS genannt wird. Damals bestand die konventionelle Behandlung aus einem chirurgischen Eingriff, in dem die Eierstöcke punktiert wurden. Mein Zugang war ein gänzlich anderer. Ich hatte gelernt, dass PCOS im direkten Zusammenhang mit einem Problem des Blutzuckerlevels und Insulin stand, also verschrieb ich eine Umstellung der Ernährung und Ergänzungsmittel, um das Insulin zu senken. Eine Behandlung von PCOS über die Ernährung wurde von den ansässigen Ärzten skeptisch betrachtet, sogar von meinem damaligen Partner, der auch Arzt war. Ich blieb hartnäckig und sah schon bald großartige Erfolge. Mittlerweile ist allgemein bekannt, dass Blutzucker und Insulin tatsächlich eine große Auswirkung auf das Polyzystische Ovarsyndrom (PCOS) haben (siehe Kapitel 7).

Seitdem sind mehr als zwei Jahrzehnte vergangen, in denen ich die Gelegenheit hatte, noch viele weitere Probleme im Bereich der Periode zu behandeln. Heute führe ich eine gutbesuchte Klinik für natürliche Hormontherapien in Sydney, Australien, und helfe meinen Patientinnen mit Endometriose, Polyzystischem Ovarsyndrom, Insulinresistenz, Schilddrüsenerkrankungen und allen anderen Problemen mit ihrer Periode.

Bei meinen Tausenden von Patientinnen während all dieser Jahre möchte ich mich bedanken! Dieses Buch ist ihnen gewidmet.

Teil Eins

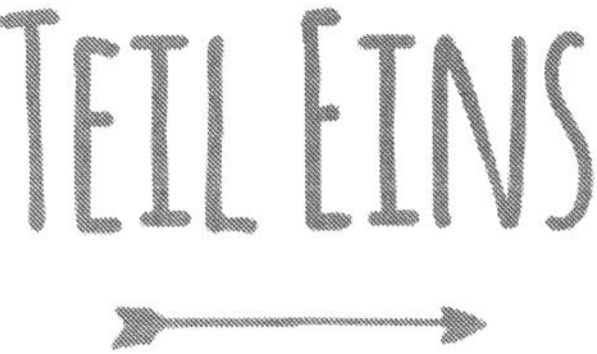

Verstehe deine Periode

Man braucht nichts im Leben zu fürchten,
man muss nur alles verstehen.
Jetzt ist die Zeit, mehr zu verstehen, damit
wir uns weniger fürchten.

~ Marie Curie ~

Kapitel 1

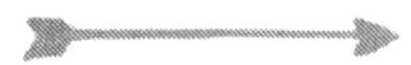

Die Revolution der Periode

Im Bereich der Gesundheit rund um die Periode bewegt sich etwas. Wenn du dieses Buch in der Hand hältst, bist du Teil der Bewegung.

Die Wichtigkeit der Periode kommt endlich ans Licht. Sie ist nicht länger etwas, das es zu ertragen, verbergen oder hormonell zu regulieren gilt. Wie wir in den nächsten Kapiteln sehen werden, hat die Pille ausgedient. Es gibt bessere Verhütungsmethoden und viel bessere Methoden, um Probleme mit der Periode zu behandeln.

Mehr und mehr Frauen sagen *Nein* zur Pille und *Ja* zu ihrem eigenen, natürlichen Zyklus.

Apps sind Teil der Veränderung. Die meisten meiner Patientinnen verwenden Zyklus-Apps auf ihrem Smartphone, um ihre Periode einzutragen. Ich selbst benutze auch eine. Als ich meine Stieftochter im Teenageralter fragte, ob sie eine verwende, sagte sie „Natürlich" – für sie ist das selbstverständlich.

Apps sind Programme für Smartphones, mit denen sich Daten über den Zyklus sammeln lassen. Man trägt den Beginn der Periode und Körperzeichen wie Pickel, die Stimmung und Empfindlichkeit der Brüste ein. Dasselbe lässt sich auch mit Stift und Papier erledigen, aber mit Apps ist es leichter und auch irgendwie *anwenderfreundlicher.* Dein Telefon ist stets in deiner Tasche und oft ohnehin in deiner Hand.

Indem Apps das Bewusstsein der Periode in unser tägliches Leben bringen, lassen diese sie weniger bedrohlich erscheinen. Die Periode wirkt als etwas Normales, was sie natürlich auch ist und immer schon war.

Was passiert mit *deiner* Periode? Kommt sie jeden Monat? Kommt sie überhaupt? Ist sie stark, schmerzhaft oder auf andere Art und Weise schwierig? Vielleicht setzt du auch gerade die Pille ab oder denkst darüber nach, es zu tun.

Unabhängig von deinem Alter oder deiner spezifischen Situation ist es Zeit, deine Periode besser zu verstehen. Und es gibt keine bessere Zeit als jetzt, um das zu tun.

Deine Periode möchte dir etwas sagen

Deine Periode ist nicht nur eine Periode. Sie ist Ausdruck deiner grundlegenden Gesundheit. Wenn du gesund bist, wird dein Zyklus reibungslos, regelmäßig und ohne unerwünschte Symptome ablaufen. Wenn du nicht gesund bist, wird dein Zyklus dir das mitteilen.

Ich lade dich hiermit ein, über deine Periode als monatlichen Gesundheitscheck zu denken. Jeden Monat liefert sie dir einen Überblick darüber, wie es um deine *Allgemeingesundheit* steht. Diese Information ist unglaublich wertvoll. Wie könnte man noch besser wissen, was zu tun und was zu verändern ist?

Die Amerikanische Fachgesellschaft für Geburtshelferinnen und Gynäkologinnen, kurz ACOG (American College of Obstetricians and Gynecologists), stimmt dem zu. Im Dezember 2015 gaben sie still und heimlich und gemeinsam mit der American Academy of ein bahnbrechendes Statement mit dem Titel „Menstruation bei Mädchen und Jugendlichen: Der Monatszyklus als Vitalzeichen"[1] heraus.

Darin heißt es:

> „Abnormale Muster im Menstruationszyklus während der Pubertät zu identifizieren kann die Möglichkeit einer frühen Identifikation von potentiellen Gesundheitsrisiken im Erwachsenenalter verbessern. Es ist wichtig, dass ärztliches Personal ein Verständnis für die Menstruationsmuster jugendlicher Mädchen haben, sowie die Fähigkeit zwischen normaler und abnormaler Menstruation zu differenzieren, und dass sie wissen, wie die jugendliche Patientin zu bewerten ist. Durch die Behandlung des Menstruationszyklus als zusätzliches Vitalzeichen können Ärzte ihren Patientinnen und allen, die sie betreuen, deutlich machen, wie wichtig der Menstruationszyklus für die Bewertung des allgemeinen Gesundheitsstatus ist."

Laut ACOG sollen Ärzte ihre Patientinnen immer zu ihrer Periode befragen und Mädchen auch dazu raten, ihre Zyklen aufzuzeichnen. Indem sie das tun, zeigen sie ihren Patientinnen auch, dass die Periode ein wesentlicher Spiegel ihrer allgemeinen Gesundheit ist.

Ich habe fast geweint, als ich das gelesen habe. Endlich!

Damit hat das ACOG natürlich Recht. Als ein sogenanntes *Vitalzeichen* spiegelt die Periode die allgemeine Gesundheit wieder.

In den zwanzig Jahren, in denen ich schon mit Patientinnen arbeite, habe ich mich stets auf ihre Angaben verlassen, um ihre Gesundheit zu bewerten und den besten Behandlungsweg einzuschlagen. Darum frage ich meine Patientinnen immer nach ihrer Periode – selbst wenn sie aus einem anderen Grund zu mir gekommen sind.

Zum Beispiel meine Patientin Meagan.

Meagan: Wie ist deine Periode?

Meagan war 26, als sie wegen Schuppenflechte zu mir kam, einer Immunstörung, die trockene, schuppige Hautpartien verursacht. Ihre Schuppenflechte betraf ihre

Kopfhaut und Ellbogen und schien sich bei Stress zu verschlimmern. Meagan meinte, sie hätte das von ihrem Vater geerbt.

Ich stellte Meagan ein paar weitere Fragen. Wann hat es begonnen? (Als sie 13 war.) Hat sie Allergien? (Nein.) Hat sie Verdauungsprobleme? (Nein.)

Dann fragte ich sie: „Wie ist deine Periode?"

„Wie meinst Du das?"

„Kommt sie jeden Monat? Hast du Schmerzen oder Zwischenblutungen?"

Meagan sagte, mit ihrer Periode sei alles in Ordnung, weil sie die Pille nehme.

„Das ist keine Periode", sagte ich. „Wie war deine Periode, als du die Pille noch nicht genommen hast?"

Meagan hatte ihre Periode erst mit 16 bekommen und sie war leicht und unregelmäßig. Ihre Ärztin hatte ihr nach einem Blutbild gesagt, dass alles normal sei. Dazu empfahl sie ihr die Pille.

„Es musste damals einen Grund für deine unregelmäßige Periode gegeben haben", erklärte ich ihr. „Derselbe Grund könnte jetzt zu deiner Schuppenflechte beitragen."

Ich machte weitere Blutbilder, und bis auf einen grenzwertigen Eisenmangel, der bereits in Meagans früheren Blutbildern festgestellt wurde, war nichts Auffälliges zu sehen.

Langsam begann ein Bild zutage zu treten. Meagan hatte eine Reihe von Symptomen, die auf eine mögliche Weizenunverträglichkeit hinwiesen: 1) Schuppenflechte, 2) Eisenmangel und 3) unregelmäßige Perioden. Ich erklärte Meagan, dass die Entzündung durch Gluten zu Schuppenflechte [2] und Problemen mit der Periode[3] führen kann, insbesondere zu leichten und unregelmäßigen Perioden.

Erfreulicherweise kam Meagans Test für Zöliakie, die schwerste Form von Glutenunverträglichkeit, negativ zurück.

Mein Eindruck war, dass Meagan eine leichte Form der Glutenunverträglichkeit hatte, die sich auf ihre Haut und ihre Periode auswirkte. Ich riet ihr, Gluten für sechs Monate zu vermeiden.

Nach dem ersten Monat der Behandlung setzte Meagan die Pille ab, um zu sehen, ob sich ihre Periode verbessern würde. Ich warnte sie, dass das einige Zeit dauern könnte.

Innerhalb der ersten beiden Monate tat sich nicht viel. Meagans Schuppenflechte blieb in etwa gleich und ihre Periode blieb weiterhin aus.

Ich erinnerte sie: „Die Erholung von Gluten kann mehrere Monate dauern."

Nach drei Monaten begann ihre Haut sich endlich zu verbessern. Nach sechs Monaten bekam sie erstmals wieder ihre Periode und ab dann war sie regelmäßig – zum ersten Mal in Meagans Leben.

Die richtige Behandlung für Meagans allgemeine Gesundheit war gleichzeitig auch die richtige Behandlung für ihre Periode. Es ist immer so. Wer seine Gesundheit in den Griff bekommt, bekommt auch die Periode in den Griff.

Warum hormonelle Verhütung nicht die Antwort ist

Womöglich schenkt deine Ärztin deinen monatlichen Aufzeichnungen nicht besonders viel Beachtung. Sie fragt sich nicht, welches subtile zugrundeliegende Thema die Probleme mit deiner Periode verursachen könnte, weil die Lösung immer dieselbe ist: Nimm doch die Pille.

Die Pille ist ein kombiniertes orales Kontrazeptivum und zählt damit zu jener Art hormoneller Verhütung, die den Eisprung unterdrückt.

> 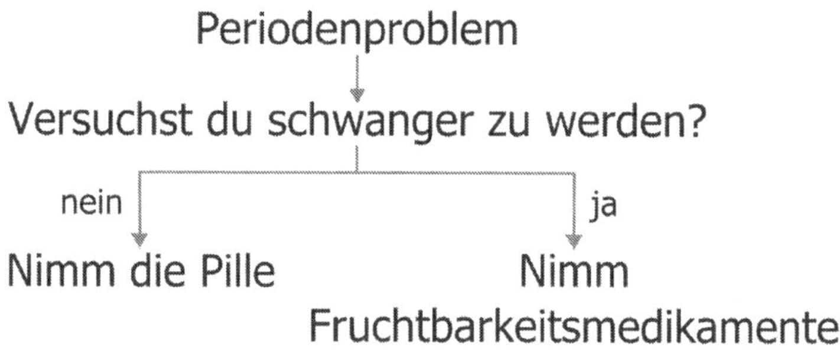 *Hormonelle Verhütung*
>
> Hormonelle Verhütung ist der Überbegriff für alle Tabletten, Pflaster und Spritzen, mit denen steroide Medikamente zur Unterdrückung der Ovarialfunktion verabreicht werden. Die *Pille* ist die gefragteste Art.

Warum sind Ärztinnen solche Fans der Pille? Weil sie eine gründliche (aber mangelhafte) Patentlösung für Probleme jeglicher Art ist. Bleibt deine Periode aus? Nimm die Pille. Hast du Menstruationsschmerzen? Nimm doch die Pille. Leidest du am polyzystischen Ovarsyndrom oder an Endometriose? Nimm einfach die Pille.

Wenn du dann schwanger werden willst, kannst du Fruchtbarkeitsmedikamente nehmen. Die herkömmliche Verschreibung gegen Menstruationsbeschwerden sieht so aus:

Bild 1 - konventionelle Verschreibung bei Periodenproblemen

Zugegeben: Die Pille ist eine berechenbare Notlösung für Leiden aller Art. Sie unterdrückt Hautöle und wirkt damit gegen unreine Haut. Sie schaltet körpereigene Hormone aus und heilt damit andere lästige Symptome, aber nur solange sie eingenommen wird. Und die Pille abzusetzen kann schwierig sein, wie wir im nächsten Kapitel sehen werden.

Die Pille erzwingt auch die Monatsblutung, was sowohl für dich als auch für deine Ärztin beruhigend ist. Damit gibt es aber ein

Problem: **Denn eine Pillenblutung ist keine wirkliche Periode**.

Eine wirkliche Periode ist, wie wir gleich sehen werden, das Finale einer Serie hormoneller Ereignisse, zu denen auch der Eisprung und die Produktion von Progesteron zählen. Eine wirkliche Periode findet ungefähr alle 28 Tage statt – so lange brauchen die Eierstöcke, um das alles zu machen. In einer wirklichen Periode geht es um das gesunde Funktionieren deiner Eierstöcke.

Eine Pillenblutung wird nicht vom Eisprung ausgelöst. Stattdessen ist sie eine Entzugsblutung der Wirkstoffe, welche die Gebärmutterschleimhaut stimulieren, aber *die Eierstöcke stilllegen*. Die Pillenblutung entsteht durch die Dosierung des Medikaments.

Habe ich gerade gesagt, dass es bei hormoneller Verhütung darum geht, deine Eierstöcke stillzulegen und deine Hormone abzuschalten? Ja. Während der Pilleneinnahme hast du keine körpereigenen Sexualhormone. Stattdessen nimmst du Steroid-Wirkstoffe als eine Art „hormonellen Ersatz" ein, die dem Hormonersatz ähneln, der Frauen während der Menopause gegeben wird.

Hormonersatz wäre dann in Ordnung, wenn die Steroidwirkstoffe so gut wie deine körpereigenen Hormone wären. Das sind sie aber nicht. Pillen-Hormone *sind nicht dasselbe* wie körpereigenes Östrogen und Progesteron und wie wir im nächsten Kapitel sehen werden, kann das zu einer großen Gefahr für deine Gesundheit werden.

Die Pille reguliert nicht deine Hormone. Sie schaltet sie vollständig ab.

Dieses Buch ist deine Chance von der „Pillenmedizin" wegzukommen und die Dinge fortan anders zu machen.

Natürliche Mittel bei der Periode anzuwenden ist anders, weil sie sanft und frei von Nebenwirkungen sind. Die natürliche Methode folgt auch einem gänzlich anderen Ansatz, bei dem es darum geht, deine Eierstöcke zu unterstützen, anstatt sie zu unterdrücken. Nur wenn du natürliche Mittel anwendest, kannst du die Periode auch als das Vitalzeichen sehen, das sie laut ACOG ist.

Das Beste an der natürlichen Reparatur deiner Periode ist, dass es, wenn es einmal funktioniert, immer funktionieren wird. Solange du gesund bist, wird deine Periode auch gesund sein. Es ist eine dauerhafte Lösung für deine Probleme und somit auch eine wesentlich bessere Lösung, als die Pille es jemals sein könnte.

Die Anzeichen erkennen

Wo also sollst du anfangen? Was ist die richtige Behandlung für deine Gesundheit und deine Perioden? Ist es etwas so Einfaches wie bei Meagan mit der Glutenunverträglichkeit? Oder etwas komplett anderes?

Um die beste Behandlung für dich zu finden, musst du zuerst lernen, die Anzeichen richtig zu interpretieren. Dieses Buch ist ein Handbuch, um das Schritt für Schritt zu tun. Zuerst werden wir uns ansehen, wie deine Periode sein sollte. Dann werden wir einige der Dinge betrachten, die falsch laufen können, und auch erklären warum. Während wir das tun, stelle dir bitte einige Fragen, wie zum Beispiel:

„Kommt deine Periode zumindest alle 35 Tage?" Falls nicht, liegt das vielleicht am sogenannten Polyzystischen Ovarsyndrom, das wir im Kapitel 7 besprechen werden. Oder du könntest ein Problem mit deiner Schilddrüse haben. PCOS und Schilddrüsenerkrankungen sind nur zwei der vielen möglichen Gründe für unregelmäßige Perioden.

„Ist deine Periode schmerzhaft?" Falls ja, solltest du über entzündungsfördernde Lebensmittel nachdenken. Vielleicht benötigst du auch Magnesium als Ergänzung zu deiner Ernährung.

„Leidest du an prämenstruellen Schmerzen in der Brust?" Brustschmerzen sind so häufig, dass du sie womöglich nicht als Zeichen für irgendetwas interpretierst. Leichte Brustschmerzen können ein normaler Hinweis auf den Eisprung sein, aber stärkere Brustschmerzen können bedeuten, dass in deiner Ernährung nicht ausreichend Jod enthalten ist.

Diese Fragen sind einfach zu beantworten. Aber die wichtigste von allen ist:

„Hast du einen Eisprung?"

Bei der Periode dreht sich alles um den Eisprung.

Beim Eisprung geben die Eierstöcke eine Eizelle frei. Wahrscheinlich ist dir bewusst, dass der Eisprung für die Zeugung eines Kindes essentiell ist, aber welche Rolle spielt er für eine gesunde Periode? Der Eisprung ist wichtig, weil er den Anstoß für alle späteren Zyklusphasen gibt – bis zur schlussendlichen Monatsblutung.

Beim Eisprung entsteht auch Progesteron, und Progesteron ist ein absolut fantastisches Hormon.

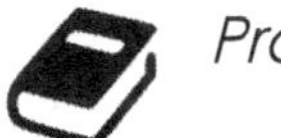

Progesteron

Progesteron ist eines von mehreren Steroidhormonen, die in den Eierstöcken produziert werden. Es ist essentiell für die Schwangerschaft, aber es hat auch viele andere nützliche Funktionen.

Progesteron ist ein steroides Reproduktionshormon, das nach dem Eisprung von einer temporären Drüse in deinen Eierstöcken hergestellt wird. Es wirkt sich positiv auf die Stimmung, den Stoffwechsel und die Knochen aus. Es ist auch sehr nützlich bei deiner Periode. Man könnte fast sagen, bei der Gesundheit deiner Periode geht es hauptsächlich um Progesteron.

In den nächsten Kapiteln wird Progesteron genauer erklärt und ich kann dir bereits jetzt sagen, dass du am Ende soviel wie möglich davon haben willst.

Spezialthema: Wie kannst du wissen, ob du einen Eisprung hast und Progesteron bildest?

Zu den Zeichen eines *möglichen* Eisprungs zählen sichtbarer Zervixschleim und ein regelmäßiger Zyklus. *Sichere Hinweise* auf einen Eisprung sind eine erhöhte Basaltemperatur und ein Anstieg von Progesteron, messbar durch einen Bluttest in der Mitte der Lutealphase. Die Periode selbst ist kein Beweis für einen Eisprung, es könnte sich auch um einen anovulatorischen Zyklus handeln, also um einen Zyklus ohne Eisprung. Weitere Informationen dazu bekommst du in den Abschnitten „Körperliche Anzeichen eines Eisprungs" in Kapitel 3 und „Progesteron testen" in Kapitel 5.

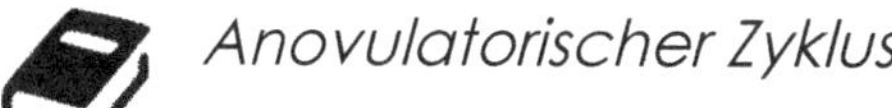

Anovulatorischer Zyklus

Ein anovulatorischer Zyklus ist ein Zyklus, in dem kein Eisprung erfolgt ist und kein Progesteron gebildet wurde.

Die Hinweise der Periode zu deuten ist etwas, das du bis zu einem gewissen Grad selbst machen kannst. Immerhin kennst du deinen Körper besser als jeder andere Mensch. Ab einem gewissen Punkt wirst du womöglich dennoch eine Ärztin oder andere medizinische Fachkraft um Rat oder Hilfe bitten müssen. Ich möchte, dass deine Unterhaltungen mit ihnen so produktiv wie möglich ablaufen – und nicht lediglich auf eine weitere Verschreibung der Pille hinauslaufen. Zu diesem Zweck habe ich einen Abschnitt namens „Wie spreche ich mit meiner Ärztin" eingefügt. Sobald du weißt, welche Fragen du stellen musst, wirst du deine Ärztin gleich als hilfreicher erleben.

Warte nicht zu lange

Warte nicht zu lange damit, deine Periode zu reparieren. Denn je länger du wartest, desto schwerwiegender werden deine Probleme bereits sein.

Betrachte dein hormonelles Muster wie einen „Hormonfluss" in deinem Körper. Wie bei Wasser entsteht auch durch den Fluss deiner Hormone ein „Flussbett", das mit der Zeit tiefer wird.

Der Beginn der Periode

Als du zum ersten Mal deine Periode hattest, war Östrogen für deinen Körper und seine Hormonrezeptoren neu.

Hormonrezeptor

Ein Hormonrezeptor ist eine Station, an der Hormone wie Östrogen oder Progesteron andocken können. Sie existieren in jeder Art von Zelle und übermitteln hormonelle Nachrichten bis tief in die Zelle hinein.

In diesem jungen Alter hattest du eine starke Reaktion auf Östrogen, weil deine Rezeptoren noch sehr empfindlich waren. Der „Hormonfluss" deines Östrogens hatte noch keine Chance, ein Flussbett auszuhöhlen. In diesem Alter hattest du wahrscheinlich auch noch keinen Eisprung oder das Progesteron, das der Körper braucht, um das Östrogen auszugleichen. Das Resultat könnten starke Blutungen während deiner frühen Jugendjahre gewesen sein.

Mit der Zeit hat dein Körper begonnen, weniger stark auf Östrogen zu reagieren, weil deine Hormonrezeptoren weniger empfindlich geworden sind. Hoffentlich haben auch dein Eisprung und die Produktion von Progesteron begonnen. Das Resultat war eine erleichterte Periode auf natürliche Weise.

Es braucht Zeit, bis Hormone ihr „Flussbett" ausgehöhlt haben, weshalb es auch dauert, bis ein gesunder Zyklus zum ersten Mal eintritt. Laut der kanadischen Endokrinologin Dr. Jerilynn C.

Prior mit Expertise in reproduktiven Hormonen kann es bis zu zwölf Jahren dauern, um einen voll entwickelten Zyklus mit gesunden und regelmäßigen Eisprüngen und einem optimalen Level an Progesteron zu entwickeln[4].

Zwölf Jahre sind eine lange Zeit, um einen Zyklus voll zu entwickeln.

Was passiert also, wenn du als Teenager mit hormoneller Verhütung beginnst und damit bei deiner Entwicklung den „Pausenknopf" drückst? Es wird wahrscheinlich einige Zeit dauern, um die Dinge wieder in Gang zu bringen. Du wirst nach dem Absetzen der Pille womöglich nicht von Anfang an regelmäßige Perioden haben.

Christine: Ein Jahr ohne Periode

Christine hatte sich nie besonders um ihre Periode gekümmert - bis diese ausblieb, als sie mit 29 Jahren die Pille absetzte. Zumindest war bei ihr der Eindruck entstanden, dass sie ausblieb. Tatsächlich hatte sie keine richtige Periode gehabt, seit sie mit 14 Jahren mit der Pille begonnen hatte.

Damals waren ihre Zyklen unregelmäßig gewesen, was mit 14 nicht unüblich ist. Leider nicht in den Augen ihres Arztes. Er verschrieb Christine die Pille, um ihre Perioden zu „regulieren" und sagte, dass sich auch ihre Haut dadurch verbessern würde, was sie auch tat.

Nach 15 Jahren beschloss Christine, eine Pause von der Pille zu machen. Sie war noch nicht bereit für ein Baby, aber sie dachte, sie könnte es in einigen Jahren sein, und bis dahin wollte sie sehen, wie es um ihre Fruchtbarkeit stand. Sie setzte die Pille ab, aber zu ihrem Schrecken blieb ihre Periode vollständig aus.

Nach einigen Monaten entdeckte ihr Arzt „polyzystische Ovarien" bei einem Ultraschall und sagte ihr, dass sie womöglich eine Krankheit namens Polyzystisches Ovarsyndrom (PCOS) habe. Christine machte sich Sorgen und kam in meine Klinik.

Ich ordnete Blutbilder an und glücklicherweise kamen alle normal zurück. Ich sagte ihr, dass sie wahrscheinlich kein PCOS habe, aber dass wir erst sicher sein könnten, wenn das Absetzen der Pille einige Zeit zurückliege. Wie wir in Kapitel 7 noch sehen werden ist PCOS eine komplexe hormonelle Krankheit, die durch einen Ultraschall nicht ausreichend diagnostiziert werden kann. Es ist relativ häufig, nach der Pille polyzystische Ovarien – Zysten in den Eierstöcken – zu haben. In Christines Fall bedeutete es lediglich, dass sie in diesem Monat keinen Eisprung gehabt hatte. Es bedeutete nicht, dass sie nie wieder einen Eisprung haben würde.

Seitdem Christine die Pille abgesetzt hatte, waren fünf Monate vergangen. Ich rechnete damit, dass es noch einige Monate mehr dauern könnte, bis sie wieder eine Periode haben würde. Ich erklärte ihr, dass ihr Körper in einer Phase von Post-Pillen-Amenorrhö oder „verzögerter Menstruation" war, was bei Frauen vorkommen kann, die sehr früh mit der Pille begonnen haben.

Ich war froh, dass Christine nicht sofort ein Baby haben wollte, weil ich andere Patientinnen in derselben Situation miterlebt hatte, die sofort mit einer Fruchtbarkeitsbehandlung begonnen haben, und mich das immer traurig macht.

Ich riet Christine zum pflanzlichen Medikament *Vitex agnus-castus (Mönchspfeffer)*, das die Kommunikation zwischen der Hypophyse und den Eierstöcken fördert. Christine nahm eine *Vitex* Tablette pro Tag für drei Monate und bekam dann ihre Periode.

 *Amenorrhö*

Amenorrhö bedeutet, keine Periode zu haben.

Polyzystisches Ovarsyndrom (PCOS)

Eine häufig vorkommende hormonelle Erkrankung, die durch einen Überschuss an männlichen Hormonen bei Frauen gekennzeichnet ist. Mehr dazu in Kapitel 7.

Das Ende der Periode vorbereiten

Dein Hormonfluss bestimmt darüber, wie gut sich ein regelmäßiges Muster bei deiner Periode entwickeln kann. Er wird auch bestimmen, wie reibungslos der Übergang in die Menopause am Ende deiner Periode sein wird.

In deinen Zwanzigern und Dreißigern denkst du wahrscheinlich nicht viel ans Ende deiner Periode, aber es kommt früher, als du denkst. Das normale Alter für die Menopause liegt zwischen 45 und 55 Jahren. Das normale Alter für die Perimenopause liegt bis zu zehn oder zwölf Jahre davor, also ab dem Alter von 35!

Perimenopause

Perimenopause bedeutet „um die Menopause herum" und bezieht sich auf die hormonellen Veränderungen (wie erhöhtes Östrogen und niedriges Progesteron), die zwischen den zwei bis zwölf Jahren vor der Menopause auftreten. Der letzte Teil der Perimenopause wird als der *Übergang in die Menopause* bezeichnet.

Menopause

Menopause bedeutet das Ende der Periode. Es ist der Lebensabschnitt, der ein Jahr nach deiner letzten Periode beginnt[5].

Während der Perimenopause werden deine Zyklen noch immer regelmäßig sein, aber dazu können Symptome wie

Hitzewallungen, starke Blutungen und Schlaflosigkeit kommen. Mehr Informationen dazu gibt es in Kapitel 10, wo es um alles rund ums Ende der Periode und die Herausforderungen der Menopause gehen wird. Ich ermutige alle, es zu lesen -– auch dann, wenn du der Meinung bist, es treffe auf dich noch nicht zu. Es ist eine hilfreiche Vorschau auf was noch kommen mag und wird dir Hilfestellungen geben für wenn die Zeit gekommen ist.

Von hier an weiter

Wie ist dein Hormonstatus? Sind Östrogen und Progesteron in deinem Körper im Fluss oder eher nicht?

Deine jetzigen Hormone werden deine zukünftigen Hormone bestimmen.

Falls du hormonell verhütest, ist jetzt der Augenblick gekommen, um damit aufzuhören. Bevor du das nicht tust, kommst du bei der Gesundheit rund um deine Periode nicht weiter. Die Pille verändert deinen Hormonfluss und verbirgt damit deinen monatlichen Gesundheits-Check.

Und wie wir im nächsten Kapitel sehen werden, hat die Pille mehr Nebenwirkungen, als dir bewusst sein mag.

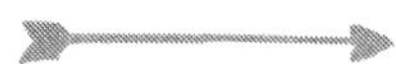

Schluss mit hormoneller Verhütung

Was weibliche Gesundheit angeht, leben wir in einer sonderbaren Zeit. Wir halten es für vernünftig, Millionen von Frauen und Mädchen routinemäßig ein Medikament zu verschreiben, das ihre Hormone ausschaltet.

Was machen wir da? Warum sollte es nötig sein, den gesamten weiblichen Hormonhaushalt auszuschalten, nur um zu verhüten? Fruchtbarkeit ist ein Ausdruck von Gesundheit und keine Krankheit, die medikamentös behandelt werden muss.

Stell dir vor, hormonelle Verhütung würde heute erfunden werden. Die meisten Frauen, Mediziner und Wissenschafter wären mit großer Wahrscheinlichkeit entsetzt. Aber das ist eine moderne Sichtweise, die Frauen und weiblichen Hormone wertschätzt. Die Pille ist alles andere als modern. Sie ist ein Relikt der 1950er Jahre, als man andere Vorstellungen von den Dingen hatte. Damals hielt man DDT für nützlich und normal. Man dachte, das Rauchen schade nicht der Gesundheit. Und man dachte auch, dass Verhütung am besten illegal sein sollte.

Die Erfindung der Pille hat dabei geholfen, uns von diesem antiquierten Denken zu verabschieden und das legale Recht auf Verhütung zu erlauben. Das ist etwas, das wir alle feiern können.

Mittlerweile schreiben wir aber das Jahr 2018. Wir haben uns in so vielerlei Hinsicht weiterentwickelt. Wir verwenden Smartphones und selbstfahrende Autos. Warum greifen wir bei Verhütung auf eine derart veraltete Methode zurück?

Bei genauerer Betrachtung zeigen fünfzig Jahre hormoneller Verhütung einen bestürzenden Mangel an Vorstellungskraft.

Nicht die einzige Verhütung

Ich habe mit vielen meiner Patientinnen dasselbe Gespräch.

Ich: Wie verhütest du?

Patientin: Ich verhüte nicht. Ich verwende Kondome.

Mit anderen Worten, für meine Patientinnen ist „Verhütung" ein Synonym für die Pille und andere hormonelle Methoden. Sie denken, dass sie gar nicht verhüten, wenn sie keine hormonelle Verhütung anwenden. Bizarrerweise denken ihre Ärzte womöglich genauso.

Ich bin hier, um dir zu sagen: Es gibt andere Verhütungsmethoden. Im nächsten Kapitel werfen wir einen neuen Blick auf Kondome, Diaphragmen, Spiralen und die natürliche Familienplanung. Jede dieser Methoden ist eine sichere und vernünftige Wahl, auch wenn du vielleicht etwas anderes über sie gehört hast. Und sie eignen sich auch für junge Frauen, die noch keine Kinder haben sowie für Teenager.

Eine Pillenblutung ist keine Periode

Was ist, wenn du die Pille aus einem anderen Grund als zur Verhütung verwendest? Zum Beispiel, um Symptome zu kontrollieren oder deine Periode zu ‚regulieren'? Damit wärst du nicht alleine. Ein Drittel aller Frauen, die die Pille nehmen, tun es, um ihre Periode zu regulieren.

Hormonelle Verhütung kann Symptome zwar unterdrücken, aber eines kann sie mit Sicherheit nicht: Sie kann dir keine Periode geben.

Denn wie wir im ersten Kapitel gesehen haben, sind Pillenblutungen und Perioden nicht dasselbe. Eine Pillenblutung ist in keiner Weise mit einer Periodenblutung gleichzusetzen, was den Zyklusverlauf der körpereigenen Hormone betrifft.

Eine Pillenblutung ist eine pharmazeutisch eingeleitete Blutung, die in einem eigenmächtig erstellten Muster von 28 Tagen abläuft, um dir vorzutäuschen, dass dein Körper etwas Natürliches tut. Pillenblutungen müssen gelegentlich auftreten, um eine Durchbruchblutung zu verhindern, aber sie müssen nicht monatlich sein. Eine Pillenblutung könnte genauso alle 56 Tage, alle 83 Tage oder in einem beliebigen anderen Muster eingeleitet werden.

Es gibt keinen medizinischen Grund, bei hormoneller Verhütung monatlich zu bluten. Warum ist es aber so? Die Pille wurde zu Beginn der 1950er als Verhütungsmittel erfunden. Da Verhütung damals noch nicht legal war, wurde sie vordergründig zur „Behandlung weiblicher Beschwerden" und zur „Regulierung der Menstruation"[6] verschrieben. Die „Regulierung der Periode" war eine bewusst gewählte Formulierung, mit der gemeint war, dass Frauen, die die Pille nehmen, ihre Menstruation bekommen und somit wissen, dass sie „nicht schwanger" sind (zwinker-zwinker).

Mit anderen Worten, die Erzählung zur ‚Normalisierung der Periode' begann als Tarngeschichte. Das wäre ja alles kein Problem, würden wir nicht seit sechs Jahrzehnten das Gleiche tun. Immer noch vertuschen Ärzte diese Geschichte der Tarnung. Entgegen aller Logik verschreiben sie nach wie vor hormonelle Verhütung, um die Periode zu ‚normalisieren' und Hormone zu ‚regulieren', scheinbar in der Überzeugung, dass die Hormone der Pille besser als körpereigene Hormone oder ihnen zumindest ebenbürtig sind. Das entspricht in keinster Weise der Wahrheit.

Pillenhormone sind *nicht* besser als deine körpereigenen Hormone. Sie sind nicht einmal echte Hormone.

Die Wirkstoffe in der Pille sind keine echten Hormone

Deine in den Ovarien gebildeten Hormone sind Östradiol und Progesteron. Sie haben eine Reihe von positiven Auswirkungen – nicht nur für die Fortpflanzung, sondern auch auf die Stimmung, die Schilddrüse, Knochen, Muskeln und den Stoffwechsel. Als *„menschliche"* Hormone sind sie auch essenziell für die menschliche Physiologie.

Im Gegensatz dazu handelt es sich bei den steroiden Wirkstoffen zur hormonellen Verhütung u. a. um Ethinylestradiol, Drospirenon und Levonorgestrel. Wenn man Hormone als chemische Botenstoffe definiert, sind das technisch betrachtet auch Hormone. Es sind aber keine körpereigenen Hormone denn sie kommen in der normalen menschlichen Physiologie nicht vor. Es sind *Pseudohormone*.

Hormonelle Verhütung enthält kein Progesteron.

Einer der häufigsten steroiden Wirkstoffe ist Levonorgestrel, der in vielen oral verabreichten Verhütungsmitteln und Implantaten enthalten ist, sowie in der Mirena®-Spirale und der „Pille danach".

Levonorgestrel ist ein Progestin. Das bedeutet, dass es *ähnlich* wie Progesteron wirkt.

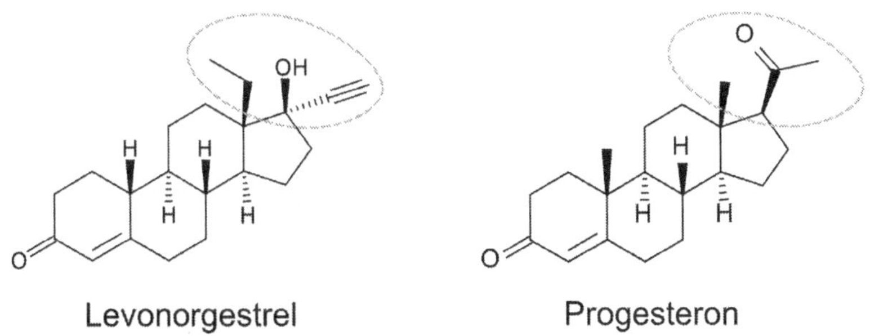

Bild 2 - Levonorgestrel ist kein Progesteron

Wenn man Levonorgestrel und Progesteron nebeneinander betrachtet, wird sichtbar, dass es sich um zwei unterschiedliche Moleküle handelt. Unterschiedliche Moleküle haben unterschiedliche Effekte im Körper.

So verbessert Progesteron beispielsweise die Gesundheit des Gehirns und der Wahrnehmung[7]. Progestine wurden in Zusammenhang mit Depressionen und Angststörungen gebracht[8].

Haare sind ein weiteres Beispiel. Progesteron ist großartig für Haar und Haarwachstum. Levonorgestrel verursacht Haarausfall, weil es dem männlichen Hormon Testosteron ähnlich ist.

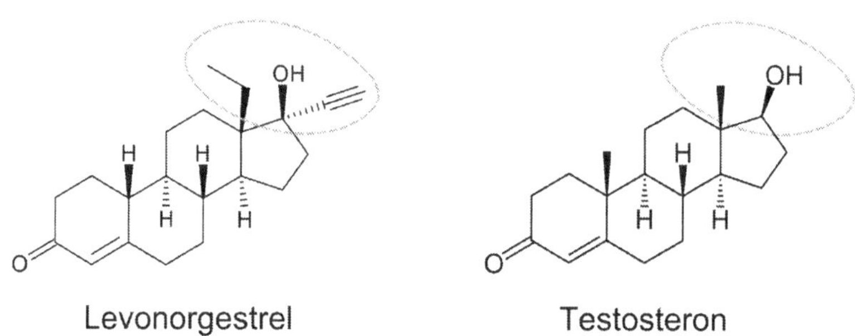

Bild 3 - Levonorgestrel ist fast wie Testosteron

Levonorgestrel ähnelt Testosteron tatsächlich mehr, als es Progesteron ähnelt.

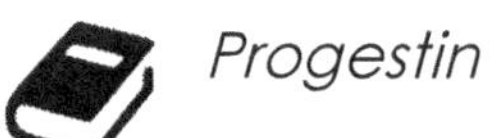

Progestin

Progestin ist ein allgemeiner Ausdruck für Moleküle, die Progesteron ähneln. Der Wirkstoff Progestin beinhaltet Levonorgestrel und Drospirenon, die teils dieselben Auswirkungen wie Progesteron haben, aber auch viele gegenteilige Effekte. Die Begriffe Progestin und Progesteron können **nicht** synonym verwendet werden.

Später in diesem Kapitel werden wir die vielen Nebenwirkungen von Progestin betrachten. Die wichtigste Nebenwirkung ist, dass es dir dein körpereigenes Progesteron raubt, indem es den Eisprung unterdrückt. Natürlich ist das der Zweck des Wirkstoffs, aber ohne Eisprung kann dein Körper kein Progesteron bilden.

Spezialthema: Was steckt in einem Wort?

Einige meiner Patientinnen zögern, die Pille abzusetzen, und ich dränge sie nicht dazu. Ich bestehe aber darauf, dass wir das Wort „Periode" nicht verwenden, wenn wir uns auf ihre Pillenblutung beziehen. Stattdessen nennen wir sie „Entzugsblutung" oder „Pillenblutung".

Die Pille hat nichts mit einer Schwangerschaft zu tun

Ein Argument zur Verteidigung von hormoneller Verhütung lautet, dass die Wirkstoffe den Hormonen während einer Schwangerschaft ähneln, und daher alle Nebenwirkungen immer noch besser seien als eine richtige Schwangerschaft (ganz so, als wären die Pille oder eine Schwangerschaft die einzigen Optionen). Somit sei die Pille angeblich auch ‚natürlich', weil sie dem Körper eine permanente Schwangerschaft vormacht, und der Zustand, fast durchgehend schwanger zu sein, dem Leben unserer Vorfahren ähnelt.

Das stimmt so nicht.

Die pseudo-hormonellen Wirkstoffe der hormonellen Verhütung sind nicht dieselben Hormone, die während einer Schwangerschaft im Körper gebildet werden. Wirkstoffe wie Ethinylestradiol, Levonorgestrel und Drospirenon haben nicht dieselben Auswirkungen wie die Schwangerschaftshormone HCG, Östradiol und Progesteron.

Was unsere Vorfahren betrifft, sind die Tatsachen auch ein bisschen komplizierter. Es stimmt, dass deine Urgroßmutter im Vergleich zu dir womöglich relativ wenige Perioden hatte. Falls sie viele Kinder geboren hat, hatte sie nur vierzig Perioden im Vergleich zu deinen 400. Die hunderte Male, die du deine

Periode mehr bekommst als sie, setzen dich zwar einem größeren Risiko für Myome und Zysten an der Gebärmutter aus, aber *dasselbe trifft auch auf hormonelle Verhütung zu*. Im Übrigen auch auf alle hormonähnlichen Umweltgifte der modernen Welt, die den Körper angreifen.

Deine Gesundheit wird in jeder Hinsicht anders sein als jene deiner Urgroßmutter. Wenn 400-mal die Periode zu bekommen der Preis für ein Leben in der modernen Welt ist, dann genieße doch deine Perioden. Das Beste daran ist, dass du mit der richtigen Unterstützung glücklich und gesund durch jede dieser 400 Perioden kommst.

Spezialthema: Hormonelle Verhütung schont die Fruchtbarkeit nicht

Deine Ärztin mag dir gesagt haben, dass hormonelle Verhütung deine Fruchtbarkeit bewahrt und sogar den Beginn der Menopause hinauszögert. Das stimmt aber nicht. Worauf sie sich bezogen hat, ist die überholte Vorstellung, dass Eierstöcken die Eier ausgehen – ein Mythos, den wir in Kapitel 10 widerlegen werden. Die Pille kann die Menopause schlichtweg *nicht* hinauszögern. Wenn überhaupt, kann sie einen frühzeitigen Beginn der Menopause auslösen[9].

Gibt es jemals einen Anlass für hormonelle Verhütung?

Ich würde niemals sagen, dass hormonelle Verhütung grundsätzlich für jede Frau in jedem Fall unangebracht ist.

Mein Ziel ist es vielmehr, die Wahrheit der Funktionsweise hormoneller Verhütung anzusprechen. Das Funktionsprinzip hormoneller Verhütung ist es, Hormone abzuschalten und mit synthetischen Hormonen zu ersetzen.

Von diesem Wissen ausgehend gibt es zwei Situationen, in denen es angebracht sein kann, hormonelle Verhütung zu erwägen.

1. Wenn dir bewusst ist, was die Pille für deinen Körper bedeutet. Du hast die Alternativen vor Augen, aber entscheidest dich dennoch eigenmächtig für eine hormonelle Verhütungsmethode, weil sie die für dich am besten geeignete Methode ist. Das ist natürlich völlig in Ordnung. Sollte das bei dir der Fall sein, brauchst du dieses Buch aber nicht. In diesem Buch geht es um Perioden und darum, dass Pillenblutungen keine regulären Perioden sind.
2. Wenn du an den Symptomen einer ernsthaften Erkrankung wie Endometriose oder Adenomyose leidest. In Kapitel 9 werden wir natürliche Behandlungsmethoden für diese Erkrankungen besprechen, die dir hoffentlich helfen können. Falls sie das nicht tun, musst du eventuell auf eine Art hormoneller Verhütung zurückgreifen – am besten auf die Mirena®-Spirale, die weiter unten vorgestellt wird.

Unterschiedliche Arten hormoneller Verhütung

Kombinierte Pille (Östrogen plus Progestin)

Die klassische Pille ist eine Kombination aus zwei synthetischen Hormonen: Ethinylestradiol plus einem Progestin wie Levonorgestrel. In Kombinationspillen steckt immer dasselbe, aber sie werden unterschiedlich vermarktet, abhängig von der Menge und des Timings des Östrogen und der Art von Progestin, die darin enthalten sind. Pharmakonzerne geben ihnen niedliche Namen wie Brenda® und Yaz®, um sie harmloser und sympathischer erscheinen zu lassen. (Würdest du gerne ein Medikament namens Drospirenon nehmen? Da funktioniert Yaz® besser.) Die Markennamen unterscheiden sich von Land zu Land.

Leserinnen fragen mich oft nach der Pille Zoely®, die das natürliche Östrogen Östradiol anstelle des synthetischen Ethinylestradiol enthält. Ja, Östradiol ist besser, und Zoely hat weniger Nebenwirkungen und Risiken verglichen mit anderen Pillen, aber auch Zoely® verhindert den Eisprung und unterdrückt Hormone wie jede andere Methode der hormonellen

Verhütung auch. Und Zoely® verwendet nach wie vor ein Progestin (Nomegestrolacetat) anstelle eines natürlichen Progesterons. In meinen Augen ist es keine wesentliche Verbesserung.

NuvaRing® (Östrogen plus Progestin)

Der NuvaRing® ähnelt der Pille dahingehend, dass er dem Körper sowohl Ethinylestradiol als auch ein Progestin namens Etonogestrel zuführt. Wie die Pille und auch die meisten Methoden der hormonellen Verhütung funktioniert er, indem er den Eisprung unterdrückt.

Als der NuvaRing® 2001 auf den Markt kam, wurde er als einfacher und sicherer beworben, weil er einmal eingesetzt wird und weil er eine niedrigere Dosierung hat. Die Behauptung größerer Sicherheit war deswegen außergewöhnlich, weil ein besorgniserregendes Risiko für Blutgerinnsel bereits in den ersten klinischen Studien bewiesen wurde. Das Risiko für Blutgerinnsel ist im Fall des NuvaRing® viel höher als bei der Pille, weil das Ethinylestradiol direkt ins Blut geht, ohne vorher die Leber zu passieren. Das hohe Risiko eines Blutgerinnsels beim NuvaRing® wurde vom Hersteller während des Zulassungsprozesses bei der Arzneimittelbehörde verborgen[10], was mehrere Klagen nach sich zog.

Verhütungspflaster (Östrogen plus Progestin)

Die Pflaster Xulane® und Evra® ähneln der Pille dahingehend, dass beide Ethinylestradiol und ein Progestin namens Norelgestromin beinhalten. Genau wie die Pille und die meisten Methoden hormoneller Verhütung funktionieren sie, indem sie den Eisprung unterdrücken. Und wie der NuvaRing® weisen auch sie ein höheres Risiko für Blutgerinnsel auf als die Pille[11].

Mini-Pille oder reine Progestin-Pille

Das Wort ‚mini‘ deutet darauf hin, dass die Pille nur einen Wirkstoff (ein Progestin) anstelle von zweien (Ethinylestradiol plus einem Progestin) beinhaltet. Auch die Dosierung des Progestins ist niedriger als in einer kombinierten Pille, weil die

Minipille nicht primär auf der Basis der Unterdrückung des Eisprungs funktioniert. Stattdessen funktioniert die Progestin-Pille, indem sie die Gebärmutterschleimhaut ausdünnt und den Zervixschleim verändert. In den meisten Zyklen unterdrückt sie unabsichtlich auch den Eisprung[12].

Die Mini-Pille hat viele derselben Nebenwirkungen, die auch bei der kombinierten Pille auftreten. Das liegt daran, dass Progestine Nebenwirkungen verursachen. Tatsächlich bestand die allererste Pille, die 1956 getestet wurde, ausschließlich aus Progestin[13]. Weil sie derart viele Nebenwirkungen verursachte, wurde Östrogen hinzugefügt, um sie besser verträglich zu machen.

Implantate (nur Progestin)

Implantate im Arm sind eine weitere Verhütungsmethode, die ausschließlich auf Progestin basiert. Sie beinhalten entweder das Progestin Levonorgestrel (Jadelle oder Norplant) oder Etonogestrel (Nexplanon oder Implanon). Genau wie die Mini-Pille funktionieren sie primär, indem sie die Gebärmutterschleimhaut ausdünnen und Auswirkungen auf den Zervixschleim haben. Aber genau wie die Mini-Pille unterdrücken auch sie unabsichtlich den Eisprung in den meisten Zyklen. Implantate können Gewichtszunahme und unberechenbare Blutungen verursachen, weswegen viele Frauen sie wieder entfernen lassen[14].

Spezialthema: Was hat es mit den unberechenbaren Blutungen bei Implantaten und Injektionen auf sich?

Hormonelle Verhütungsmethoden, die nur mit Progestin arbeiten, sind dafür bekannt, ‚irreguläre Perioden‘ zu verursachen. Ich würde das anders nennen: Progestin-induzierte Blutungen sind keine richtigen Perioden. Stattdessen sind sie anovulatorische Zyklen oder ‚Durchbruchblutungen‘, die dann auftreten, wenn die Gebärmutterschleimhaut Östrogen ausgesetzt war, aber nicht Progesteron. Anovulatorische Zyklen sind auch ein Merkmal des polyzystischen Ovarsyndroms (PCOS), das wir in den Kapiteln 4, 5 und 7 besprechen werden.

Es gibt unterschiedliche Pillenblutungen. Die Durchbruchblutungen bei hormonellen Verhütungsmethoden, die nur Progestin verwenden, sind anders als Entzugsblutungen von synthetischem Östrogen.

Injektionen (nur Progestin)

Die Injektion Depo-Provera® gibt eine hohe Dosis des Progestins Medroxyprogesteronacetat ab, das sowohl Östrogen als auch Progesteron komplett unterdrückt. Der tiefe Hormonmangel, der durch Depo-Provera® entsteht, führt zu den beängstigendsten Nebenwirkungen aller hormonellen Verhütungsmethoden. Dazu zählen *unkontrollierbare* Gewichtszunahme[15] und vorübergehender Knochenschwund[16]. Zudem birgt die Injektion ein Risiko für Brustkrebs[17].

Mirena®- und Skyla®-Spiralen (nur Progestin)

Mirena® und Skyla® sind Hormonspiralen, die eine geringe Menge des Progestins Levonorgestrel in die Gebärmutter abgeben. Wie andere Methoden, die nur mit Progestin arbeiten, funktionieren auch diese Spiralen, indem sie die Gebärmutterschleimhaut ausdünnen und den Zervixschleim beeinflussen. Und wie andere Methoden, die nur Progestin enthalten, unterdrücken auch sie unabsichtlich den Eisprung – allerdings nicht so oft. Die Hormonspirale unterdrückt den Eisprung in 85 Prozent der Zyklen im ersten Jahr, aber nur in 15 Prozent der Zyklen danach[18].

Weil die Mirena® den Eisprung nicht vollständig unterdrückt, betrachte ich sie als die am wenigsten schädliche hormonelle Methode der Verhütung. Aber auch sie beinhaltet den Progestin-Wirkstoff Levonorgestrel. Die Hormonspirale wurde in Verbindung mit Depressionen[19] gebracht und reduziert womöglich deine Fähigkeit, mit Stress umzugehen[20].

Andererseits hat die Mirena® den Vorteil, dass sie den Fluss der

Periode um 90 Prozent reduziert, womit sie ernste Probleme wie Überlaufen, Adenomyose und Endometriose behandeln kann (Kapitel 9).

Es gibt auch eine hormonfreie Art der Spirale, die wir im nächsten Kapitel genauer betrachten werden.

Spezialthema: Ist es notwendig, eine Periode zu haben?

Die Mirena® stoppt die Periode bei manchen Frauen vollständig. Das wirft die Frage auf: Brauchst du überhaupt eine Periode?

Nein, per se brauchst du keine Periode und schon gar keine Pillenblutung, die ohnehin keine Periode ist. Was du brauchst, sind Ovarialhormone, und die werden nur durch einen Zyklus erzeugt.

Die Mirena® ist dahingehend einzigartig, dass sie die Blutung unterdrückt aber den Eisprung und Hormone zulässt. Wenn die ‚Unterdrückung der Periode' dein Ziel ist, dann ist die Mirena die einzige Option.

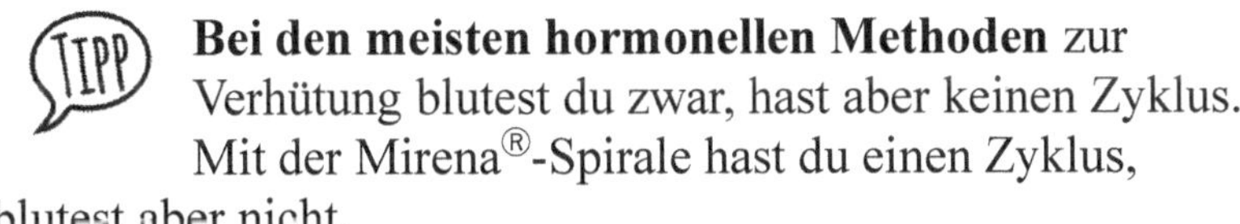

Bei den meisten hormonellen Methoden zur Verhütung blutest du zwar, hast aber keinen Zyklus. Mit der Mirena®-Spirale hast du einen Zyklus, blutest aber nicht.

Risiken und Nebenwirkungen hormoneller Verhütung

Krebs

Eine hoch dosierte Östrogenpille erhöht das Risiko, an Brustkrebs zu erkranken, um das Dreifache[21]. Eine moderat dosierte Östrogenpille erhöht das Risiko um das 1,6-fache, und die Depo-Provera-Injektion erhöht dein Risiko um das 2,2-fache[22]. Ein Jahr nach dem Absetzen der Pille reduziert sich das Risiko wieder auf den normalen Wert.

Andererseits reduziert die Pille das Risiko für Magen- und Darmkrebs, Eierstockkrebs (Ovarialkarzinome) und Gebärmutterschleimhautkrebs (Endometriumkarzinome).

Der Schutz vor Gebärmutterhalskrebs ist wichtig für dich, falls du PCOS hast und deswegen einem höheren Risiko für Gebärmutterhalskrebs ausgesetzt bist. Zum Glück gibt es andere, bessere Optionen zur Vorbeugung von Gebärmutterhalskrebs. Dazu gehören: 1) PCOS mit Naturheilverfahren zu heilen und 2) natürliches Progesteron zu nehmen, um deine Gebärmutterschleimhaut zu schützen. Bitte lies dazu Kapitel 7, inklusive dem Abschnitt „Gebärmutterhalskrebs vorbeugen".

Blutgerinnsel

Alle hormonellen Verhütungsmethoden bergen das Risiko für Blutgerinnsel, und das war auch fast von Anfang an bekannt. Barbara Seaman schrieb darüber bereits 1969 in ihrem Buch *The Doctor's Case against the Pill*[23]. Seitdem sind fünf Jahrzehnte vergangen, aber viel hat sich nicht verändert. Immer noch wird das Risiko für Blutgerinnsel heruntergespielt. Und immer wieder suchte man die Lösung darin, eine neue und bessere Pille zu erfinden.

Uns wird gesagt, dass jede neue ‚Generation' der Pille besser und sicherer ist als die vorherige, aber das ist nicht mehr als ein Bluff. Nicht unähnlich dem Werbeversprechen „weniger Teer", das die Tabakindustrie verwendet, so sind auch die Begriffe „niedrige Dosierung" und „neue Generation" einfach nur Werbung.

„Neue Generation" bezieht sich einzig auf das Jahrzehnt, in dem das bestimmte Progestin erfunden wurde. Und seltsamerweise bergen die modernen Progestine von allen Progestinen bislang das höchste Risiko für tödliche Blutgerinnsel.

Bei jeder Art von hormoneller Verhütung ist das absolute Risiko klein, an einem Blutgerinnsel zu erkranken. Sogar der NuvaRing®, der das höchste Risiko birgt, hat ein absolutes Risiko von nur 9,7 Blutgerinnseln bei 10,000 Frauen pro Jahr[24] (im Vergleich zu 2,1 Gerinnseln bei Frauen, die keine hormonelle Verhütung verwenden). Das Risiko an einem Blutgerinnsel zu erkranken erhöht sich stark, wenn du rauchst, was du nicht tun solltest, wenn du hormonell verhütest.

Du wirst von der Pille aller Wahrscheinlichkeit nach weder Krebs noch ein Blutgerinnsel bekommen. Allerdings wirst du davon wahrscheinlich eine oder alle der folgenden ‚minderschweren' Nebenwirkungen bekommen: Depression, Verlust der Libido, Haarausfall und Gewichtszunahme.

Sogenannte minderschwere Nebenwirkungen sind so häufig, dass sie eher die Regel als die Ausnahme sind. Die Art und Weise, wie sie über die letzten drei Generationen heruntergespielt und ignoriert wurden, ist womöglich die größte Tragödie der hormonellen Verhütung.

Depression

Wer Frauen behandelt, weiß, dass die hormonelle Verhütung Auswirkungen auf die Stimmung hat. Die Tatsache, dass dies über fünfzig Jahre ‚unbewiesen' blieb, liegt im Wesentlichen daran, dass sich niemand die Mühe gemacht hat, es zu erforschen. All das änderte sich im Oktober 2016 als die angesehene medizinische Fachzeitschrift JAMA Psychiatrie eine bahnbrechende Studie namens „Zusammenhang zwischen hormoneller Verhütung und Depressionen"[25] herausbrachte. Forscher der Universität Kopenhagen haben in einer Studie mit einer Million Frauen über einen Zeitraum von 13 Jahren herausgefunden, dass Mädchen und Frauen, die hormonell verhüten, eine signifikant höhere Wahrscheinlichkeit haben, mit Depression diagnostiziert zu werden. Am höchsten war das Risiko für Teenager, die Progestin-Methoden wie das Implantat oder die Mirena®-Spirale verwendeten.

Der Forscher und Professor Øjvind Lidegaard wies darauf hin, dass seine Ergebnisse das wahre Ausmaß sogar unterschätzen könnten, weil er lediglich Nutzerinnen von hormoneller

Verhütung einbezog, die schon mit Depressionen diagnostiziert wurden und Antidepressiva verschrieben bekamen. Es ist eine Tatsache, dass viele Frauen, die während der Einnahme von hormonellen Verhütungsmitteln unter Stimmungsschwankungen leiden, diese einfach wieder absetzen, ohne darüber mit ihrer Ärztin zu sprechen.

> „Alle Frauen, Ärzte und Verhütungsberater sollten erkennen, dass es diese potentielle Nebenwirkung bei der Einnahme hormoneller Verhütung gibt."[26]
>
> *Professor Øjvind Lidegaard*

Warum wirkt sich hormonelle Verhütung auf die Stimmung aus? Eine Möglichkeit ist, dass sie das Nervensystem anfälliger für Stress macht[27][28]. Eine andere Möglichkeit ist, dass sie die Struktur deines Gehirns verändert. Die Neurowissenschaftlerin Nicole Peterson von der UCLA hat 2015 in einer Studie die Gehirne von Frauen, die hormonell verhüten, mit jenen von Frauen mit natürlichem Zyklus verglichen und Veränderungen festgestellt. Sie sagt:

> „Die Veränderung im seitlichen orbitofrontalen Kortex könnte in Beziehung mit den emotionalen Veränderungen stehen, die manche Frauen bei der Einnahme der Pille erleben."[29]
>
> *Neuroscientist Nicole Peterson*

Dein Verhütungsmittel könnte die Ursache deiner Depression sein. Falls du diese Möglichkeit zum ersten Mal in Erwägung ziehst, bist du damit nicht allein. Die Professorin Jayashri Kulkarni von der Monash University in Melbourne, Australien, hat es so formuliert:

> „Der Beginn von Depressionen kann innerhalb eines Tages ab der Einnahme (der Pille) oder innerhalb eines Jahres einsetzen. Frauen tendieren häufig dazu, sich selbst die Schuld für depressive Gefühle zu geben, und vergessen dabei, die Auswirkungen der Hormone zu berücksichtigen, die sie täglich einnehmen."[30]
>
> *Professor Jayashri Kulkarni*

Das ist meiner Patientin Lizzy passiert.

Lizzy: Der Ausweg aus meiner Depression

Ich lernte Lizzy kennen, als sie 21 war. Zu diesem Zeitpunkt hatte sie bereits fünf Jahre lang Antidepressiva genommen – seit ihrem 16. Lebensjahr. Sie hatte versucht, die Medikamente abzusetzen, aber fühlte sich so schrecklich, dass sie wieder mit der Einnahme beginnen musste. Lizzy sagte mir, dass sie keine wirkliche Hoffnung mehr hege, jemals von den Medikamenten loszukommen. Sie war auch nicht aus diesem Grund zu mir gekommen.

Sie kam wegen einer chronischen Pilzerkrankung in meine Klinik. Hormone sind oft eine Mitursache für Pilzerkrankungen, daher fragte ich sie nach ihrer Periode. „Alles in Ordnung", sagte sie. Sie erwähnte die Pille nicht, auch nicht im ausgefüllten Eingabeformular, in dem ich meine Patientinnen frage, welche Medikamente sie einnehmen.

Ich musste sie direkt fragen. „Verwendest du hormonelle Verhütung?"

„Oh, ja", antwortete sie. „Ich habe mit 15 Jahren mit der Yasmin unter meiner Haut begonnen."

Ich: „Kurz bevor die Depression begonnen hatte?"

Lizzy: „Ja, ungefähr sechs Monate davor."

Ich fragte Lizzy, ob sie schon einmal eine Pause von der Pille in Erwägung gezogen hatte, um herauszufinden, ob sich ihre Stimmung verbessern würde. Weder sie noch ihre Ärztin hatten zuvor an diese Möglichkeit gedacht. Aber Lizzy war froh, eine Pause zu machen und begann gleich am nächsten Tag. Ich gab ihr auch ein Probiotikum gegen die Pilzinfektion.

Nach drei Monaten traf ich Lizzy wieder und zwei Dinge waren passiert. Erstens hatte sich ihre chronische Pilzerkrankung allmählich gebessert. Außerdem hatte sich, zu ihrer großen Überraschung, ihre Stimmung innerhalb weniger Wochen dramatisch verbessert.

„Der Unterschied war nicht zu übersehen", erzählte sie mir.

„Es fühlte sich an, als hätte sich der Nebel gelichtet."

Lizzy nimmt nach wie vor ihr Antidepressivum, aber ist nun hoffnungsvoll, dass sie es mit der richtigen Unterstützung früher oder später absetzen kann.

Verlust der Libido

Hormonelle Verhütung kann schlecht für dein Sexleben sein, weil sie das Testosteron abschaltet, dass für die Libido essentiell ist. Sie kann auch vaginale Trockenheit verursachen und dich dem Risiko für Vaginismus aussetzen, einer Erkrankung, die Sex schmerzhaft macht.

Laut einer Studie berichten Frauen, die hormonelle Verhütung verwenden, von seltenerem Sex, weniger häufigen Gefühlen von Erregung, weniger Lust, weniger Orgasmen und geringerer vaginaler Lubrikation[31]. Leider kann es nach Absetzen der Pille Monate und selbst Jahre dauern, bis die Libido wieder zur Normalität zurückkehrt[32].

Ich frage Patientinnen oft nach ihrer Libido. Viele von ihnen sagen, dass sie eine Verminderung während der Pille bemerken und eine Verbesserung, sobald sie aufhören. Viele Frauen können gar nicht sagen, wie ihre Libido war, bevor sie mit der Pille anfingen, weil sie zu dem Zeitpunkt zu jung waren.

Wie könnte man auch ein Mädchen im Teenageralter fragen, ob ihre Libido zurückgegangen ist? Würde sie es überhaupt wissen?

Wenn du eine schwache Libido hast, seitdem du mit 15 begonnen hast, die Pille zu nehmen, wirst du das als normal empfinden. Oder schlimmer noch, du wirst denken, dass mit dir etwas nicht stimmt, anstatt zu denken, dass etwas mit dem Wirkstoff, den du einnimmst, nicht stimmen könnte.

Du hast das Recht auf eine Libido, auch dann, wenn du nicht vorhast, in der nächsten Zeit Sex zu haben. Deine Libido ist nicht nur für Sex da. Sie ist ein wichtiger Teil deiner Vitalität und deiner Motivation im Leben.

Deine Libido mag also stark oder schwach sein, beides ist völlig in Ordnung. Jede Libido ist anders. Wichtig ist, dass deine Libido für dich normal ist und keine Nebenwirkung eines Wirkstoffes ist.

Spezialthema: Warum Männer keine hormonelle Verhütung verwenden

Obwohl die Erfindung existiert, kam die hormonelle Verhütung für den Mann nicht auf den Markt. Entwickler wissen, dass Männer niemals zustimmen würden, ihre Hormone abzuschalten und die Folgen von Depression und schwacher Libido zu erleiden. Warum sollten sie auch? Aber warum sollten es Frauen?

Haarausfall

Einige Progestine wie Levonorgestrel verursachen Haarausfall, weil sie einen hohen Androgenindex besitzen, was bedeutet, dass sie Testosteron ähneln.

Die Amerikanische Haarausfall-Vereinigung, kurz AHLA (American Hair Loss Association) warnt vor dem Risiko von Haarausfall aufgrund von hormoneller Verhütung. Im Jahr 2010 veröffentlichte sie:

„Es ist unerlässlich für alle Frauen, speziell für jene mit einer Geschichte von Haarausfall in der Familie, über die potentiell verheerenden Auswirkungen aufgeklärt zu werden, die die Pille auf den Haarwuchs haben kann."[33]

Hast du ein Verhütungsmittel mit dem Wirkstoff Testosteron? Lies dir die Inhaltsstoffe auf der Packung durch.

Progestine mit einem *hohen Androgenindex* sind Medroxyprogesteronacetat, Levonorgestrel, Norgestrel und Etonogestrel. Sie verursachen Haarausfall, indem sie in einem langsamen Prozess die Haarfollikel schrumpfen. Du könntest bereits Monate oder Jahre mit der Methode verhüten, bevor du den Haarausfall bemerkst. Progestine mit einem hohen

Androgenindex können auch Akne verursachen.

Progestine mit einem *niedrigen Androgenindex* sind Drospirenon, Norgestimat, Cyproteron und natürliches Progesteron. Sie verursachen während der Einnahme keinen Haarausfall, können aber nach dem Absetzen zu Haarausfall führen, wenn die Androgene und Androgenempfindlichkeit wieder ansteigen.

Sobald deine Haarfollikel sich aufgrund hormoneller Verhütung verkleinert haben, wirst du vermutlich mit ‚androgener' oder ‚androgenetischer' Alopezie diagnostiziert, was leider nicht einfach zu heilen ist. Mehr Informationen über androgenetische Alopezie und mögliche Behandlungen gibt es im Abschnitt „Behandlung von androgenetischer Alopezie" in Kapitel 7.

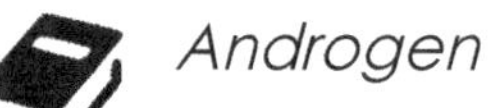

Androgen

Ein Androgen ist ein männliches Sexualhormon, das die Ausprägung von männlichen Geschlechtsmerkmalen fördert.

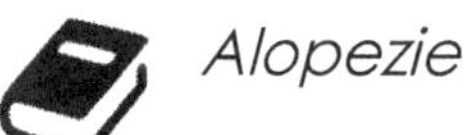

Alopezie

Alopezie bedeutet Haarausfall.

Gewichtszunahme

Hormonelle Verhütung kann zu Gewichtszunahme führen, weil sie die Funktionsweise des Hormons Insulin stört. Wir werden in den Kapiteln 7 und 11 mehr über Insulin erfahren. Die Pille erhöht auch das Verlangen nach Zucker und verhindert den normalen Muskelaufbau, der durch Sport zu erwarten wäre[34]. Das synthetische Östrogen der Pille führt auch dazu, dass sich Fett auf den Hüften und Oberschenkeln ablagert, und es kann Cellulite hervorrufen.

Das war noch nicht alles

Wir haben gesehen, dass hormonelle Verhütung Depression, Verlust der Libido, Haarausfall und Gewichtszunahme verursachen kann. Aber das ist nur die Spitze des Eisbergs.

Hormonelle Verhütung kann auch Bluthochdruck, Nährstoffmangel und eine Schilddrüsenunterfunktion verursachen. Hormonelle Verhütung verändert sowohl deine Darm- als auch Vaginalbakterien, was zu Verdauungsproblemen, Pilzerkrankungen und abnormalen Abstrichen führen kann. Sie verhindert auch die Bildung gesunder Knochen[35][36].

Als ob all diese Nebenwirkungen nicht genug wären, können auch Probleme auftreten, wenn du die hormonelle Verhütung absetzt.

Die Pille absetzen

Wenn du die hormonelle Verhütung absetzt, wirst du dich wahrscheinlich erstmal besser fühlen. Bessere Stimmung, mehr Energie und regelmäßige Zyklen. Das ist die häufigste Erfahrung.

Du könntest aber auch Probleme wie Post-Pillen-Akne, PMS oder Amenorrhö (ausbleibende Perioden) haben.

Post-Pillen-Akne

Die steroiden Wirkstoffe in der hormonellen Verhütung sind extrem gut darin, Akne zu beseitigen. Sowohl Ethinylestradiol (synthetisches Östrogen) als auch die Progestine Drospirenon und Cyproteron wirken stark unterdrückend auf die Talgproduktion. Cyproteron unterdrückt die Talgmenge sogar auf ein ‚Level wie in der Kindheit'[37], was bei näherem Nachdenken etwas beängstigend ist. Erwachsene sollen ja mehr Talg als Kinder haben, also ist das eine unnatürliche Situation.

Als Reaktion auf die Wirkstoffe in der Pille wird dein Körper die Talgproduktion aufdrehen, und damit auch dann nicht aufhören, wenn du die Pille abgesetzt hast. Am Ende könnte deine Haut *mehr Talg als je zuvor* produzieren.

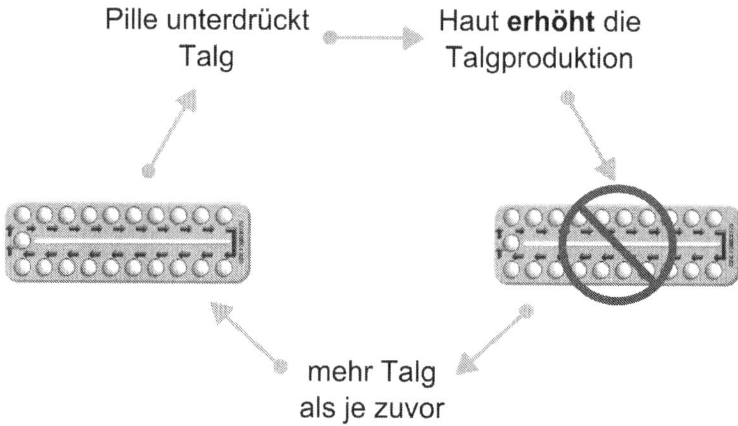

Bild 4 - Pillensucht und Entzug

Gleichzeitig kann das Absetzen der Pille deine Eierstöcke dazu anregen, vorübergehend mehr Androgene zu produzieren.

Post-Pillen-Akne ist das Resultat eines doppelten Pechs:

- Mehr Talg nach dem Entzug eines talgunterdrückenden Wirkstoffs.
- Mehr Androgene, weil die Eierstöcke ihre Arbeit wieder aufnehmen.

Zum Glück produzieren die Eierstöcke dabei auch die Hormone Östrogen und Progesteron, die beide *gut für die Haut* sind.

Der Entzugsprozess dauert zwischen sechs und zwölf Monaten und die Post-Pillen-Akne erreicht nach etwa sechs Monaten ohne Pille ihren Höhepunkt – also genau dann, wenn du bereit wärst aufzugeben und die Pille wieder zu nehmen. Danach sollte sich deine Haut aber verbessern.

Wenn du zu Akne neigst oder beim letzten Mal unter Akne gelitten hast, als du mit der Pille aufhören wolltest, dann beginne bitte zumindest einen Monat *vor* dem Absetzen mit einer naturheilkundlichen Behandlung. Das sollte verhindern, dass du starke Post-Pillen-Akne bekommst. Mehr dazu gibt es in den Abschnitten „Akne – Behandlung und Antiandrogenbehandlung" in Kapitel 7.

Post-Pillen-PMS

Wenn es dir wie vielen meiner Patientinnen geht, wirst du beim Absetzen der Pille wahrscheinlich eine neue Erfahrung machen: PMS.

Das liegt daran, dass du zum ersten Mal, womöglich seit Jahren, einen natürlichen Zyklus erlebst. Deine Pillen-‚Zyklen‘ bestanden aus einer ziemlich gleichmäßigen Dosis synthetischer Hormone, so dass du in deinem Alltag keine großen Veränderungen gespürt hast. Deine natürlichen Zyklen sind stattdessen ein Hoch und Tief von Hormonen – und diese müssen sich erst wieder anpassen.

Jetzt fragst du dich womöglich: „Wenn die wirkliche Periode PMS verursacht, warum sollte ich sie dann haben?" Darauf lautet meine Antwort: „Wegen der Hormone."

Deine körpereigenen Hormone Östradiol und Progesteron sind so nützlich, dass es sich lohnt, ein bisschen PMS in Kauf zu nehmen. Und erfreulicherweise solltest du dich nicht mit starkem PMS herumschlagen müssen, da es dafür unglaublich gute Behandlungen gibt, die wir in Kapitel 8 besprechen.

Post-Pillen-Amenorrhö und PCOS

Wenn du deine Periode nach dem Absetzen der Pille nicht bekommst, ist die wichtigste Frage, die du dir stellen solltest: *„Wie waren deine Perioden, bevor du die Pille genommen hast?"*

Wenn deine Perioden unregelmäßig waren, dann war bereits damals etwas nicht in Ordnung, was lediglich jetzt, da du die Pille absetzt, zum Vorschein kommt. Mit der Hilfe dieses Buches kannst du jetzt herauszufinden, was damals nicht in Ordnung war und wie du es in Ordnung bringen kannst.

Wenn deine Perioden regelmäßig waren, bevor du mit der Einnahme der Pille begonnen hast, hast du jetzt womöglich eine Art von Post-Pillen-Amenorrhö oder Post-Pillen-PCOS, die wir in Kapitel 7 besprechen werden.

Das Beste am Absetzen der hormonellen Verhütung

Betrachte das Absetzen der Pille als den ersten Test für deinen monatlichen Gesundheits-Check und damit als etwas Gutes. Zum ersten Mal hat dein Körper die Gelegenheit, dir zu zeigen, was er kann. Sofort wieder eine Periode zu haben – oder auch nicht – gibt dir wichtige Hinweise auf deinen derzeitigen Gesundheitszustand. Und in diesem Buch bekommst du die Anleitung dazu, was als nächstes zu tun ist.

Man kann das ganze Buch als Anleitung dafür sehen, wie man hormonelle Verhütung absetzt. In Kapitel 11 gibt es einen speziellen und übersichtlichen Abschnitt darüber „Wie hormonelle Verhütung richtig abzusetzen ist".

In Zukunft brauchst du wahrscheinlich eine alternative Methode der natürlichen Verhütung. Das ist das Thema des nächsten Kapitels.

Kapitel 3

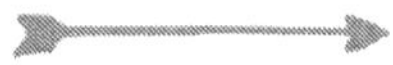

Bessere Verhütung: Die Alternativen

Dieses Buch ist neben einer Anleitung zur Reparatur deiner Periode auch ein Wegweiser für mehr Fruchtbarkeit. Je gesünder deine Perioden sind, umso fruchtbarer wirst du sein. Sobald du beginnst, in deinem monatlichen Gesundheits-Check gute Ergebnisse zu sehen, wirst du deinen Körper in den vollen Reproduktionsmodus versetzt haben. Wenn du dir derzeit kein Baby wünscht, lies bitte trotzdem weiter.

Wenn dich die Vorstellung natürlicher Verhütung abschreckt, bist du damit nicht alleine. Natürliche Methoden sind weniger praktisch als die Pille. Sie alle erfordern Kompromisse oder Bemühungen von dir und deinem Partner. Ich wünschte mir, ich könnte eine gesunde, nebenwirkungsfreie und einfache Verhütungsmethode anbieten, die weder Kompromisse noch Bemühen erfordert, aber das kann ich nicht. Derzeit existiert diese Traummethode zur Verhütung schlichtweg nicht. Es gibt keine Kräutermedizin, Nahrungsergänzungsmittel oder natürlichen Hormone, die du nehmen könntest, um nicht schwanger zu werden. Natürliche Ergänzungsmittel können deine Fruchtbarkeit lediglich *steigern,* aber nicht verringern.

Hormonelle Methoden zur Verhütung schaden deinem Körper, weil das ihre Funktionsweise ist. Um eine Schwangerschaft zu vermeiden, muss Verhütung exakt das bekämpfen, was dein Körper versucht zu tun – und das ist schwanger zu werden. Mit anderen Worten: Wenn du gesund bist, möchte dein Körper schwanger werden. Aus diesem Grund gibt es nur zwei wirkliche Möglichkeiten, eine Schwangerschaft zu verhindern: deinem Körper zu schaden oder ihm einen Schritt voraus zu sein.

Du bist eine moderne, kluge Frau. Ich kann dir versichern: Es ist einfach, deinem Körper einen Schritt voraus zu sein. Eine Schwangerschaft zu vermeiden ist nicht so mysteriös oder so kompliziert, wie es oft dargestellt wird.

Betrachte es so: Du kannst dich glücklich schätzen, eine gesunde, fruchtbare und sexuell aktive Frau zu sein, und in einer Zeit zu leben, in der Verhütung legal und allzeit verfügbar ist. Hoffentlich ist dein Partner liebevoll und bereit, seinen Teil beizutragen, um eine Schwangerschaft zu vermeiden. Wenn das so ist, nehmt euer Glück gemeinsam in die Hand – als Paar – und stellt euch der Herausforderung, eine Schwangerschaft gemeinsam zu vermeiden.

In diesem Kapitel werde ich drei Arten von Verhütungsmethoden erklären. Methoden des Typs 1 sind die natürlichsten, erfordern aber eine gewisse Verantwortung beider Partner. Methoden des Typs 2 sind ein bisschen giftig oder potentiell ein wenig schädlich, aber einfach anzuwenden und fordern keine Verantwortung von deinem männlichen Partner. Methoden des Typs 3 sind schädlich.

Die Vorteile der Arten 1 und 2 sind, dass sie den Eisprung nicht unterdrücken, sodass sie dir erlauben, Progesteron herzustellen, welches das wichtigste Hormon ist, um eine gesunde Periode zu haben, wie wir im nächsten Kapitel sehen werden.

Ein wichtiger Hinweis: Dieses Kapitel ist eine kurze Übersicht nichthormoneller Methoden zur Verhütung und keine vollständige Anleitung. Sobald du dich für eine Methode entschieden hast, such dir bitte genauere Anleitungen zur richtigen Anwendung. Mehr Informationen dazu findest du im Abschnitt "Quellen".

Typ 1 Verhütungsmethoden

Verhütungsmethoden des Typs 1 sind nicht hormonell und nicht schädlich und sie bergen keine Risiken für die Gesundheit. Sie unterdrücken den Eisprung nicht und erlauben dir so, Progesteron zu produzieren.

Natürliche Familienplanung oder NFP

Es gibt eine wichtige Information, die du im Sexualkundeunterricht womöglich nicht gelernt hast. Ein Mann ist jeden Tag fruchtbar, aber als Frau bist du lediglich an sechs Tagen pro Zyklus fruchtbar.

Um eine Schwangerschaft zu vermeiden, musst du bestimmen, an welchen Tagen du fruchtbar bist, und an diesen Tagen entweder auf vaginalen Geschlechtsverkehr verzichten oder eine Barrieremethode verwenden. Das nennt sich *Natürliche Familienplanung (NFP)* und ist erstaunlich einfach. Die Zyklusanalyse ist wissenschaftlich, weil sie mit der Beobachtung von drei konkreten Fruchtbarkeitsmerkmalen arbeitet: der Körpertemperatur nach dem Aufwachen, dem Zervixschleim und Veränderungen des Muttermunds. Darin unterscheidet sie sich von der *Rhythmusmethode*, die eine alte Version der NFP ist, die ausschließlich mit Kalenderdaten arbeitet.

Natürliche Familienplanung wird auch NFP oder FAM für *Fertility Awareness Method* genannt.

Falls deine Ärztin von NFP nichts hält, liegt das entweder daran, dass sie dich für nicht klug genug hält, diese anzuwenden (bist du aber!), oder weil sie die moderne symptothermale Methode der NFP mit der veralteten Rhythmusmethode verwechselt. Viele Ärzte machen diesen Fehler. Eine australische Studie hat unlängst herausgefunden, dass die Mehrheit aller Hausärzte „signifikante Wissensdefizite hinsichtlich der physiologischen Interpretation von Fruchtbarkeit haben"[38]. Bitte weise deine Ärztin auf die Erklärung der Amerikanischen Fachgesellschaft für Geburtshelferinnen und Gynäkologinnen, kurz ACOG (American College of Obstetricians and Gynecologists) zur NFP aus dem Jahr 2015 hin[39], oder such dir eine neue Ärztin.

Kurz gesagt sind deine fruchtbaren Tage die fünf Tage vor dem Eisprung (so lange können Spermien überleben) und ein Tag nach dem Eisprung (so lange überlebt die Eizelle). Nach dem Eisprung hast du ein kurzes 24-Stunden-Fenster, um einen erneuten Eisprung zu haben (und womöglich mit Zwillingen schwanger zu werden). Dein(e) Eizelle(n) überleben weitere 24 Stunden und für den Rest deines Zyklus kannst du keinen weiteren Eisprung haben. Du kannst während der letzten Phase deines Zyklus nicht schwanger werden.

Wenn sie richtig angewandt wird, kann die natürliche Familienplanung so effizient sein wie die Pille. Laut einer Studie an Frauen, die in NFP geschult wurden, liegt die Fehlerquote bei perfekter Anwendung bei nur 0,6 Prozent[40], und damit sehr nahe an der Fehlerquote der Pille von 0,3 Prozent. Die Fehlerquote eines Verhütungsmittels wird als Pearl-Index bezeichnet.

 *Fehlerquote bei Verhütung*

Der Pearl-Index einer Verhütungsmethode ist der Prozentsatz an Paaren, die eine ungewollte Schwangerschaft während des ersten Jahres der Verwendung der Methode erleben. Es gibt den Pearl-Index bei *perfekter Anwendung* und *typischer Anwendung*.

Perfekte Anwendung bedeutet die Fehlerquote bei Frauen, die die Methode perfekt – also fehlerfrei – anwenden. Für die meisten Methoden abseits der Spirale ist die perfekte Anwendung nicht so gut wie die typische Anwendung, die die Fehlerquote bei typischer Anwendung – also solcher, bei der auch Fehler passieren – ausdrückt.

Bei NFP bedeutet die typische Anwendung, ungeschützten Geschlechtsverkehr an einem unsicheren Tag zu haben. Bei der Pille bedeutet die typische Anwendung ihre Einnahme zu vergessen. Die Fehlerquote bei typischer Anwendung der *symptothermalen Methode* der NFP liegt bei 1,8 Prozent[41], was dennoch ein besserer Wert ist als jener für typische Anwendung der Pille, die bei 9 Prozent liegt[42].

Wie wendet man also NFP an? Zu allererst verfolgst du aufmerksam die körperlichen Anzeichen deines Eisprungs – nämlich durch eine Temperaturmessung.

Anzeichen eines Eisprungs

Temperatur

Die Temperatur beim Aufwachen, auch die „Basalkörpertemperatur" genannt, ist das wichtigste Anzeichen, das es für die natürliche Familienplanung zu beachten gilt. Die Basaltemperatur ist die Temperatur beim Aufwachen, die man unter der Zunge und noch vor dem Aufstehen misst. Du benötigst ein Thermometer von guter Qualität (wenn möglich ein Thermometer für die Messung der Basalkörpertemperatur), das deine Temperatur auf mindestens eine Stelle nach dem Komma genau misst (36,5°C).

Was sagt deine Temperatur über den Eisprung aus? Sie kann Progesteron feststellen und damit, wie du dich vielleicht erinnerst, jenes Sexualhormon, das dein Körper nach dem Eisprung produziert. Progesteron hat viele Auswirkungen auf den Körper und eine sehr praktische Auswirkung ist, dass Progesteron deine Körpertemperatur erhöht. Vor deinem Eisprung liegt deine Basaltemperatur zwischen 36,1°C und 36,5°C. Nach dem Eisprung erhöht sich deine Temperatur beim Aufwachen um etwa 0,3°C und bleibt so hoch bis zu deiner Periode. Ein paar aufeinanderfolgende Tage dieses kleinen, aber signifikanten Anstiegs in der Temperatur reichen aus, um mit Sicherheit zu wissen, dass ein Eisprung stattgefunden hat und du für den Rest des Zyklus nicht mehr schwanger werden kannst.

Deine Temperatur erhöht sich *nach* dem Eisprung, wodurch es einfach ist, die unfruchtbaren oder sicheren Tage nach dem Eisprung zu bestimmen. Es ist ein kleines bisschen schwieriger, die sicheren Tage *vor* dem Eisprung zu bestimmen, aber es ist dennoch möglich. Mit der richtigen Schulung kannst du die sicheren Tage vor deinem Eisprung bestimmen, indem du deinen Zervixschleim korrekt interpretierst (siehe unten). Alternativ kannst du deine sicheren Tage (sowohl vor als auch nach dem Eisprung) mithilfe eines Computeralgorithmus vorhersagen, wie ihn medizinisch geprüfte Geräte wie der Zykluscomputer Daysy® verwenden.

Mit Daysy® ist es *nicht erforderlich, in NFP geschult zu sein*. Stattdessen misst du einfach deine Temperatur und der Algorithmus erledigt den Rest. Er rechnet deine unfruchtbaren und fruchtbaren Tage auf der Basis einer Datenbank von fünf Millionen Zyklen aus. Er erlernt auch die Merkmale deines eigenen Zyklus, je länger du das Gerät verwendest. Ich mag Daysy®, weil es jährlichen unabhängigen Qualitätsprüfungen unterliegt und verschiedene Studien aufweist[43]. Daysy® verwendet keine Informationen über den Zervixschleim, weil es für die Genauigkeit des Algorithmus keine Rolle spielt.

Natürlich gibt es viele andere exzellente NFP und Zyklus-Apps. Einige, so wie Kindara®, können dich bei deinen Berechnungen für NFP unterstützen – erfordern aber dennoch eine Schulung in NFP. Andere, so wie Clue®, können nicht zur Verhütung verwendet werden, sind aber eine großartige Methode, um deinen Zyklus zu verfolgen.

Ich bin generell ein großer Fan von Zyklus-Apps, aber sie können nicht zur Verhütung verwendet werden – es sei denn, du kennst dich mit NFP aus, misst deine Temperatur regelmäßig und/oder wertest aufmerksam die Beschaffenheit deines Zervixschleims aus.

Um eine Schwangerschaft zu vermeiden, benötigst du eine Schulung in NFP oder einen zertifizierten Computeralgorithmus. Du kannst dich nicht auf das „Fruchtbarkeitsfenster" einer regulären Perioden-App verlassen.

Zervixschleim

Bei der *symptothermalen Methode* der NFP verfolgst du die Beschaffenheit deines Zervixschleims, weil er ein Anzeichen für den Eisprung ist. Zervixschleim ist eine besondere Art von Vaginalausfluss, der sich anfühlt und aussieht wie rohes Eiweiß. Er ist durchsichtig, dehnbar und glitschig und er tritt *vor* dem Eisprung auf. Du kannst ihn auf dem Toilettenpapier sehen oder an deiner Vaginalöffnung spüren.

Du wirst für gewöhnlich eine Art von Zervixschleim während der Tage vor dem Eisprung sehen. Die Funktion von Zervixschleim ist es, Spermien schnell durch deinen Uterus zu deinem Ei zu transportieren. Wenn du versuchst, eine Schwangerschaft zu verhindern, ist Zervixschleim das Signal, dass du dich in deiner fruchtbaren Phase befindest.

Spezialthema: Vorsicht bei der Interpretation deines Zervixschleims

Zervixschleim ist am offensichtlichsten in den Tagen vor dem Eisprung, aber du wirst ihn *immer dann* sehen, wenn dein Östrogenlevel hoch ist im Vergleich zu deinem Progesteronwert. Zum Beispiel kannst du ihn auch am Anfang deines Zyklus sehen, wenn du zu viel Östrogen hast. Du kannst ihn sogar *nach dem Eisprung* noch sehen, wenn dein Körper nicht genug Progesteron produziert. Daher ist es möglich, Zervixschleim mehr als einmal während deines Zyklus zu sehen. Das bedeutet *nicht*, dass du mehr als einen Eisprung hattest.

Die Position des Muttermunds

Die Weichheit und Position deines Muttermunds (auch Gebärmutterhals oder Zervix genannt) sind die letzten körperlichen Anzeichen eines Eisprungs, die sich beobachten lassen. Der Muttermund ist der untere Teil deines Uterus, wo die

Öffnung ist und das Menstruationsblut herauskommt. Für gewöhnlich ist er ertastbar und ragt tief in die Vagina hinein (in etwa eine Fingerlänge in der Vagina) und hat eine überraschend harte Textur, wie ein glatter Donut oder die Spitze deiner Nase. In den Tagen kurz vor dem Eisprung wandert der Muttermund nach oben, ragt weniger in die Vagina hinein und fühlt sich weich an.

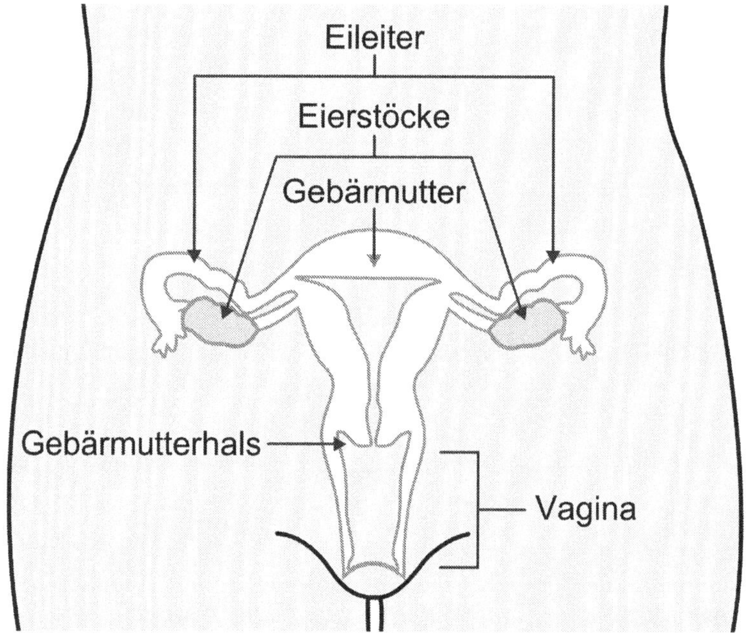

Bild 5 - weibliche Fortpflanzungsorgane

Ovulationstest

Ein *Anstieg oder Höhepunkt* des luteinisierenden Hormons (LH) ist ein weiteres Zeichen für den Eisprung. Der Anstieg des luteinisierenden Hormons im Urin kann mit Hilfe von Urin-Teststreifen ermittelt werden. Beginne mit den Tests spätestens am 8. Tag deines Zyklus, und wenn du einen positiven LH-Test hast, bedeutet das in der Regel, dass du innerhalb der nächsten 36 bis 40 Stunden deinen Eisprung haben wirst.

 *Luteinisierendes Hormon (LH)*

Das luteinisierende Hormon ist das Hypophysenhormon, das deinen Eierstöcken signalisiert, eine Eizelle freizugeben.

Den Anstieg des luteinisierenden Hormons zu messen kann hilfreich sein, wenn du eine Schwangerschaft planst. In der NFP werden diese Tests in der Regel aus verschiedenen Gründen nicht angewandt. Erstens übersehen LH-Tests in etwa 20 Prozent der Fälle den Anstieg des luteinisierenden Hormons[44]. Außerdem ist es bereits zu spät, wenn du den Anstieg bemerkst, weil du dann bereits mehrere Tage lang fruchtbar warst. Auch die Erkrankung des polyzystischen Ovarsyndroms kann zu falsch-positiven Ergebnissen bei der Messung des luteinisierenden Hormons führen.

Andere Anzeichen für den Eisprung

Weitere Anzeichen des Eisprungs können ein sanfter, stechender Schmerz (Mittelschmerz), leichte Blutungen oder Schmierblutungen, ein aufgeblähter Unterleib, Flüssigkeitseinlagerungen und ein Spannungsgefühl in der Brust sein. Diese Symptome könnten auch bei dir auftreten oder aber nicht, und genau deshalb werden sie bei der NFP nicht als Hauptanzeichen berücksichtigt.

Einen monatlichen Gesundheits-Check machen

Das Beste an NFP ist, dass es dir bessere Hinweise über deine Periode gibt. Du kannst zum Beispiel mit Sicherheit wissen, dass du einen Eisprung hast und *wann* genau er stattfindet. Sobald dein Eisprung eintritt, kannst du (fast bis auf den Tag) genau wissen, wann deine Periode kommt. Das trifft selbst dann zu, wenn dein Zyklus unregelmäßig ist.

Zu wissen, ob und wann du einen Eisprung hast, ist essentiell, um deine Periode und deine Gesundheit zu verstehen.

Wenn du einen Eisprung hast, hast du bereits ein recht gutes klares Zeichen für deinen monatlichen Gesundheits-Check. Du hast auch ein neues Körperverständnis, das Körperkompetenz genannt wird (meine Kollegin und Verfechterin von Reproduktionsgesundheit, Laura Wershler, hat den wunderbaren Begriff *body literacy für Körperwahrnehmungskompetenz* erfunden).

Wenn du *keinen* Eisprung hast, macht dich das darauf aufmerksam, dass etwas nicht stimmt. Keinen Eisprung zu haben kann bedeuten, dass du unter Stress stehst oder nicht genug isst. Es kann auch bedeuten, dass du an einem zugrundeliegenden medizinischen Problem wie dem polyzystischen Ovarsyndrom oder einer Schilddrüsenerkrankung leidest, und daher eine Ärztin aufsuchen solltest. Hoffentlich ist deine Ärztin für diese Information empfänglich, aber unter Umständen ist sie das nicht. Das ist meiner Patientin Sylvia passiert.

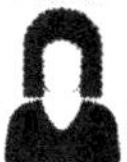

Sylvia: Warum sollte dir wichtig sein, ob du einen Eisprung hast?

Sylvia hatte versucht, den Zykluscomputer Daysy® zu verwenden, aber sah keine grünen, unfruchtbaren (*sicheren*) *Tage*. Sie erkannte das als Zeichen dafür, dass sie keinen Eisprung hatte und zeigte ihrem Arzt ihre Aufzeichnungen. Leider war er nicht besonders interessiert.

Arzt: „Möchtest du ein weiteres Baby?"

Sylvia: „Nein."

Arzt: „Was kümmert es dich dann, ob du einen Eisprung hast oder nicht?"

Sylvia litt auch unter unregelmäßigen Zyklen, aber ihr Arzt hatte eine einfache Lösung für dieses Problem. „Du kannst doch froh sein, dass du nicht jeden Zyklus deine Periode hast", sagte er. „Aber wenn es dich stört, dann nimm doch die Pille."

Ich ordnete Bluttests für Sylvia an und fand heraus, dass sie viel zu hohe Werte an männlichen Sexualhormonen hatte. Damit war klar, dass sie am polyzystischen Ovarsyndrom

(PCOS) litt. Ein weiteres typisches Zeichen für PCOS war der vermehrte Haarwuchs im Gesicht. Das wichtigste Zeichen jedoch waren der ausbleibende Eisprung und die unregelmäßigen Zyklen.

„Zum Glück beobachte ich meinen Zyklus aufmerksam", sagte sie. „Sonst hätte ich das niemals herausgefunden."

Sylvia begann mit einer natürlichen Behandlung für ihr PCOS. Nach drei Monaten hatte sie ihren ersten Eisprung und sah endlich *sichere (grüne und unfruchtbare)* Tage auf ihrem Daysy® Zykluscomputer.

Geschichten wie diese von Sylvia sind häufig, aber sie sind nicht die Regel. Die meisten Ärztinnen werden ein wenig hilfreicher sein, wenn sie die richtigen Informationen und Fragen gestellt bekommen. Bitte beachte dazu den Abschnitt „Wie spreche ich mit meiner Ärztin" in Kapitel 11.

Zusammenfassend ist NFP eine großartige Methode, um natürlich zu verhüten. In meinen Augen ist sie die beste Methode. Sie ist effizient und für jedes Alter und jede Situation geeignet – selbst wenn du keine regelmäßigen Zyklen hast. Der einzige Nachteil von NFP ist, dass du an deinen fruchtbaren Tagen auf Geschlechtsverkehr verzichten oder eine Barrieremethode anwenden musst. Wenn das nichts für dich ist, dann ziehe bitte eine Kupferspirale in Betracht. Diese bespreche ich weiter unten.

Und zur Erinnerung: Mit der Ausnahme des Zykluscomputers Daysy® erfordern alle NFP Methoden etwas Schulung. Bitte lies Toni Weschler's Buch *Familienplanung: Das Standardwerk zur natürlichen Empfängnisverhütung, Kontrolle der Fruchtbarkeit sowie Erfüllung des Kinderwunsches* oder suche eine der vielen Organisationen und Online-Schulungen auf, die im Abschnitt „Quellen" aufgelistet sind.

Kondome

Weltweit ist das Kondom für den Mann die beliebteste Form der Verhütung, und das ist auch ganz einfach zu begründen. Kondome sind einfach, günstig und stellen für beide Partner kein Gesundheitsrisiko dar. Es reicht, einfach vor dem Geschlechtsverkehr ein Kondom über den Penis zu ziehen. Es fängt die ejakulierten Spermien auf und verhindert, dass sie in deinen Körper gelangen.

Kondome sind eine Barrieremethode. Sie sind die beste Barrieremethode weil sie 1.) das Risiko sexuell übertragbarer Krankheiten reduzieren und 2.) ohne giftiges Spermizid verwendet werden können.

Spezialthema: Vermeide Kondome mit Spermizid

Kondome, die in Spermizid verpackt sind, bieten keinen Vorteil gegenüber Kondomen mit gewöhnlichem Gleitmittel. Sie sind nicht sicherer als normale Kondome bei der Verhütung oder dem Schutz vor der Ansteckung mit Geschlechtskrankheiten. Die giftigen Auswirkungen des Spermizids könnten dich sogar anfälliger für Infektionen machen, allen voran für eine Blasenentzündung. Wenn du an häufigen Blasenentzündungen leidest, erkundige dich, ob es am Spermizid liegen könnte.

Kondome müssen nicht die Lust nehmen. Es gibt neue, viel angenehmere Kondom-Marken wie z.B. das (angeblich reißfeste) Kondom Hex™, das durch Crowdsourcing entwickelt wurde. Dein Partner sollte sich auch bemühen, ein passendes Kondom zu finden. Bitte siehe im Quellenabschnitt nach dem Link zur Seite *myONE Perfect Fit* von ONE®.

Das Kondom hat bei perfekter Anwendung einen Pearl-Index von 2 Prozent und bei typischer Anwendung einen Pearl-Index von 18 Prozent[45].

Das Kondom für die Frau

Das Kondom für die Frau ist ein Latexschlauch oder eine Ummantelung mit einem flexiblen Ring an jedem Ende. Ein Ring wird in die Vagina eingeführt und bleibt dort während des Geschlechtsverkehrs. Der äußere Ring bleibt außerhalb der Vulva.

Der größte Vorteil von diesem Kondom ist, dass du dabei die ganze Kontrolle hast. Du kannst es Stunden vor dem Sex einführen, was auch bedeutet, dass es das Vorspiel nicht unterbricht. Weil der äußere Ring des weiblichen Kondoms deine gesamte Vagina bedeckt, bietet es sogar besseren Schutz gegen sexuell übertragbare Krankheiten als das Kondom für den Mann. Der äußere Ring kann auch dein sexuelles Lustgefühl steigern, indem er an deiner Klitoris reibt.

Das Kondom für die Frau hat bei perfekter Anwendung einen Pearl-Index von 5 Prozent und bei typischer Anwendung einen Pearl-Index von 28 Prozent[46]. Genau wie das Kondom für den Mann reduziert es das Risiko einer Ansteckung mit Geschlechtskrankheiten.

Diaphragma ohne Spermizid

Ein Diaphragma ist eine weiche Kappe aus Latex oder Silikon, die deine Scheidenwand abdichtet und Spermien davon abhält, in deinen Uterus zu gelangen. Du kannst es bis zu zwei Stunden vor dem Sex einführen, musst es aber danach für sechs Stunden drinnen lassen. Anders als das Kondom für die Frau wird dein Partner das Diaphragma nicht spüren.

Ein älteres Modell des Diaphragma war aus Latex und musste von einem Arzt angepasst werden. Es musste außerdem mit einem Spermizidgel verwendet werden, womit es in die Kategorie des Typs 2 der Verhütungsmittel kommt, die ein bisschen schädlich sind (siehe unten).

Das neue Diaphragma Caya® aus Silikon wird mit einem unschädlichen Gel verwendet und ist erhältlich in einer

Einheitsgröße, die nicht vom Arzt angepasst werden muss. Du kannst Caya® direkt online bestellen oder es mit einem Rezept aus der Apotheke holen.

Ein Diaphragma hat bei perfekter Anwendung einen Pearl-Index von 6 Prozent. Bei typischer Anwendung liegt der Pearl-Index bei 12 Prozent[47]. Es schützt nicht vor sexuell übertragbaren Krankheiten.

Portiokappe ohne Spermizid

Die Portiokappe ist ähnlich wie das Diaphragma, nur kleiner. Sie ist geformt wie eine nach innen gewölbte Kuppel mit einem breiten Rand und passt auf den Muttermund. Du kannst eine Portiokappe bis zu zwei Tage drinnen lassen und mit einem unschädlichen Gel verwenden.

Die Portiokappe Femcap® gibt es in drei verschiedenen Größen und ist in manchen Ländern ohne Verschreibung erhältlich. In den USA muss sie angepasst und von einem Arzt verschrieben werden.

Femcap® hat bei typischer Verwendung einen Pearl-Index von 8 Prozent[48]. Sie schützt nicht vor sexuell übertragbaren Krankheiten.

Für Links zur Femcap® und zum Caya® Diaphragma beachte bitte den Quellenabschnitt.

Rauszieh-Methode oder Coitus interruptus

Bei dieser Methode zieht dein Partner seinen Penis heraus und ejakuliert außerhalb deiner Vagina. Coitus interruptus ist seit über 2.500 Jahren sehr beliebt und wird nach wie vor sehr häufig angewendet.

Coitus interruptus wird kontrovers gesehen, weil es weniger effizient ist als andere Methoden. Wenn es allerdings richtig angewandt wird, liegt der Pearl-Index bei perfekter Anwendung bei nur 4 Prozent, was besser ist als bei einigen der

Barrieremethoden.

Die sichere Anwendung dieser Methode hängt von den Fähigkeiten und der Selbstkontrolle deines Partners ab, weswegen ich es nicht für Paare im Teenageralter empfehle.

> **Du kannst dich nicht auf die Rauszieh-Methode verlassen**, wenn du zweimal hintereinander Sex hast. Das liegt daran, dass Spermien nach der Ejakulation im Penis bleiben und so in deine Vagina gelangen können, wenn du ein zweites Mal Sex hast. Wenn du zweimal hintereinander Sex haben willst, bitte deinen Partner, vorher zu urinieren, um die Spermien herauszuwaschen.

Typ 2 Verhütungsmethoden

Verhütungsmethoden des Typ 2 sind weniger beliebte Methoden, weil sie eine gewisse Toxizität oder Gesundheitsrisiken bergen. Sie sind allerdings besser als Methoden des Typs 3, weil sie den Eisprung nicht unterdrücken. Damit erlauben sie die Produktion von Progesteron.

Methoden des Typ 2 sind nicht ideal, aber sie sind dennoch eine vernünftige Wahl.

Kupferspirale

Die Spirale ist ein Gerät aus Plastik und Kupfer. Sie sieht ein bisschen aus wie ein Ohrring und wird in den Uterus eingeführt. Die Einsetzung ist eine relativ einfache Prozedur, die in einer Arztpraxis vorgenommen wird. Es kann ein wenig unangenehm sein, geht aber schnell. Es handelt sich dabei nicht um eine Operation und benötigt für gewöhnlich keine Betäubung oder Anästhesie.

Eine Frau beschrieb das Einsetzen der Spirale folgendermaßen[49]:

> Es ist wie ein Abstrich, nur etwas komischer und unangenehmer.

Um die Spirale zu entfernen, sucht deine Ärztin nach dem Faden am Ende der Spirale und zieht sie durch deinen Muttermund hindurch heraus. Sie selbst zu entfernen ist möglich und auch sicher[50], wird aber derzeit nicht empfohlen.

Ich erwähne die Möglichkeit, sie selbst zu entfernen, nur deswegen, um darauf hinzuweisen, dass die Entfernung einfach ist und etwas, um das du deine Ärztin jederzeit bitten kannst. Eine Patientin erzählte mir einmal, dass sie die Spirale gerne ausprobieren würde, aber nicht will, dass sie ihre Ärztin eines Tages „davon überzeugen muss, sie zu entfernen". Ich möchte klarstellen: *Überzeugungsarbeit* sollte dabei niemals involviert sein. Wenn du deine Spirale entfernt haben willst, wird deine Ärztin sie herausnehmen.

Vielleicht werden wir in Zukunft Spiralen haben, die selbst entfernt werden können.

Das Beste an der Kupferspirale ist, dass sie deine Hormone nicht verändert. Sie verhindert nicht den Eisprung. Stattdessen verhindert die Spirale eine Schwangerschaft auf zwei verschiedene Arten:

- Die Kupferionen beschädigen die Mobilität der Spermien.
- Die simple physische Anwesenheit der Spirale im Uterus verhindert die Einnistung eines Embryos.

Die Spirale ist eine der ältesten Formen der Verhütung. Im Altertum führten Frauen Objekte wie Silber- oder Seidenfaden in ihren Uterus ein. Die früheste moderne Version der Spirale war aus Silber oder Edelstahl, aber Kupfer ist effizienter, weil es die Mobilität der Spermien einschränkt.

Die Kupferspirale ist eine höchst effiziente Verhütungsmethode mit einem Pearl-Index von 0,6 Prozent. Sie ist auch eine einfache Methode. Sobald sie einmal eingeführt ist, kann sie für zehn

Jahre oder länger in deinem Uterus bleiben. Wenn deine Ärztin sie schlussendlich entfernt, solltest du deine volle Fruchtbarkeit innerhalb von nur einem Zyklus zurückerlangen[51].

Viele Frauen lieben die Kupferspirale. Derzeit hat sie von allen Methoden die höchste Rate bei der Benutzerzufriedenheit[52]. Sie wird auch wirksam als Pille-danach verwendet.

Moderne Spiralen sind sicher für alle Frauen, inklusive Mädchen im Teenageralter und Frauen, die noch keine Kinder hatten. 2014 erklärte die Amerikanische Vereinigung für Kinderheilkunde, dass Spiralen ein Verhütungsmittel der ersten Wahl für Teenager sind. Bis dahin galt die weit verbreitete – aber unfundierte – Meinung, wonach nur Frauen, die bereits Kinder geboren haben, Spiralen benutzen sollten.

Nebenwirkungen der Kupferspirale

Wenn es dir wie vielen Frauen und selbst Ärztinnen geht, hast du womöglich ein vages Unbehagen, was die möglichen Nebenwirkungen der Kupferspirale betrifft. Dabei handelt es sich um die Nachwehen eines Vorfalls vor über 40 Jahren. Damals verursachte eine schlecht entwickelte Spirale 18 Tote und Tausende von Komplikationen im Beckenbereich bei ihren 2,8 Millionen Nutzerinnen. Das Problem an der Spirale namens Dalkon Shield war, dass auf ihrem Faden Bakterien wuchsen. Moderne Spiralen haben einen anderen Faden und bergen kein signifikantes Risiko für Infektionen[53].

Schmerzen

Beim Einsetzen der Einsetzung der Spirale und für ein paar Tage danach wirst du womöglich Schmerzen verspüren. Womöglich bemerkst du auch, dass deine Perioden innerhalb der ersten 12 Monate nach dem Einsetzen schmerzhafter sind als zuvor. Danach sollten sie sich wieder auf ein normales Maß einpendeln[54].

Starke Perioden

Eine Kupferspirale wird den Fluss deiner Periode um 20 bis 50 Prozent verstärken. Wenn dein Fluss zum Beispiel normalerweise 50 ml pro Monat beträgt, werden es danach zwischen 60 und 75 ml sein. Danach kann er sich bis zum Ende des ersten Jahres wieder verringern[55]. Starke Blutungen können mit Behandlungen verbessert werden, die im Abschnitt Starke Menstruationsblutungen in Kapitel 9 besprochen werden.

Ausscheidung

Eine Spirale kann sich lösen und herauskommen. Wenn dir das nicht auffällt, könntest du so schwanger werden. Zu den Anzeichen, dass deine Spirale herausgekommen ist, zählen Schmerzen, Schmierblutungen und das Fehlen oder Verlängern des Fadens. Das Risiko dafür, dass sich die Spirale löst, ist während des ersten Monats nach dem Einsetzen am höchsten (5,7 Prozent) und verringert sich dann auf 2 Prozent pro Jahr[56].

Eine neue Spirale mit beweglichem Rahmen namens GyneFix (nur in Europa erhältlich) ist einfacher einzusetzen und hat ein geringeres Risiko einer Ausscheidung[57].

Infektion

Wenn du eine bestehende Infektion mit Gonorrhö (Tripper) oder Chlamydien hast, besteht in den ersten drei Wochen nach dem Einsetzen ein Risiko für eine Unterleibsentzündung[58]. Deine Ärztin sollte dich auf diese häufigen Infektionen überprüfen, bevor sie eine Spirale einsetzt.

Toxizität von Kupfer

Manche Frauen berichten von erhöhter Ängstlichkeit nach dem Einsetzen einer Spirale und führen diese auf die mögliche Toxizität von Kupfer zurück. Wie zu so vielen Aspekten der weiblichen Gesundheit gibt es hier wenig Forschung, aber eine Studie hat herausgefunden, dass Frauen mit Spirale einen höheren Anteil an Kupfer im Blutserum im Vergleich zu Frauen ohne Spirale haben[59].

Ein Überschuss an Kupfer ist wahrscheinlicher, wenn du Zinkmangel hast. Daher empfehle ich, den Spiegel von Zink und Kupfer vor dem Einsetzen der Spirale zu testen. Beachte auch, dass Kupfer auch aus vielen anderen Quellen bezogen wird, wie zum Beispiel aus dunkler Schokolade, die 2 mg pro Portion beinhaltet.

Ich würde liebend gerne mehr Forschung zu diesem Thema sehen.

Die Pille kann auch einen erhöhten Kupferwert verursachen, weil synthetisches Östrogen dazu führt, dass der Körper Kupfer speichert.

Spiralen (Mirena®-Spirale)

Mirena® und Skyla® sind Hormonspiralen, die das Progestin Levonorgestrel in deinem Uterus freisetzen. Mirena® gehört zum Typ 3 hormoneller Verhütung, aber ich habe sie hier aufgenommen, um sie vergleichen zu können.

Das Levonorgestrel in der Hormonspirale wirkt direkt in deinem Uterus, um eine Schwangerschaft auf drei Arten zu vermeiden:

- Es verdickt den Zervixschleim.
- Es verhindert das Überleben der Spermien.
- Es verhindert, dass sich die Gebärmutterschleimhaut ausbilden kann.

Benutzerinnen der Mirena® haben in etwa ein Zehntel des Levonorgestrels im Blut, welches Pillennutzerinnen haben.

Die Hormonspirale arbeitet nicht darauf hin, den Eisprung zu unterdrücken, weshalb ich sie als die am wenigsten schädliche aller hormonellen Verhütungsmethoden betrachte. Leider unterdrückt sie den Eisprung gelegentlich, wie wir im letzten Kapitel gesehen haben.

Etwa fünf Jahre dauert es, bis der Mirena® das Progesterin ausgeht. Dann muss sie ersetzt werden.

Die Mirena® wird deine Periodenblutung sehr leicht machen – fast inexistent, weshalb sie auch zur Behandlung von starken Menstruationen verwendet wird.

Spermizid

Spermizid (oder Spermien-abtötendes Mittel) verhindert eine Schwangerschaft, indem es Spermien tötet. Historisch gesehen haben Menschen viele Substanzen ausprobiert, um Spermien abzutöten. Die Liste beinhaltet Krokodil-Dung, in Akazie eingelegte Wolle, Zitronensaft, und in den 1930ern Lysol (eine fürchterliche Wahl). Keine dieser Substanzen war besonders wirksam, auch das moderne Spermizid Nonoxynol-9 ist nicht viel besser. Wenn es individuell als Schaum oder Gelee verwendet wird, hat Nonoxynol-9 einen Pearl-Index von 20 Prozent[60]. Um die Effizienz zu verbessern, wird Spermizid für gewöhnlich mit einem Schwamm oder einem Diaphragma verwendet. Wir haben das Diaphragma bereits im Abschnitt über die Methoden des Typ 1 besprochen.

Nonoxynol-9 ist im Wesentlichen ein Reinigungsmittel. Es besteht kein Zweifel daran, dass es giftig ist (das ist seine Aufgabe!). Häufiger Kontakt mit Nonoxynol-9 verursacht Juckreiz, Brennen und eine erhöhte Häufigkeit an vaginalen Infektionen und sexuell übertragbaren Krankheiten.

Sterilisation

Sterilisation ist eine dauerhafte Blockade der Eileiter, sodass deine Eier nicht länger in deinen Uterus gelangen können. Sterilisation erfordert Schlüsselloch-Chirurgie bzw. einen minimal-invasiven Eingriff, der unter Vollnarkose durchgeführt wird. Die Chirurgin schneidet dabei in deine Beckenhöhle, um deine Eileiter zu trennen, abzuklemmen oder zu entfernen. Derzeit wird empfohlen, die Eileiter vollständig zu entfernen, um das längerfristige Risiko für Gebärmutterkrebs zu reduzieren[61].

Es gibt auch eine nicht-chirurgische Methode zur Sterilisation namens Essure, in der Faserdrähte von deinem Uterus in jeden der Eileiter eingeführt werden. Es gibt ernsthafte Sicherheitsbedenken gegenüber Essure, weshalb ich es nicht empfehle.

Sterilisation ist eine hocheffiziente, längerfristige

Verhütungsmethode. Obwohl versucht werden kann, sie rückgängig zu machen, gelingt das für gewöhnlich nicht. Daher ist die Methode nur für dich geeignet, wenn du dir zu 100 Prozent sicher bist, dass du keine (weiteren) Kinder möchtest.

Sterilisation birgt das Risiko einer Operation unter Vollnarkose. Offiziell greift es nicht in deinen Eisprung und dein hormonelles Gleichgewicht ein. Aber Frauen, die eine Sterilisation haben vornehmen lassen, leiden häufiger unter unregelmäßigen und starken Perioden[62].

Vasektomie

Vasektomie ist für den Mann das Äquivalent zur Sterilisation. Dabei wird der Samenleiter (über den die Spermien von den Hoden in den Penis gelangen) getrennt oder abgeklemmt. Anders als die Sterilisation ist die Vasektomie keine Operation. Der Eingriff erfolgt bei einem Arzt mittels Lokalanästhesie.

Vasektomie ist eine hocheffiziente und langfristige Verhütung. Sie ist praktisch nicht rückgängig zu machen. Zwar kann man das versuchen, aber weniger als 50 Prozent der Fälle sind erfolgreich.

Bis zu 10 Prozent aller Männer, die eine Vasektomie vornehmen lassen, entwickeln das Post-Vasektomie-Syndrom, das Schmerzen verursacht[63].

Vasalgel

Eine neue Verhütungsmethode für Männer wird von der Nichtregierungsorganisation (NGO) „Parsemus Foundation" entwickelt. Diese Methode nennt sich Vasalgel®. Dabei wird ein Gel einmalig in den Samenleiter injiziert. Das Gel blockiert Spermien ähnlich der Vasektomie, kann aber mit einer zweiten Injektion wieder herausgewaschen werden, wenn ein Mann den Wunsch hat, seine Fruchtbarkeit wiederherzustellen. Vasalgel wird derzeit medizinisch getestet und sollte ab 2018 erhältlich sein[64].

Typ 3 Verhütungsmethoden

Hormonelle Verhütung beinhaltet alle Pillen, Implantate, Pflaster, Injektionen und Vaginalringe. Sie alle enthalten Steroidhormone, um den Eisprung zu unterdrücken.

Aus diesem Grund sind sie alle gleichermaßen inakzeptabel für eine gesunde Periode.

Kapitel 4

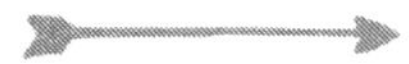

Wie sollte deine Periode sein?

Die Periode hat ihren Namen davon, weil sie in periodischen, also regelmäßigen monatlichen Abständen wiederkommt.

Warum monatlich? Das Timing eines gesunden Zyklus wird durch drei wichtige Ereignisse in deinen Eierstöcken bestimmt. Das erste ist, wenn sich deine Eibläschen in ein letztes Rennen zum Eisprung begeben. Diese Phase – genannt die Follikelphase – dauert ungefähr zwei Wochen (kann aber auch kürzer oder signifikant länger sein). Dann hast du deinen Eisprung, der ungefähr einen Tag dauert. Schlussendlich kommt die Lutealphase, die nahezu 14 Tage dauert.

Das Timing einer gesunden Periode ist die Summe dieser drei Hauptphasen:

1. Die *Follikelphase* dauert zwischen 7 und 21 Tagen (oder länger), PLUS
2. dem *Eisprung*, der einen Tag (oder länger) dauert, PLUS
3. der *Lutealphase*, die zwischen 10 und 16 Tagen dauert.

Für eine erwachsene Frau bedeutet das, wenn man alles zusammenzählt, dass ein gesunder Zyklus zwischen 21 und 35 Tagen dauern kann. 28 Tage sind der Durchschnitt, aber nicht die Regel.

Bei Teenagern dauert der Zyklus länger, weil eine Follikelphase bis zu 32 Tage dauern kann. Die Lutealphase ist mit 10 bis 16 Tagen gleich lang wie die einer Erwachsenen. Der gesunde Zyklus eines Teenagers kann somit zwischen 21 und 45 Tagen dauern.

Um die Länge deines Zyklus auszurechnen, beginnst du am ersten Tag starker Blutung zu zählen. Das ist ‚Tag 1' deiner Periode. Trage diesen Tag in deine Zyklus-App ein. Die Tage leichter Zwischenblutungen oder Schmierblutungen, die vor dieser starken Blutung kommen, sind *nicht* Teil von diesem Zyklus. Das sind die letzten Tage deines vorherigen Zyklus.

Ein normaler Zyklus einer erwachsenen Frau dauert zwischen 21 und 35 Tagen.

Lass uns nun diese drei Phasen genauer betrachten.

Follikelphase und Östrogen

Eine gesunde Periode setzt gesunde Follikel voraus. Die Follikelphase beginnt zu dem Zeitpunkt, wenn neue Eibläschen (meist 6–8) die letzten Tage ihrer „Reifung zum Eisprung" antreten. Die gesamte Lebensdauer eines Eibläschens ist dabei aber viel länger als nur diese zwei bis drei Wochen der Follikelphase. Eibläschen haben bereits vor Monaten mit dieser Reifung zum Eisprung begonnen.

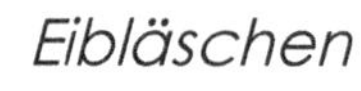

Eibläschen

Ein Eibläschen ist der Sack, der eine Eizelle beinhaltet (Oozyt). Es ist der Teil deiner Eierstöcke, der Östrogen, Progesteron und Testosteron produziert.

Es dauert 100 Tage für deine Eibläschen, um von ihrem Ruhezustand bis zum Eisprung zu reifen. Falls die Eibläschen zu irgendeinem Zeitpunkt in diesem Prozess nicht gesund waren, kann das - Monate später - zu Problemen mit deiner Periode führen. So betrachtet ist es verständlich, warum eine gesunde Periode ein Langzeitprojekt ist.

Wenn deine Eibläschen in die letzte Phase ihrer Entwicklung treten – die Follikelphase – beginnt es heiß herzugehen. Das ist der Zeitpunkt, an dem das Hypophysenhormon FSH (follikelstimulierendes Hormon) dich näher zum Eisprung bringt und deine Eibläschen dazu stimuliert, Östrogen zu produzieren.

Follikelstimulierendes Hormon (FSH)

Das Follikelstimulierende Hormon ist ein Hypophysenhormon, das die Eibläschen, in denen Eizellen heranreifen, zum Wachstum stimuliert.

Hypophyse (Hirnanhangdrüse)

Die Hirnanhangdrüse ist eine kleine endokrine Drüse im unteren Teil des Gehirns.

FSH treibt das Wachstum der Eibläschen an. Wenn du jung bist, wirst du ein niedrigeres Level an FSH haben, sodass deine Follikelphase tendenziell länger dauern kann. Wenn du älter bist (in deinen 40ern), hast du mehr FSH, sodass deine Follikelphase tendenziell kürzer ist.

Östradiol, dein Königinnenöstrogen

Die sich entwickelnden Eibläschen setzen ein wichtiges Östrogen namens Östradiol frei. Östradiol ist nicht dein einziges Östrogen. Du hast auch Estron aus Fettgewebe und eine Reihe von Östrogen-Stoffwechselprodukten, die von deinen Darmbakterien produziert werden. Aber Östradiol ist das Östrogen, das von deinen reifenden Eibläschen produziert wird, und es ist das beste Östrogen.

Östradiol ist dein Glückshormon oder *Yang-Hormon*. Es stimuliert die Stimmung und die Libido, weil es die

Neurotransmitter Serotonin und Dopamin fördert.

Serotonin

Serotonin ist ein Neurotransmitter, der Wohlbefinden und Glücksgefühle steigert.

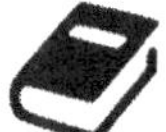

Dopamin

Dopamin ist ein Neurotransmitter, der mit Motivation und Wohlbefinden assoziiert wird.

Östradiol hat viele Vorteile für Knochen, Muskeln, Gehirn, Herz, Schlaf, Haut und Stoffwechsel. Zum Beispiel steigert Östradiol deine Sensibilität für Insulin[65] und hilft so, eine prädiabetische Erkrankung namens Insulinresistenz zu vermeiden, die wir in Kapitel 6 diskutieren werden.

Eine der wesentlichen Aufgaben von Östradiol ist es, deine Gebärmutterschleimhaut dahingehend zu stimulieren, zu wachsen und in Vorbereitung auf ein Baby zu verdicken. Es ist relativ einfach: Je mehr Östradiol du hast, umso dicker ist die Gebärmutterschleimhaut, und umso stärker wird deine Periode letzten Endes sein.

Östradiol stimuliert auch eine besondere Art vaginalen Ausflusses namens Zervixschleim.

Spezialthema: Vaginaler Ausfluss oder Zervixschleim

Es ist normal, weißes Zeug in deiner Unterhose zu sehen. Das ist eine Kombination aus gesunden Bakterien, von der Scheidenwand abgestoßenen Zellen und vor allem dem Zervixschleim, der von deinem Muttermund gebildet wird. Zusätzlich zu seiner Rolle bei der Fruchtbarkeit (siehe weiter unten), hält das deine Vagina auch feucht, gesund und frei von Infektionen.

Gesunder vaginaler Ausfluss ist weiß oder hellgelb und hat

einen leicht salzigen Geruch. Wenn dein vaginaler Ausfluss einen üblen Geruch hat oder Unbehagen oder Juckreiz verursacht, hast du womöglich eine Infektion und solltest deine Ärztin aufsuchen.

Wenn dein vaginaler Ausfluss ein großer, glitschiger Klecks ist, ist das etwas Normales und Gesundes namens „Zervixschleim".

Zervixschleim

Zervixschleim ist die cremige, nasse und rutschige Art von Ausfluss, die dann auftritt, wenn du viel Östrogen hast. An seinem Höhepunkt kann der Zervixschleim in relativ großen Mengen auftreten und dabei so aussehen wie rohes Eiweiß und sich auch so anfühlen. Du wirst ihn in deiner Unterhose oder am Toilettenpapier bemerken, was beim ersten Mal etwas befremdlich sein kann.

Zervixschleim wird von Östrogen stimuliert, weshalb er normalerweise dann auftritt, wenn kurz vor dem Eisprung dein Östradiolspiegel hoch ist. Sein Hauptzweck ist es, Spermien beim Überleben zu helfen und dabei, dort anzukommen, wo sie hinsollen. Zervixschleim enthält mikroskopische „Rolltreppen", die den Weg der Spermien in deinen Uterus beschleunigen. Wenn Spermien ohne Hilfe schwimmen müssten, würden sie Stunden brauchen um das wartende Ei zu erreichen. Innerhalb des Zervixschleims werden Spermien in wenigen Minuten in den Eileiter befördert. Verhütungsmethoden wie die Mirena-Spirale, die nur mit Progestin arbeiten, wirken primär verhütend, indem sie die Entstehung von Zervixschleim verhindern.

Wie wir im letzten Kapitel diskutiert haben, spielt der Zervixschleim bei der Natürlichen Familienplanung (NFP) eine wichtige Rolle, aber Vorsicht ist angebracht. Zervixschleim tritt *für gewöhnlich* an den Tagen vor dem Eisprung auf, kann aber tatsächlich *immer dann* auftreten, wenn dein Östrogenspiegel hoch ist. Wenn deine Follikelphase zum Beispiel besonders lange dauert, was bei Stress vorkommen kann, wird dein Östrogen steigen und fallen und du könntest mehrmals Zervixschleim sehen, bevor dein Eisprung tatsächlich eintritt. Es könnte auch sein, dass du Zervixschleim siehst, ohne jemals einen Eisprung zu haben. Beachte hierzu den Abschnitt „Abnormales Timing des Zervixschleims" in Kapitel 5.

Eisprung

Wenn die Reifung der Eibläschen voranschreitet, wird schlussendlich eines (und seltener auch zwei) deiner Eibläschen die Ziellinie erreichen. Der gewinnende, dominante Follikel schwillt an, um dann – ausgelöst durch das luteinisierende Hormon (LH) – schlussendlich zu brechen und das Ei freizusetzen.

Die Freigabe des Eis ist der Eisprung. Die letzten Etappen des Anschwellens können einige Stunden dauern, aber das Ereignis selbst findet innerhalb weniger Minuten statt. Wenn das Ei aus deinen Eierstöcken bricht, wirst du womöglich ein Stechen oder einen leichten Schmerz (*Mittelschmerz*) auf einer oder beiden Seiten deines unteren Beckens spüren.

Beim Eisprung geht es um alles oder nichts. Es ist nicht möglich, ein bisschen einen Eisprung zu haben. Entweder du hast einen, oder nicht. Sobald der Eisprung eingesetzt hat, gibt es kein Zurück mehr. Das Ei wurde freigegeben und kann nicht wieder zurückgerufen werden. Es ist wie die Freilassung von Tauben bei einer Hochzeit. Es gibt kein Zurück. Nach dem Eisprung kannst du entweder schwanger werden ODER du bekommst deine Periode ungefähr zwei Wochen später. Es gibt keine dritte Option. Es ist nicht möglich, einen Eisprung zu haben, um dann weder schwanger zu werden, noch die Periode zu bekommen.

Der durchschnittliche Tag des Eisprungs ist Tag 14. Aber sei nicht beunruhigt, falls es bei dir anders ist. Wenn du einen längeren Zyklus hast, wirst du auch einen späteren Eisprung haben. Um abzuschätzen, wann dein nächster Eisprung sein könnte, zähle von dem ersten Tag deiner erwarteten nächsten Periode zwei Wochen zurück.

Nachdem dein Ei freigegeben ist, wird es in eine deinen Eileiter gesaugt, wo es befruchtet werden kann, wenn Spermien zugegen sind. Nur ein Ei wird freigegeben (und selten zwei). Die anderen Eibläschen, die das Rennen um den Eisprung verloren haben, werden von deinen Eierstöcken wieder aufgenommen.

Der Eisprung ist ein großes Ereignis, selbst wenn du nicht versuchst, schwanger zu werden. Warum? Weil es der Eisprung ist, der zur Bildung von Progesteron führt.

Lutealphase und der Anstieg von Progesteron

Nach dem Eisprung beginnt es, interessant zu werden. Hier wandelt sich das leere Eibläschen zu einer Drüse namens *Gelbkörper* oder *Corpus luteum* um, die Progesteron bildet.

Gelbkörper (Corpus luteum)

Der Gelbkörper ist eine vorübergehende endokrine Drüse, die sich nach dem Eisprung aus dem leeren Eibläschen bildet.

Lutealphase

Die Lutealphase des Zyklus sind die 10 bis 16 Tage zwischen dem Eisprung und der Blutung. Sie wird von der Lebensdauer des Gelbkörpers bestimmt.

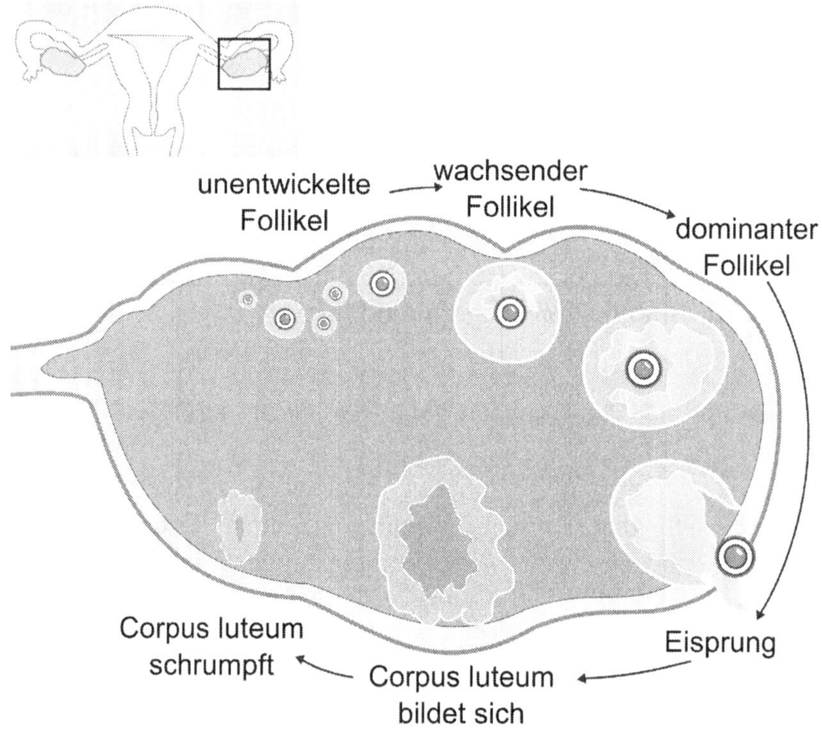

Bild 6 - die Reise vom Eibläschen zum Gelbkörper

Dein Gelbkörper bildet sich rasch und ist eine richtige Heldentat. Das Gewebe wächst aus nahezu nichts zu einer gefäßreichen, 4 Zentimeter großen Struktur innerhalb von weniger als einem Tag. Die Forscherin Dr. Sarah Robertson von der Universität Adelaide in Australien hat über diesen Prozess gesagt:

> „Es gibt keinen anderen Ort im Körper, an dem sich aus dem Nichts und innerhalb von so kurzer Zeit neues Gewebe und eine Blutzufuhr bilden."[66][67]

> *Dr. Sarah Robertson*

Der Gelbkörper ist ein dynamisches und vitales Gewebe. Und vergiss nicht, dass es die letzte Stufe einer hunderttägigen Reise deines Eibläschens bis zum Eisprung ist. Die Gesundheit deines Gelbkörpers wird von all dem beeinflusst, was deine Eibläschen während *all dieser hundert Tage* durchmachen.

So kann dein Gelbkörper von Entzündungen, Schilddrüsenerkrankung oder einem Problem mit Insulin beeinträchtigt werden, womit wir uns in den nächsten Kapiteln beschäftigen werden. Er kann auch von einem Mangel an Nährstoffen wie Magnesium, B Vitaminen, Vitamin D, Jod, Zink oder Selen beeinträchtigt werden.

Dein Eibläschen benötigt eine gute Gesundheit und gute Nährstoffe für ganze einhundert Tage und muss dann noch genug Kraft und Lebensfähigkeit haben, um eine 4 Zentimeter große Drüse – den Gelbkörper – innerhalb eines Tages herzustellen. Es ist ein ovarialer Triathlon, weshalb eine gute Gesundheit und Ernährung derart wichtig für eine gesunde Periode sind.

Progesteron, dein Beruhigungshormon

Was ist die Belohnung für das Erreichen des Eisprungs und das Erschaffen eines Gelbkörpers? Progesteron – das Schlüsselhormon für eine gesunde Periode.

Progesteron wird vom Gelbkörper hergestellt und ist ein verblüffend nützliches Hormon. Die Hauptaufgabe von Progesteron ist es, eine Schwangerschaft zu halten und zu nähren. So ist es auch zu seinem Namen gekommen: gestare ist Latein für „tragen", und Progesteron ist das Hormon, das die „Gestation" oder Schwangerschaft unterstützt.

Aber Progesteron leistet auch außerhalb der Schwangerschaft einiges.

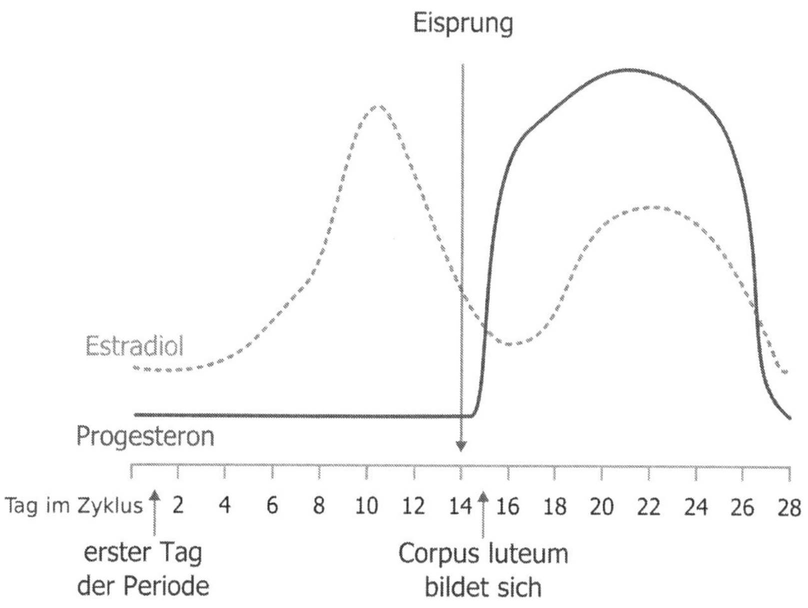

Bild 7 - Östrogen- / Progesteronspiegel während des Zyklus

Progesteron gleicht Östrogen aus. Es ist das Yin zum Yang des Östrogens. Zum Beispiel dünnt Progesteron deine Gebärmutterschleimhaut aus, während Östrogen sie verdickt. Progesteron verhindert Brustkrebs [68], während Östrogen es fördert. Progesteron steigert die Schilddrüsenhormone, während Östrogen sie unterdrückt. Weil Progesteron auch die Schilddrüse stimuliert[69], erhöht sich deine Körpertemperatur während der Lutealphase.

Indem es deine Gebärmutterschleimhaut ausdünnt, kann Progesteron deine Periode erleichtern.

Progesteron hat viele andere Vorteile (ich nenne sie Superkräfte). Es:

- Reduziert Entzündungen[70]
- Hilft beim Muskelaufbau[71]

- Fördert den Schlaf[72][73]
- Schützt vor Herzerkrankungen[74]
- Beruhigt das Nervensystem und erleichtert den Umgang mit Stress[75]

Progesteron beruhigt das Nervensystem weil es sich in ein *Neurosteroid* namens Allopregnanolon (ALLO) verwandelt.

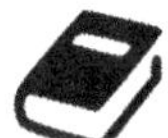 *Allopregnanolon (ALLO)*

Allopregnanolon ist ein beruhigendes Neurosteroid, das sich in deinem Gehirn wie GABA verhält.

γ-Aminobuttersäure (GABA)

GABA oder γ-Aminobuttersäure ist ein Neurotransmitter, der Entspannung fördert und den Schlaf verbessert.

Eine der schlimmsten Auswirkungen von hormoneller Verhütung ist, dass sie dir die beruhigenden und stimmungsverbessernden Auswirkungen von Progesteron und Allopregnanolon raubt. Erinnere dich, dass der Progestinwirkstoff in hormoneller Verhütung *kein* Progesteron ist. Progestine verwandeln sich *nicht* in beruhigendes Allopregnanolon, was der Grund dafür sein könnte, weshalb sie Angstgefühle verursachen und den Zustand deines Gehirns verändern[76].

Progesteron hat viele andere Vorteile, die wir im Rest dieses Buchs besprechen werden. *Wenn es um gesunde Perioden geht, geht es meistens um Progesteron.*

Anovulatorische Zyklen

Manchmal erreicht keines deiner Eibläschen die Ziellinie des Eisprungs. Dann hast du keinen Eisprung, daher bilde sich kein Gelbkörper und du produzierst *kein* Progesteron. Du kannst dennoch bluten. Wie das? Weil deine Eibläschen trotzdem

Östrogen herstellen, während sie wachsen und versuchen, einen Eisprung auszulösen. Erinnere dich, dass Östrogen Zervixschleim produziert und deine Gebärmutterschleimhaut verdickt. Diese Gebärmutterschleimhaut muss irgendwann abgestoßen werden.

Anovulatorische Zyklen sind keine richtigen Zyklen mit allen Schritten eines Eisprungs, Gelbkörper und einer Lutealphase. Stattdessen sind sie wie eine lange, durchgehende Follikelphase mit einer Zwischenblutung.

Bei einem anovulatorischen Zyklus hast du *nur Östrogen*, was bedeutet, dass du Östrogen hast, aber kein Progesteron.

Anovulatorische Zyklen sind häufig bei PCOS (Kapitel 7) und während der Perimenopause (Kapitel 10), können aber gelegentlich auch jederzeit auftreten[77].

Und abschließend ist wichtig zu wissen, dass anovulatorische Blutungen jene sind, die Nutzerinnen von Implantaten und Injektionen bekommen, also jenen Methoden hormoneller Verhütung, die den Eisprung unterdrücken, aber Östrogen erlauben. Sie unterscheiden sich von Pillenblutungen dahingehend, dass Pillenblutungen Entzugsblutungen von synthetischem Östrogen und Progestin sind.

Nimmst du die Pille? Dann hast du keine Follikelphase, keinen Eisprung, keinen Gelbkörper, keine Lutealphase und kein Progesteron.

Die Lebensdauer des Gelbkörpers

Wenn du schwanger wirst, wird dein Gelbkörper drei Monate überleben, bis deine Plazenta die Aufgabe übernimmt, Progesteron herzustellen. Wenn du nicht schwanger wirst, hat dein Gelbkörper die kurze Lebensdauer eines Schmetterlings. Er wird nur 10 bis 16 Tage überleben, was deine Lutealphase kennzeichnet. Daher kann deine Lutealphase auch niemals länger als 16 Tage dauern (außer, du bist schwanger).

Dein Gelbkörper und Progesteron sind wie gern gesehene Freunde, die vorbeikommen, aber nicht lange bleiben. Du genießt ihre Gesellschaft für wertvolle zwei Wochen, und dann sind sie wieder weg.

Am Ende deiner Lutealphase schrumpft dein Gelbkörper und dein Progesteron sinkt. Das stimuliert deine Gebärmutter, sich zusammenzuziehen und die Gebärmutterschleimhaut abzustoßen.

Das große Finale: Deine Periode

Wenn du einen gesunden Gelbkörper hattest, der genug Progesteron erzeugte, dann sollte deine Gebärmutterschleimhaut in guter Verfassung sein. Sie sollte zum Beispiel gut geformt, nicht zu dick oder entzündet und leicht abzustoßen sein.

Mit genügend Progesteron wird deine Periode ohne Probleme einsetzen, ohne prämenstruelle Schmierblutungen oder Schmerzen.

Hier sind einige Dinge, die man über die Blutung wissen sollte.

Menstruationsflüssigkeit besteht nicht nur aus Blut

Menstruationsflüssigkeit enthält einiges an Blut, aber auch Zervixschleim, vaginales Sekret und Teile der Gebärmutterschleimhaut (endometriales Gewebe). Interessanterweise werden zwei Drittel deines endometrialen Gewebes nicht abgestoßen, sondern von deinem Körper wiederaufgenommen.

Deine Menstruationsflüssigkeit sollte hauptsächlich flüssig sein ohne große Klumpen

Während deine Gebärmutterschleimhaut sich löst und abgestoßen wird, setzt dein Körper natürliche blutverdünnende Mittel frei, um das Ganze zu verdünnen und damit dabei zu helfen, dass alles leichter abfliesst. Wenn du starke Blutungen hast, sind womöglich auch einige Klumpen dabei, weil die Blutverdünner keine Zeit hatten, ihrer Arbeit nachzukommen. Klumpen sind dabei normal, solange es wenige sind und sie eher klein sind, also nicht größer als ein 2-Cent Stück (1,875 cm).

Deine Blutung sollte eine rötlich-braune Farbe haben

Blut wird dunkler, wenn es der Luft ausgesetzt ist, daher wird deine Periode hellrot sein, wenn du schnell blutest, und etwas dunkler, wenn du langsam blutest oder lediglich Schmierblutungen hast. Wenn das Blut eine Weile auf einer Binde war, wird es fast braun aussehen.

Du solltest in etwa 50 mL verlieren

Du solltest im Verlauf deiner Periode insgesamt 50 ml (oder etwa drei Esslöffel) Blut verlieren. Weniger als 25 ml ist wenig. Mehr als 80 ml ist eine starke Blutung. Natürlich hast du vermutlich niemals das tatsächliche Volumen deiner Blutung gemessen. Du kannst aber schätzen, indem du die Anzahl benutzter Menstruationsprodukte zählst, die du verwendet hast. Eine reguläre, vollgesogene Binde oder ein Tampon fassen 5 ml oder etwa einen Teelöffel. Ein Supertampon fasst 10 ml. Daher ergeben 50 ml 10 reguläre, vollgesogene Tampons oder fünf vollgesogene Supertampons, aufgeteilt über alle Tage deiner Periode. Wenn dein Hygieneprodukt nicht voll ist, pass die Zählung bitte an. So kommt ein halb-voller, regulärer Tampon zum Beispiel auf etwa 2,5 ml.

Einfacher ausgedrückt solltest du deine Binde oder deinen Tampon tagsüber nicht häufiger als einmal alle zwei Stunden wechseln müssen. Während des Schlafs sollte sich die Blutung verlangsamen, daher solltest du nicht in der Nacht aufstehen müssen, um die Binde zu wechseln.

Deine Periode sollte zwischen zwei und sieben Tagen dauern

Die meisten Frauen bluten für etwa drei bis fünf Tage, inklusive einem oder zwei Tagen leichter Schmierblutung am Ende.

Zähle den ersten Tag deiner starken Blutung als „Tag 1"

Es ist nicht wichtig, wie lange deine Blutung andauert. „Tag 1" ist der erste Tag deiner starken Blutung und der Beginn deiner Follikelphase. Zu diesem Zeitpunkt steigt dein FSH an und die nächste Generation an Eibläschen beginnt ihre Reifung zum Eisprung.

Wenn du von „Tag 1" bis „Tag 1" durchzählst, sollte deine Periode alle 21 bis 35 Tage kommen

Wie wir am Beginn dieses Kapitels besprochen haben, besteht ein gesunder Zyklus aus einer Follikelphase zwischen 7 und 21 Tagen, gefolgt von einer Lutealphase von 10 bis 16 Tagen. Daraus ergibt sich ein normaler Zyklus von 21 bis 35 Tagen für Erwachsene und 21 bis 45 Tage für Mädchen im Teenageralter.

Spezialthema: Warum haben wir Perioden?

Jeden Monat Blut zu verlieren, wirkt wie eine Verschwendung von Ressourcen und Nährstoffen, und bei den meisten anderen Lebewesen wird die Gebärmutterschleimhaut schlicht wiederaufgenommen, wenn keine Befruchtung stattfand. Menschliche Perioden sind einzigartig, und die Wissenschaft glaubt, dass es mit der lebhaften und metabolisch aktiven Natur des menschlichen Fötus zu tun hat. Um solch einen Fötus zu beherbergen, brauchen wir eine besonders dicke Gebärmutterschleimhaut im Vergleich zu Tieren. Damit ist unsere Gebärmutterschleimhaut zu dick, um völlig wiederaufgenommen zu werden und muss daher abgestoßen werden.

Hygieneprodukte

Du brauchst eine Methode, um dein Blut aufzufangen und zu entsorgen.

Binden

Wegwerfbare Binden sind die älteste Technik. Sie werden aus saugfähiger Baumwolle hergestellt und kleben an der Innenseite deiner Unterhose. Binden sind benutzerfreundlicher als Tampons oder Cups, und sie stellen eine gute Wahl dar, gerade als junge Frau, wenn du erst deine Periode bekommen hast. Binden gibt es in unterschiedlichen Größen und Saugstärken, von leichten Binden für Tage mit leichter Blutung zu dicken Binden für starke Blutungen. Du kannst Binden alleine verwenden oder in Kombination mit einem Tampon, um überlaufendes Blut aufzufangen. Um das Wachstum von Bakterien zu verhindern, solltest du deine Binde spätestens alle sechs bis acht Stunden wechseln. Binden eignen sich nicht zum Schwimmen oder für andere Sportarten.

Wiederverwendbare Binden werden aus Stoff hergestellt und sind somit waschbar und wiederverwendbar.

Tampons

Tampons sind ein Gebinde aus absorbierendem Material, das du in deine Vagina einführst. Sie sind angenehmer als Binden und können auch während des Sports oder beim Schwimmen verwendet werden. Tampons gibt es in verschiedenen Größen und Saugstärken und sind für gewöhnlich aus Baumwolle oder aus Baumwolle gemischt mit Viskose. Bitte verwende Tampons aus 100 Prozent Baumwolle, weil kleine Stückchen Viskose vaginale Irritationen verursachen können. Um Bakterienwachstum zu verhindern, solltest du deinen Tampon alle zwei bis sechs Stunden wechseln.

Spezialthema: Toxisches Schocksyndrom

Toxisches Schocksyndrom (TSS) ist eine ernstzunehmende Erkrankung, die durch bakterielles Toxin verursacht wird. Manche Fälle davon wurden in Verbindung mit extra saugfähigen Tampons gebracht, insbesondere mit einer Marke namens Rely im Jahr 1978. Rely verwendete die absorbierenden Materialien Carboxymethylcellulose (CMC) und komprimiertes Polyester, die unglücklicherweise Bakterienwachstum verursachten. Darum wurden diese Produkte vom Markt genommen.

TSS tritt bei modernen Tampons selten auf. Schätzungen zufolge sind jährlich drei von 100.000 Frauen, die Tampons benutzen, von TSS betroffen.

Menstruationstasse, Menstruationskappe

Eine wiederverwendbare Menstruationstasse ist eine kleine Tasse, die du in deine Vagina einführst. Sie besteht aus weichem Silikon oder natürlichem Gummi, so dass du sie vor und während des Einführens zusammenfalten kannst. Danach öffnet sie sich, um gegen deine Scheidenwand eine Abdichtung zu bilden und dein Blut zu sammeln. Eine Tasse kann bis zu 12 Stunden an ihrem Platz gelassen werden. Um sie zu entfernen, drückst du einfach ihr Unterteil etwas ein, um die Abdichtung zu lösen und ihren Inhalt in eine Toilette zu entleeren. Wasch die Tasse mit Wasser und milder Seife und führe sie wieder ein.

Eine Menstruationstasse ist wiederverwendbar, spart dir somit Geld und ist gut für die Umwelt. Sie ist auch eine gute Wahl für starke Perioden, weil sie nichts durchsickern lässt und über ein größeres Fassungsvermögen als ein Tampon verfügt. Eine durchschnittliche Tasse fasst ungefähr 30 ml, also gleich viel wie drei Supertampons. Schlussendlich ist sie auch gesünder, weil sie die Schleimhaut deiner Vagina nicht austrocknet.

Perioden während deines gesamten Lebens

Deine Periode hat vermutlich begonnen, als du zwischen 12 und 13 Jahren alt warst. Das durchschnittliche Alter ist 13, aber alles zwischen 10 und 16 ist normal. In den ersten Jahren, in denen sich dein Körper erst zurechtfinden muss, mag deine Periode unregelmäßig oder stark gewesen sein. Vielen Mädchen wird die Pille zur „Regulierung" ihrer Periode verschrieben, dabei bräuchte ihr Körper einfach etwas mehr Zeit. In Christines Geschichte in Kapitel 1 ist genau das passiert.

Sobald du dein reproduktives Alter erreicht hast (20 bis 45), sollten dein Eisprung und deine Periode ziemlich regelmäßig sein.

Für etwa zehn Jahre vor der Menopause (auch Klimakterium oder Wechseljahre genannt) wirst du in der Perimenopause sein, und deine Perioden werden beginnen, sich zu verändern. Sie werden kürzer oder länger werden, stärker oder schwächer. Du wirst mehr Östrogen als jemals zuvor produzieren und gleichzeitig viel weniger Progesteron. Es ist eine schwierige Zeit. Viele der Strategien, die in diesem Buch besprochen werden, sind hilfreich für die Perimenopause, aber wir werden uns in Kapitel 10 auch noch spezielle Strategien ansehen.

Deine Perioden werden mit der Menopause aufhören. Das normale Alter für die Menopause liegt zwischen 45 und 55. Das durchschnittliche Alter ist 50.

Wenn die Menopause vor 40 eintritt, ist es eine *frühzeitige Menopause*.

Wenn die Menopause aufgrund einer operativen Entfernung deiner Gebärmutter und Eierstöcke eintritt (totale Hysterektomie oder Hysterektomie mit ein- oder beidseitiger Adnexektomie), wird sie *chirurgische Menopause* genannt.

 ## Hysterektomie

Hysterektomie ist die chirurgische Entfernung der Gebärmutter. Die chirurgische Entfernung der Gebärmutter und des Gebärmutterhalses und womöglich auch der Eierstöcke wird *totale Hysterektomie* genannt. Die chirurgische Entfernung der Gebärmutter, aber nicht des Gebärmutterhalses oder der Eierstöcke, wird *partielle Hysterektomie* genannt.

Die Entfernung der Gebärmutter verursacht nicht die Menopause. Wenn du nach wie vor Eierstöcke besitzt, wirst du noch einen Eisprung haben und Hormone produzieren. Du kannst dennoch von vielen der Behandlungen in diesem Buch profitieren.

Die Periode aufzeichnen

Du solltest mittlerweile eine recht gute Vorstellung davon haben, was du von deiner Periode erwarten kannst. Dein Zyklus sollte 21 bis 35 Tage dauern, mit Blutungen an zwei bis sieben Tagen. Du solltest Zervixschleim sehen und einen Eisprung haben und dann zu einer gemäßigten, schmerzlosen Blutung gelangen.

Du hast jetzt einige Daten für deine Perioden-App oder deinen Zykluskalender:

Zykluskalender 101:

- Der erste Tag deiner stärksten Blutung („Tag 1" deines Zyklus)
- Die Zahl der Tage zwischen „Tag 1" und deinem nächsten „Tag 1" (Länge deines Zyklus)
- Die Anzahl der Tage deiner Blutung
- Die Menge an Blut (Menstruationsflüssigkeit)
- Zervixschleim
- Schmerzen

Wie sehen deine monatlichen Aufzeichnungen aus? Wenn sie anders sind, als ich in diesem Kapitel beschrieben habe, benötigst du eine Behandlung. Bitte lies weiter.

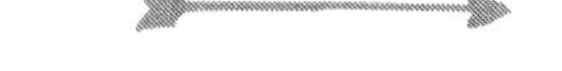

Kapitel 5

Was kann bei deiner Periode falsch laufen?

Nachdem du nun weißt, wie deine Periode sein *sollte*, kannst du beginnen darüber nachzudenken, wie sie *tatsächlich* ist. Kommt sie regelmäßig? Ist sie schmerzhaft? Das sind deine Hinweise. Wie kannst du sie interpretieren?

Lass uns einen genaueren Blick auf deine Aufzeichnungen werfen.

Hast du einen Eisprung?

Während du lernst, die Hinweise deines Körpers zu interpretieren, frage dich immer wieder: Hast du einen Eisprung?

Zu wissen, *ob* und *wann* du einen Eisprung hast, ist der beste Weg, deine Periode zu verstehen. Das wird dir zeigen, ob und wann du Progesteron produzierst, von dem wir wissen, dass es ein essenzielles Hormon für deine Gesundheit ist.

Solltest du feststellen, dass du *keinen* Eisprung hast, ist der nächste Schritt, herauszufinden, warum nicht – und was du tun kannst, um das in Ordnung zu bringen.

Woher weißt du, ob du einen Eisprung hast? Wie wir in Kapitel 3 gelesen haben, gehört Zervixschleim, ein positiver Ovulationstest und ein regelmäßiger Zyklus zu den Hinweisen eines möglichen Eisprung. Sichere Anzeichen für einen Eisprung sind ein Anstieg deiner *morgendlichen Körpertemperatur* und ein erhöhter Progesteronspiegel. Das kann mit einem Bluttest in der Mitte deiner Lutealphase gemessen werden, wie wir später in diesem Kapitel besprechen werden.

Womöglich weist dich deine Zyklus-App auf deinen Eisprung hin, aber das ist nur eine Vermutung. Um wirklich zu wissen, ob und wann du einen Eisprung hast, musst du deine Temperatur so messen, wie im Abschnitt „Natürliche Familienplanung" in Kapitel 3 beschrieben wurde.

Eine Periode ist *kein* sicheres Anzeichen für einen Eisprung, weil es sich auch, wie du vielleicht noch vom letzten Kapitel weißt, um eine *anovulatorische Blutung* handeln könnte. Ein anovulatorischer Zyklus ist wie eine durchgehende Follikelphase, gefolgt von einer Schmierblutung.

Du weißt, dass du einen anovulatorischen Zyklus hattest, wenn deine Temperatur in den zwei Wochen vor deiner Periode *nicht* angestiegen ist. Es ist okay, hin und wieder einen anovulatorischen Zyklus zu haben, weil sie tatsächlich auch in gesunden Frauen ziemlich häufig vorkommen[78]. Ein anovulatorischer Zyklus ist nur dann ein Problem, wenn es immer so ist. Mit anderen Worten, wenn du *nie* einen Eisprung hast.

Mit der Frage des Eisprungs im Hinterkopf wollen wir uns nun einigen der häufigeren Menstruationsbeschwerden zuwenden.

Keine Perioden oder unregelmäßige Perioden

Bleibt die Periode aus, so spricht man von einer *Amenorrhö*. Hattest du Perioden und dann bleiben sie plötzlich aus, wird das *sekundäre Amenorrhö* genannt. Das besprechen wir hier. Falls du noch nie eine Periode hattest, dann nennt man das *primäre Amenorrhö*. Das werden wir in diesem Buch nicht besprechen. Wenn du 16 Jahre alt bist oder älter und noch *nie* eine Periode hattest, geh bitte zu einem Arzt.

Primäre Amenorrhö

Primäre Amenorrhö bedeutet, dass du noch nie eine Periode hattest.

Sekundäre Amenorrhö

Sekundäre Amenorrhö bedeutet, dass du mal Perioden hattest, die dann auf einmal ausblieben.

Schwangerschaft

Als erstes solltest du eine Schwangerschaft ausschließen. Das Ausbleiben deiner Periode kann ein offensichtliches Anzeichen einer Schwangerschaft sein, wenn du zuvor regelmäßige Perioden hattest. Es ist eher unwahrscheinlich (aber dennoch möglich), wenn du vorher keine Perioden hattest. Du könntest zum Beispiel für viele Monate keine Periode gehabt haben, nachdem du die Pille abgesetzt hast. Dennoch könntest du schwanger sein. Vielleicht hast du vor Monaten einen Schwangerschaftstest gemacht, der negativ war, und seither keine Periode gehabt. Du könntest dennoch schwanger sein.

Wie könnte das passiert sein? Erinnere dich, dass du zuerst einen Eisprung hast und zwei Wochen *danach* deine Periode bekommst. Wenn du davor keinen regelmäßigen Eisprung gehabt hast, aber dann *doch einen hattest*, könntest du bei diesem allerersten Eisprung schwanger geworden sein. In einem solchen Fall könntest du schwanger geworden sein, ohne jemals eine Periode gehabt zu haben.

Falls du keine Perioden oder unregelmäßige Perioden hast (und eine Schwangerschaft vermeiden willst), musst du durchgehend eine Barrieremethode zur Verhütung verwenden. Du kannst dich nicht auf die Natürliche Familienplanung zur Verhütung verlassen, weil du noch nicht vorhersagen kannst, wann dein Eisprung sein wird.

Keine Perioden? Vergiss nicht, eine Schwangerschaft auszuschließen, selbst wenn du monatelang keine Periode hattest.

Ein weiterer verwirrender Aspekt ist, dass leichte Blutungen ein häufiges Symptom einer frühen Schwangerschaft sind. Verwechsle diese nicht mit einer leichten Periode. Falls du Zweifel hast, mach einen Schwangerschaftstest.

Übergang in die Menopause (Wechseljahre) oder Perimenopause

Das Ausbleiben deiner Perioden könnte der Beginn der Wechseljahre sein.

Wann die Menopause einsetzt, ist größtenteils genetisch vorgegeben. Sie lässt sich nicht durch die Pille oder natürliche Behandlungen hinauszögern. Wenn du wissen willst, wann deine Periode aufhören könnte, frag deine Mutter, Tanten oder ältere Schwestern, wann *ihre* Perioden aufhörten. Bei dir wird es voraussichtlich ähnlich sein.

Wenn du jünger als 40 bist, ist das Ausbleiben deiner Periode wahrscheinlich nicht die Menopause. Nur 1 in 100 Frauen erlebt eine vorzeitige Menopause oder *primäre Ovarialinsuffizienz*. Mit einem Bluttest für das Follikelstimulierende Hormon (FSH) kann dein Arzt einfach ausschließen, ob es sich um die Menopause handelt. Wenn dein FSH bei zwei Tests mit einem Abstand von einem Monat höher als 40 IU/L ist, beginnt bei dir der Übergang in die Menopause. Bitte lies hierzu Kapitel 10.

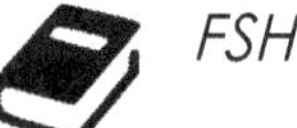 *FSH*

FSH (Follikelstimulierendes Hormon) ist ein Hypophysenhormon, das deine Eierstöcke stimuliert.

Stress oder Krankheit

Emotionaler oder körperlicher Stress, Krankheit, Trauma oder medizinische Eingriffe sind häufige Gründe, warum ein oder zwei Perioden ausbleiben. Das passiert, wenn dein Hypothalamus, die Kommandozentrale deiner Hormone, den Beschluss fasst, vorübergehend die Fortpflanzung zu unterdrücken und deine Periode stoppt. Das ist eine kluge Strategie, weil Stress bedeuten könnte, dass du dich in einer gefährlichen Situation wie einer Krankheit oder im Krieg befindest, was kein guter Zeitpunkt für ein Baby wäre. Du befindest dich wahrscheinlich nicht im Krieg, aber das weiß dein Hypothalamus nicht. Wenn diese Art des Ausbleibens der Periode chronisch wird, wird das eine *hypothalamische Störung des Menstruationszyklus* oder *hypothalamische Amenorrhö* (HA) genannt, die wir in Kapitel 7 besprechen werden.

Hypothalamus

Der Hypothalamus ist der Teil des Gehirns genau über der Hypophyse (Hirnanhangdrüse). Er sendet über die Hypophyse Nachrichten an die anderen endokrinen Drüsen, einschließlich den Eierstöcken, der Schilddrüse und den Nebennierendrüsen.

Unterernährung

Unterernährung ist eine weitere Art von Stress, die deine Perioden stoppen und hypothalamische Amenorrhö verursachen kann. Erneut handelt es sich um eine kluge Entscheidung deines Hypothalamus, weil mangelhafte Ernährung bedeuten könnte, dass du dich in einer Hungersnot befindest und es schwer hättest, ein Baby zu ernähren. Das trifft auch dann zu, wenn du gar kein Baby willst. Aus Sicht deines Körpers geht es bei einer gesunden Periode fundamental darum, ausreichend gesund und genährt zu sein, um dich fortzupflanzen.

Unterernährung kann Perioden stoppen, *selbst wenn du ein gesundes Körpergewicht hast.*

Wir dachten lange, dass Amenorrhö unter einem gewissen Körpergewicht oder Body-Mass-Index (BMI) auftritt. Mittlerweile wissen wir, dass der Hypothalamus sich weniger um dein Körpergewicht kümmert als darum, ob du ausreichend isst, um mit deinen Aktivitäten mitzukommen. Das nennt sich *Energieverfügbarkeit* und ist das Verhältnis zwischen Energiezufuhr, Körpermasse und Energieaufwand oder körperlicher Betätigung[79].

Du kannst also ein normales Gewicht oder sogar ein wenig Übergewicht haben und dennoch kann deine Periode aufgrund von Unterernährung ausbleiben.

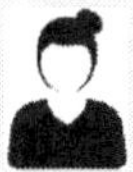

Body-Mass-Index (BMI)

Der BMI bewertet das Körpergewicht in Relation zur Körpergröße. Dein BMI ist dein Gewicht in Kilogramm, dividiert durch die Quadratzahl deiner Körpergröße in Metern. Ein normaler BMI liegt zwischen 18,5 und 24,9.

Zu wenige Kalorien können eine Hungerreaktion in deinem Hypothalamus auslösen, die das Luteinisierende Hormon (LH) stört und den Eisprung stoppt. Zu wenige Kohlenhydrate (aber genug Kalorien) können dasselbe bewirken[80]. Deine Periode kann also bei einer kohlenhydratarmen Diät ausbleiben.

Zarah: Ist deine Periode wegen einer kohlenhydratarmen Diät ausgeblieben?

Zarah kam zu mir, weil sie seit vier Monaten keine Periode hatte. Sie war verwirrt, weil ihre Periode bis dahin immer präzise wie ein Uhrwerk war.

Ihre Ärztin hatte alle üblichen Tests gemacht und nichts Ungewöhnliches gefunden.

„Ich verstehe es nicht", sagte Zarah. „Ich ernähre mich sehr gesund. Tatsächlich sogar gesünder als je zuvor."

Dieser Satz machte mich hellhörig.

„Wie gesund?", fragte ich sie.

Es stellte sich heraus, dass Zarah und ihr Freund seit zehn Monaten auf den Rat von Sams persönlichem Trainer hin sich sehr gesund – 'clean' – ernährten. Sie begannen jeden Morgen mit einem grünen Smoothie und reduzierten ihre anderen beiden Mahlzeiten auf Fleisch und Gemüse mit einem niedrigen Stärkegehalt. Sam ging es damit sehr gut. Er hatte 10 Zentimeter an seiner Taille verloren und sich noch nie besser gefühlt.

Zarah verlor auch Gewicht, aber nicht so viel. Sie versicherte mir, dass sie genug Essen zu sich nahm und ich glaubte ihr. Sie aß eine Fülle an Nahrungsmitteln mit hohem Kaloriengehalt wie Fleisch, Avocados, Eier und Butter. Sie aß lediglich nicht genug stärkehaltige Nahrungsmittel.

„Du brauchst mehr Kohlenhydrate als dein Freund", sagte ich. „Als Frau brauchst du eine gewisse Menge an Kohlenhydraten, um einen Eisprung und eine Periode zu bekommen."

Ich versicherte Zarah, dass es nicht nötig war, „schlechte Kohlenhydrate" wie Zucker und Mehl zu essen, aber sie sollte täglich Reis oder Kartoffeln essen. Etwas widerwillig nahm Zarah Stärke wieder in ihre Diät auf und bekam nach drei Monaten ihre Periode wieder.

Ist dir aufgefallen, dass Zarahs Periode nicht unmittelbar zurückkam? Es dauerte drei Monate, weil der Follikel einhundert Tage für seine Entwicklung zu einem Eisprung braucht.

Manche Frauen benötigen eine ganze Menge Kohlenhydrate, um einen Eisprung zu haben. Andere brauchen weniger. Alles hängt davon ab, an welchem Punkt die Antwort auf Hunger in deinem Hypothalamus ausgelöst wird.

Medizinische Ursachen

Das Ausbleiben einer Periode oder unregelmäßige Perioden können von medizinischen Ursachen wie Zöliakie (Glutenunverträglichkeit) oder einer Schilddrüsenerkrankung verursacht werden. Wir werden eine Schilddrüsenerkrankung an ein paar Stellen im Buch besprechen, unter anderem in einem speziellen Abschnitt in Kapitel 11.

Endgültige Diagnose

Nachdem alles andere ausgeschlossen werden konnte, wird deine Ärztin dir wahrscheinlich die Diagnose Polyzystisches Ovarsyndrom (PCOS) oder Hypothalamische Amenorrhö geben.

Noch ein Wort über die Diagnose PCOS. Diese Krankheit kann nicht mittels eines Ultraschalls deines Beckens diagnostiziert oder ausgeschlossen werden. Mit anderen Worten, du könntest einen *normalen* Ultraschallbefund und dennoch die hormonell bedingte Krankheit PCOS haben. Bitte lies dazu Kapitel 7.

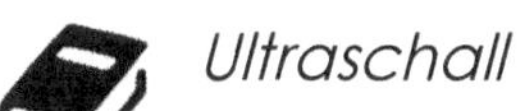 *Ultraschall*

Bei einem Ultraschall des Beckens wird ein Bild von deinen Eierstöcken und deiner Gebärmutter gemacht. Ein Ultraschall verwendet Schall- oder Klangwellen (keine Strahlung) und ist eine sichere, nicht invasive und schmerzfreie Untersuchungsmethode.

Verspätete Perioden

Deine Periode sollte mindestens alle 35 Tage kommen. Wenn sie später auftritt, hast du einen langen Zyklus. Lange Zyklen sind eine Art irreguläre Perioden. Sie weisen entweder auf einen anovulatorischen Zyklus oder eine sehr lange Follikelphase hin. Sie weisen nicht auf eine lange Lutealphase hin, weil das nicht möglich ist. Außer im Fall einer Schwangerschaft kann deine Lutealphase nie länger als 16 Tage andauern. Du kannst die Kombination aus einer langen Follikelphase und einer kurzen Lutealphase haben. Deswegen ist es so hilfreich, genau zu wissen, ob und wann du einen Eisprung hast.

Eine lange Follikelphase kann in jedem Alter auftreten. Wenn du jünger als 45 bist, liegt es wahrscheinlich an Stress, Krankheit, Unterernährung oder an einem polyzystischen Ovarsyndrom (PCOS). Wenn du älter als 45 bist, könnte deine lange Follikelphase an einer Schilddrüsenerkrankung liegen, an PCOS oder am Übergang zur Menopause.

Wenn du immer schon Zyklen hattest, die länger als 35 Tage andauern, hast du wahrscheinlich PCOS. Bis zu 50 Prozent aller Betroffenen von PCOS sind sich dessen nicht bewusst[81].

Verfrühte Perioden

Deine Periode sollte nicht früher als alle 21 Tage kommen. Wenn das bei dir der Fall ist, hast du einen kurzen Zyklus. Genau wie lange Zyklen sind kurze Zyklen eine Art irregulärer Perioden. Sie weisen entweder auf einen anovulatorischen Zyklus, eine kurze Follikelphase oder eine kurze Lutealphase hin.

Eine kurze Follikelphase tritt am häufigsten während der Perimenopause auf. Das liegt daran, weil deine Hypophyse beginnt, mehr Follikelstimulierendes Hormon (FSH) zu produzieren, wodurch die Reifung bis hin zum Eisprung beschleunigt wird. Mehr FSH wird auch dazu führen, dass du mehr Östrogen produzierst als früher.

Am Beginn der Perimenopause wirst du wahrscheinlich eine kurze Follikelphase haben. Später in der Perimenopause wirst du dich wahrscheinlich auf lange Follikelphasen mit kurzen Follikelphasen dazwischen einpendeln.

Kurze Lutealphase

Wie in Kapitel 3 besprochen kannst du die Länge deiner Lutealphase feststellen, indem du den Anstieg deiner Basaltemperatur misst. Wenn du einen Anstieg in deiner Temperatur an zumindest drei aufeinanderfolgenden Tagen feststellst, hattest du deinen Eisprung *zu Beginn dieses Anstiegs*. Mit einem gesunden Gelbkörper wirst du dann für 11 bis 16 Tage eine erhöhte Körpertemperatur vom Eisprung bis zum ersten Tag deiner Periode feststellen können.

Wenn du keinen anhaltenden Anstieg in deiner Temperatur siehst, hattest du keinen Eisprung. Wenn du danach blutest, hattest du einen anovulatorischen Zyklus.

Wenn du einen Temperaturanstieg bemerkst, der aber kürzer als 11 Tage dauert, hattest du eine kurze Lutealphase.

Eine kurze Lutealphase kann viele der Ursachen haben, die auch zum Ausbleiben der Periode führen, allen voran Stress. Stress kann zu einer kurzen Lutealphase führen, aber auch zu anovulatorischen und unregelmäßigen Zyklen und sogar zu Amenorrhö[82].

Das Resultat einer kurzen Lutealphase ist ein niedriger Progesteronspiegel.

Niedriges Progesteron

Es gibt zwei Arten von niedrigem Progesteron.

- Bei einem anovulatorischem Zyklus bildet dein Körper gar kein Progesteron – zumindest nicht in diesem Zyklus.
- Bei einer kurzen Lutealphase bildet sich weniger als die optimale Menge an Progesteron.

Woher weißt du, ob dein Progesteronspiegel zu niedrig ist? Zu den Symptomen für niedriges Progesteron zählen keine Lutealphase oder eine kurze Lutealphase, Zervixschleim während der prämenstruellen Phase, PMS, prämenstruelle Blutungen oder Schmierblutungen und anhaltende oder starke Menstruationsblutungen.

Niedriges Progesteron testen

Du kannst deine Ärztin bitten, deinen Progesteronspiegel mit einem Bluttest zu prüfen. Der beste Tag für diesen Test ist die *Mitte* deiner Lutealphase, daher wird der Test auch „Progesteron am 21. Zyklustag" genannt. Der Tag in der Mitte deiner Lutealphase ist selbstverständlich nicht immer der 21. Tag. Das hängt von der Länge deines Zyklus ab. Wenn du zum Beispiel einen 21 Tage langen Zyklus hast, ist der Tag in der Mitte deiner Lutealphase ungefähr Tag 14. Wenn du einen 35 Tage langen Zyklus hast, ist der Tag in der Mitte deiner Lutealphase ungefähr Tag 28. Per Definition ist der Tag in der Mitte deiner Lutealphase ungefähr sieben Tage *nach* deinem Eisprung und sieben Tage *vor* deiner nächsten Periode.

Deine Ärztin weiß womöglich nicht, wann Progesteron am besten getestet wird.

Wenn du Progesteron zur richtigen Zeit testest (nach dem Eisprung), sollte es mindestens bei 3 ng/ml (9,5 nmol/l)[83] sein. Wenn es unter diesem Wert liegt, hattest du entweder *keinen Eisprung* oder du hast den Test zum falschen Zeitpunkt durchgeführt. Bitte interpretiere dein Ergebnis nicht, bevor deine Periode kommt. Warte auf die Blutung, um dann zu fragen: „Wurde der Test innerhalb der zwei Wochen vor meiner Periode gemacht?" Falls nicht, ist das Testergebnis bedeutungslos.

Ein gutes Ergebnis für Progesteron ist 10 ng/mL (30 nmol/L), und es kann wesentlich darüber liegen. Tatsächlich gilt: *umso höher, desto besser.* Bitte mach dir aber nicht allzu viele Gedanken, wenn es etwas niedriger ist. Progesteron hat eine große Schwankungsbreite und ändert sich in Intervallen von neunzig Minuten. Bei einem niedrigen Ergebnis kann deswegen nicht ausgeschlossen werden, dass die Probe zu einem niedrigen Zeitpunkt zwischen zwei Schwankungen genommen wurde.

Es gibt auch einen Urintest für Progesteron für Zuhause. Bitte lies dazu im Quellenabschnitt nach.

Verhütest du hormonell? Dann hat es keinen Sinn, dein Progesteron zu testen, weil du keines produzierst.

Deine Basaltemperatur zu messen und aufzuzeichnen ist eine weitere, gleichermaßen wissenschaftliche Methode, um dein Progesteron zu messen. Wenn du einen gleichbleibenden Temperaturanstieg und eine Lutealphase von zumindest 11 Tagen hast, dann *weißt du*, dass du ausreichend Progesteron produziert hast.

Spezialthema: Der Weg zu Progesteron

Du willst wahrscheinlich mehr Progesteron, und damit bist du nicht allein. Niedriges Progesteron wird mit PCOS, starken Perioden, Myomen, Akne, Haarausfall, prämenstruellem Syndrom (PMS) und der Perimenopause in Verbindung gebracht.

Dieses ganze Buch dreht sich darum, wie Progesteron gesteigert werden kann, weil sich das gesamte Buch um den *Eisprung* dreht. Ein gesunder Eisprung ist der *Schlüssel* zu einem regulären Zyklus. Er ist auch der Weg zu Progesteron.

Gesunde Follikel → gesunder Eisprung → gesunder Gelbkörper → mehr Progesteron.

Und vergiss nicht, deine Follikel müssen während ihrer *gesamten* einhundert Tage langen Reifung bis zum Eisprung gesund sein. Wenn sie während dieser Zeit teilweise nicht gesund sind, wird das Resultat, Monate später, ein niedriger Progesteron-Wert sein.

Wenn es um Progesteron und die Gesundheit deiner Periode geht, dreht sich alles um den Eisprung.

Starke Perioden oder starke Blutungen

Eine starke Periode ist ein Blutverlust, der mehr als 80 ml ausmacht oder länger als sieben Tage andauert. 80 ml entsprechen 16 vollgesogenen regulären Tampons oder acht vollgesogenen Supertampons, aufgeteilt auf alle Tage deiner Periode.

Anhaltende Blutung

Wenn du länger als sieben Tage blutest, hattest du mit ziemlicher Sicherheit einen *anovulatorischen Zyklus*. Das kann bei PCOS (Kapitel 7) oder Perimenopause (Kapitel 10) vorkommen.

Klumpenbildung

Wenn deine Blutung stark ist, hatten deine körpereigenen Gerinnungshemmer nicht genug Zeit, um mit ihr mitzuhalten, weshalb sich Klumpen bildeten. Ein paar Klumpen sind kein Grund zur Sorge, aber wenn du regelmäßig welche siehst, die größer als eine 50-Cent-Münze (in etwa 2,5 cm) sind, geh bitte zu einer Ärztin.

Was verursacht starke Blutungen?

Starke Blutungen und die Bildung großer Klumpen kann viele Ursachen haben, inklusive die Kupferspirale, anovulatorische Zyklen, Endometriose, Perimenopause, Schilddrüsenerkrankungen und Blutgerinnungsstörungen. Wir werden diese Ursachen in den späteren Kapiteln besprechen.

Die häufigste Ursache für starke Perioden ist ein *hormonelles Ungleichgewicht*, was eine Kombination aus 1) niedrigem Progesteron (wie oben besprochen) und 2) Östrogenüberschuss ist.

Östrogenüberschuss

Woher weißt du, ob du einen Östrogenüberschuss hast? Zu den Symptomen zählen starke Perioden, ein Spannen in der Brust, kurze Zyklen, PMS und Myome.

Du kannst deine Ärztin bitten, dein Östradiol mit einem Bluttest zu testen. Ich empfehle, den Bluttest in der *Mitte deiner Lutealphase* zu machen. So kannst du gleichzeitig dein Progesteron beurteilen. An seinem höchsten Punkt sollte der Blutspiegel von Östradiol nicht über 270 pg/ml oder 1000 pmol/l liegen. Wenn er das tut, hast du zuviel Östrogen. Wenn du dein Ergebnis interpretierst, sei dir dessen bewusst, dass Östradiol während des Zyklus und selbst innerhalb eines Tages starken Schwankungen unterliegt. Am ‚Tag 3' deiner Periode ist er am niedrigsten. Am höchsten ist er etwa vier Tage vor dem Eisprung (‚Tag 10' in einem regulären Zyklus), und danach wieder in der Mitte deiner Lutealphase (‚Tag 21' eines regulären Zyklus).

Spezialthema: Östrogendominanz

Östrogendominanz bedeutet, dass du zuviel Östrogen und nicht ausreichend Progesteron hast. Am häufigsten beschreibt Östrogendominanz einen Östrogenüberschuss (wie in diesem Abschnitt besprochen), aber es kann sich auch um eine Situation mit normalem Östrogen handeln, wo du zwar ein normales Maß an Östrogen hast, aber niedriges Progesteron.

Ich verwende den Begriff Östrogendominanz nicht, weil ich die genaueren Ausdrücke *Östrogenüberschuss* und *niedriges Progesteron* bevorzuge. Du kannst gleichzeitig von beiden Problemen betroffen sein.

Der Begriff Östrogendominanz ist verbreitet, wird aber von herkömmlichen Ärztinnen nicht anerkannt. Aus diesem Grund empfehle ich, in Gesprächen mit deiner Ärztin nicht von „Östrogendominanz" zu sprechen (bitte lies dazu den Abschnitt Wie spreche ich mit meiner Ärztin in Kapitel 11).

Östrogenüberschuss wird durch die Kombination aus 1.) einer Überproduktion deiner Eierstöcke und 2.) einer Stoffwechselstörung oder einem nicht funktionierenden Entgiftungsprozess verursacht. Eine Überproduktion deiner Eierstöcke kommt für gewöhnlich nur während der Perimenopause vor, die wir in Kapitel 10 besprechen werden.

Eine Östrogenstoffwechselstörung oder ein nicht funktionierender Entgiftungsprozess können jederzeit vorkommen.

Östrogenstoffwechsel

Der Östrogenstoffwechsel ist die gesunde Entfernung oder Entgiftung von Östrogen aus deinem Körper. Es ist ein zweistufiger Prozess.

Östrogenstoffwechsel

Der Östrogenstoffwechsel ist die gesunde Entfernung oder Entgiftung von Östrogen aus deinem Körper.

Zuerst deaktiviert deine Leber das Östrogen, indem sie ein kleines Molekül oder einen „Hebel" anhängt, der *Konjugation* genannt wird. Damit deine Leber das kann, braucht sie eine gute Versorgung mit Nährstoffen wie Folsäure, Vitamin B6, Vitamin B12, Zink, Selen und Proteinen. Deine Leber sollte auch frei von Giften wie Alkohol oder endokrin aktiven Substanzen (Chemikalien) sein.

Frauen, die mehr als ein alkoholisches Getränk pro Tag trinken, haben einen höheren Östrogenspiegel.

Spezialthema: Endokrin aktive Substanzen

Endokrin aktive Substanzen (EAS) oder endokrine Disruptoren sind die vielen verschiedenen industriellen Chemikalien, die eine Wirkung auf unseren Hormonhaushalt und den Stoffwechsel haben. Zu den häufigen endokrinen aktiven Substanzen zählen Pestizide, Lösungsmittel, Feuerschutzmittel, Quecksilber und Weichmacher wie Bisphenol A (BPA). Diese Chemikalien können den gesunden Stoffwechsel oder die Entgiftung von Östrogen beeinträchtigen. Sie verändern auch den Hormonspiegel und die Hormonrezeptoren.

EAS wurden mit einem erhöhten Risiko für Hormonstörungen wie dem Polyzystischen Ovarsyndrom und Endometriose in Verbindung gebracht. Bitte lies dazu den Abschnitt Umweltgifte in Kapitel 11.

Der zweite Schritt im Östrogenstoffwechsel oder der Entgiftung ist die Ausscheidung von konjugierten Östrogenen durch den Darm. Das erfordert, dass du gesunde Darmbakterien oder ein *gesundes Mikrobiom* in deinem Darm hast.

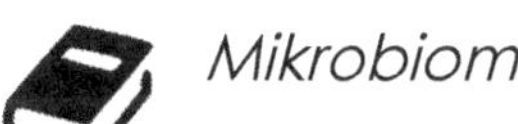

Mikrobiom

Das genetische Material der Mikroorganismen in einem speziellen Umfeld wie dem Körper oder einem Teil des Körpers, auch Bakterienflora genannt.

Wenn sich gesunde Bakterien in deinem Darm befinden, unterstützen sie den Körper bei der sicheren Entfernung konjugierter Östrogene durch den Stuhlgang. Wenn ungesunde Bakterien in deinem Darm sind, beeinträchtigen sie den Östrogenstoffwechsel, indem sie ein Enzym namens *Beta-Glucuronidase* herstellen, welches das Östrogen dekonjugiert und reaktiviert. Das reaktivierte Östrogen wird dann in einem Prozess namens *enterohepatischer Kreislauf* oder „Darm-Leber-Kreislauf" in den Körper resorbiert. Das kann einen Östrogenüberschuss verursachen.

Um einen Östrogenüberschuss zu vermeiden, sind gesunde Darmbakterien wichtig. Dazu solltest du Antibiotika vermeiden, denn diese schaden den Darmbakterien. Siehe dazu Kapitel 11 für mehr Informationen über das Darmmikrobiom.

Überempfindlichkeit auf Östrogen

Es geht nicht nur darum, wie viel Östrogen du hast, sondern *wie empfindlich du darauf* reagierst. Du kannst zum Beispiel *überempfindlich* auf Östrogen reagieren, wenn du eine chronische Entzündung hast oder wenn du einen *Mangel an dem Mineral Jod* hast[84]. Jod zuzuführen, kann eine hilfreiche Behandlungsmethode bei Symptomen von Östrogenüberschuss sein wie z.B. starke Perioden, Brustspannen etc.

Wir werden uns die Behandlungen bei Östrogenüberschuss und starken Menstruationsblutungen in Kapitel 9 ansehen.

Schwache Perioden

Eine schwache Periode bedeutet nicht zwangsläufig, dass etwas nicht in Ordnung ist. Auch wenn du nur 25 ml an Menstruationsflüssigkeit verlierst, kann dennoch alles normal sein. 25 ml entspricht 5 vollgesogenen regulären Tampons, verteilt auf alle Tage deiner Periode.

Wenn du weniger als 25 ml an Menstruationsflüssigkeit hast, solltest du dich fragen: Ist es eine richtige Periode oder ein anovulatorischer Zyklus? Erinnere dich, dass eine richtige Periode auf eine Follikelphase, den Eisprung und die Lutealphase folgt.

Wenn du dir sicher bist, *dass* du einen Eisprung hast, dann ist mit deiner Periode alles in Ordnung, trotz deiner schwachen Blutung. Du hast ausreichend Östrogen, andernfalls wärst du nicht in der Lage, einen Eisprung zu haben. Du hast einfach nicht so viel Östradiol wie andere Frauen – was das Ergebnis von Faktoren wie Rauchen, Unterernährung, zu viel Soja oder anderen Phytoöstrogenen in deiner Ernährung sein kann. Diese verringern das Östrogen. Für Informationen über Phytoöstrogene, lies bitte den Abschnitt Soja in Kapitel 6 und Sams Patientengeschichte in Kapitel 9.

Es ist normal, dass Östrogen an den Tagen 2 oder 3 deines Zyklus *sehr niedrig* ist.

Wenn *nichts* darauf hindeutet, dass du einen Eisprung oder eine Lutealphase hast, hattest du keinen Eisprung und das ist der

Auslöser deiner leichten Blutung. Die Lösung ist nicht, Östrogen zu steigern, sondern deinen *Eisprung zu regulieren*. Das bedeutet wahrscheinlich, Stress zu reduzieren, mehr zu essen oder eine mögliche Erkrankung wie das polyzystische Ovarsyndrom (PCOS) auszuschließen. Bitte lies dazu Kapitel 7.

Schmerzen

Schmerzen im Unterleib sind ein wichtiger Hinweis in deinen Aufzeichnungen über deine Periode. Das kann verschiedenes bedeuten – von harmlosen Periodenschmerzen bis hin zu ernsteren Erkrankungen wie Infektionen und Endometriose. Werfen wir einen genaueren Blick darauf.

Periodenschmerzen oder Menstruationsschmerzen

Normale Periodenschmerzen (primäre Dysmenorrhö) sind leichte Krämpfe in deinem Unterleib oder Rückenbereich. Sie werden auch Periodenkrämpfe genannt und kommen kurz vor deiner Periode oder am ersten oder zweiten Tag deiner Periode vor. Die Schmerzen verbessern sich mit Ibuprofen und beeinträchtigen deine täglichen Aktivitäten nicht weiter.

Normale Periodenschmerzen werden von der Ausschüttung von Prostaglandinen in deiner Gebärmutter verursacht. Mehr Östrogen und weniger Progesteron zu haben, kann zu einem höheren Prostaglandinspiegel und stärkeren Schmerzen führen[85].

Normale Periodenschmerzen verbessern sich für gewöhnlich nach einer Schwangerschaft und mit zunehmendem Alter. Normale Periodenschmerzen sollten mit Veränderungen in deiner Ernährung und der Zufuhr von Nahrungsergänzungsmitteln, wie wir in Kapitel 9 besprechen werden, komplett *verschwinden*. Anders gesagt: Falls sie nicht verschwinden, sind es keine normalen Periodenschmerzen. Dann sind es *starke* Periodenschmerzen.

 *Prostaglandine*

Prostaglandine sind hormonähnliche Stoffe, die eine Reihe physiologischer Auswirkungen wie die Verengung und Ausdehnung von Blutgefäßen haben.

Starke Periodenschmerzen (sekundäre Dysmenorrhö) sind pulsierende, brennende, glühende oder stechende Schmerzen, die mehrere Tage andauern und zwischen der Menstruation auftreten können. Sie verbessern sich nicht mit Ibuprofen und sind so schlimm, dass du dich übergeben musst und nicht zur Schule oder in die Arbeit gehen kannst.

Starke Periodenschmerzen werden von anderen Erkrankungen wie Endometriose oder Adenomyose verursacht, die wir in Kapitel 9 besprechen werden. Sie können mit zunehmendem Alter schlimmer werden.

 *Adenomyose*

Adenomyose ist eine schmerzhafte Erkrankung, bei der endometriales Gewebe innerhalb der Muskelwand der Gebärmutter vorhanden ist und wächst.

Spezialthema: Eine übersehene Diagnose

Endometriose ist eine Erkrankung, bei der Teile des Gewebes, das *ähnlich dem Endometrium* (Gebärmutterschleimhaut) ist, in Teilen außerhalb deiner Gebärmutter wächst. Es ist eine sehr häufige Erkrankung und betrifft eine von zehn Frauen. Leider ist Endometriose nicht einfach zu diagnostizieren. So kann es zum Beispiel *nicht* mit einem Ultraschall diagnostiziert werden. Du kannst einen völlig normalen Ultraschallbefund haben und dennoch betroffen sein. Außerdem glauben viele Ärztinnen fälschlicherweise, dass junge Frauen von Endometriose nicht betroffen sein können und es daher auch nicht in Betracht ziehen. Daher dauert es typischerweise bis zu zehn Jahren, bis sie diagnostiziert wird.

Sieh zu, dass dir das nicht passiert. Leide nicht ein Jahrzehnt unter lähmenden Schmerzen, während dir gesagt wird, dass du „lediglich Periodenschmerzen" hast und dagegen nichts unternommen werden kann.

Bitte lies den Abschnitt über Endometriose in Kapitel 9 und sprich danach mit deiner Ärztin. Sag ihr, wie viele Schmerzmittel du nimmst, und frag geradeheraus, ob du mit einer Gynäkologin über Endometriose sprechen kannst.

Schmerzen beim Sex

Schmerzen aufgrund von Reibung während des Geschlechtsverkehrs sind häufig und bedeuten wahrscheinlich, dass du nicht feucht genug bist. Das kann an Stress oder ungenügender Erregung liegen. Wenn du auf die Menopause zusteuerst, kann vaginale Trockenheit auch das Resultat eines niedrigen Östrogenlevels sein. Bitte siehe Kapitel 10.

Schmerzen beim Geschlechtsverkehr können auch ein Anzeichen einer leichten vaginalen Infektion, wie einer Vaginose oder einem Vaginalpilz, sein (siehe weiter unten).

Tiefe, stechende Schmerzen beim Sex sind ernster und können ein Anzeichen einer Ovarialzyste, Endometriose, Adenomyose oder einer Infektion sein. Bitte geh damit zum Arzt.

Schmerzen aufgrund einer Infektion (Unterleibsentzündung)

Unterleibsentzündungen werden für gewöhnlich von sexuell übertragbaren Krankheiten verursacht, können aber auch durch andere Infektionskrankheiten verursacht werden. Manche Infektionen lösen konstante Schmerzen und Fieber aus, andere nur gelegentliche Schmerzen oder juckenden, schlecht riechenden Ausfluss. Manche Infektionen (wie Chlamydien) verursachen *keine* Symptome, weshalb du dich auf Chlamydien untersuchen lassen solltest, wenn du sexuell aktiv bist.

Ignoriere nicht die Möglichkeit einer Unterleibsentzündung, weil sie unbehandelt zu Komplikationen und Unfruchtbarkeit führen kann. Wenn du denkst, dass du eine Infektion haben könntest, geh bitte zum Arzt. Du benötigst womöglich Antibiotika.

Mittelschmerz

Leichte Schmerzen während des Eisprungs sind normal, weil die Eizelle aus der Seite deiner Eierstöcke brechen muss, was ein etwas heftiger Vorgang ist. Das nennt sich *Mittelschmerz*. Normaler Mittelschmerz fühlen sich wie ein leichtes Stechen in deinem Unterleib an. Es sollte kurz anhalten (ein bis zwei Stunden). Es sollte deinen Alltag nicht beeinträchtigen und du solltest keine Schmerzmittel benötigen.

Du hast womöglich stärkeren Mittelschmerz, wenn dein letzter Eisprung bereits einige Zeit her ist, wie das der Fall sein kann, wenn du eben die Pille abgesetzt hast oder dich vom Polyzystischen Ovarsyndrom (PCOS) erholst. In diesem Fall kannst du dich darauf einstellen, dass dein Eisprung bei den ersten ein bis zwei Malen schmerzhaft ist, aber die Schmerzen sollten in den darauffolgenden Zyklen weniger werden.

Bei starkem Mittelschmerz hast du womöglich eine Infektion, eine Zyste, Adenomyose oder Endometriose. Bitte geh dann zum Arzt.

Ovarialzysten

Deine Eierstöcke sind mit Follikeln gefüllt, und Follikel sind im Wesentlichen kleine, normale „Zysten" (obwohl sie für gewöhnlich nicht so genannt werden). Jeden Monat wachsen diese normalen Zysten, platzen und werden dann wieder resorbiert. Gelegentlich kommt es zu einer Panne und eines deiner Eibläschen wird abnormal groß und füllt sich mit Flüssigkeit und verwandelt sich in eine „abnormale Ovarialzyste".

Es gibt viele verschiedene Arten von Ovarialzysten. Sie können ohne Symptome auftreten oder aber auch Schmerzen verursachen. Sie können hormonell neutral sein oder Östrogen freisetzen und deinen Zyklus stören. Die meiste Zeit sind Ovarialzysten gutartig und lösen sich von selbst auf. In sehr seltenen Fällen erfordern sie einen operativen Eingriff.

Die vielen kleinen „Zysten" beim polyzystischen Ovarsyndrom (PCOS) sind etwas anderes. Sie sind keine abnormal großen Follikel. Stattdessen sind sie abnormal *kleine* Follikel, die sich in einem Zustand teilweiser Entwicklung befinden.

Für mehr Informationen über die Arten von Ovarialzysten und ihre Behandlung siehe bitte Kapitel 9.

Abnormaler vaginaler Ausfluss oder Zervixschleim

Wie wir im letzten Kapitel gesehen haben, ist es normal, weißes Zeug in deiner Unterwäsche zu sehen. Normaler vaginaler Ausfluss ist weiß oder leicht gelblich und hat einen milden, salzigen Geruch. An ein paar Tagen wirst du wahrscheinlich auch den durchsichtigen, rutschigen Zervixschleim sehen, den wir im letzten Kapitel besprochen haben.

Kein Zervixschleim

Was ist, wenn du keinen Zervixschleim siehst? Bedeutet das, dass du keinen Eisprung hattest? Nicht unbedingt. Du produzierst womöglich eine kleine Menge an Zervixschleim, aber nicht genug, um ihn zu bemerken, es sei denn, du suchst aktiv danach. Du könntest womöglich auch aufgrund einer Pilzerkrankung oder bakteriellen Vaginose Schwierigkeiten haben, ihn zu entdecken (siehe weiter unten).

Abnormales Timing des Zervixschleims

Was ist, wenn du öfter als einmal Zervixschleim siehst? Diese Art von gelegentlich wiederkehrendem Zervixschleim kann leicht als Anzeichen für mehrere Eisprünge interpretiert werden, aber das ist *nicht so*. Du kannst nur einen Eisprung haben und den kannst du mit einem Anstieg deiner Basaltemperatur erkennen. Zervixschleim, der immer wieder aufhört und dann wieder auftritt ist ein Anzeichen für eine langgezogene Follikelphase und stotternde Versuche, den Eisprung zu stimulieren.

Du könntest auch Zervixschleim sehen und dann keinen Eisprung haben. Das ist ein anovulatorischer Zyklus.

Schlussendlich kannst du Zervixschleim auch *nach* dem Eisprung sehen. Das bedeutet nicht, dass du noch einen Eisprung haben wirst. Es bedeutet, dass du nicht ausreichend Progesteron produziert hast, um den Zervixschleim auszutrocknen.

Vaginalpilz oder bakterielle Vaginose

Wenn du juckenden oder schlecht riechenden Ausfluss hast, geh bitte zu einer Ärztin. Du hast womöglich eine Infektion und benötigst Antibiotika.

Wenn deine Ärztin sagt, dass du einen Vaginalpilz oder bakterielle Vaginose hast, ist es Zeit, über das *Mikrobiom der Vagina* nachzudenken. Weiter oben in diesem Kapitel haben wir das Darmmikrobiom besprochen, welches die guten Bakterien in deinem Darm sind. Tatsächlich ist es so, dass gute Bakterien überall in deinem Körper leben und auch in deinem Darm, den Lungen, der Haut und natürlich in deiner Vagina.

Einer der vielen Vorteile des vaginalen Mikrobioms ist, dass es Hefe und Bakterien in deiner Vaginalflora reguliert. Wenn Hefe und Bakterien die Überhand gewinnen, bekommst du eine Pilzerkrankung oder eine bakterielle Vaginose. Bakterielle Vaginose kann am besten als „ökologische Störung des Mikrobioms der Vagina" beschrieben werden. [86]

> ### 📖 *Bakterielle Vaginose*
>
> Vaginose bezeichnet einen Überwuchs von einer oder mehreren Arten normaler vaginaler Bakterien.

Um ein gesundes vaginales Mikrobiom aufrechtzuerhalten, solltest du all die Dinge so gut wie möglich vermeiden, die deine guten Bakterien stören: Antibiotika, hormonelle Verhütung und die Anwendung von Scheidenspülungen und speziellen Scheidenwaschmitteln.

Für mehr Informationen und Behandlungen von Vaginalpilz und bakterieller Vaginose, lies bitte den Abschnitt Darm-Mikrobiom und Vaginalpilz in Kapitel 11.

Zwischenblutung

Blutungen während des Zykluses

Leichte Schmierblutungen am Tag des Eisprungs sind häufig und normal. Das kommt von einem Mini-Östrogen-Entzug als Reaktion auf den sinkenden Östrogenspiegel. Schmierblutungen während des Eisprungs sind dann wahrscheinlicher, wenn du weniger als eine durchschnittliche (aber dennoch normale) Menge an Östrogen hast.

Handelt es sich um eine Schmierblutung während des Zyklus oder um eine leichte anovulatorische Blutung?

Was du als Blutung „zwischen" zwei Perioden erlebst, kann auch einfach die zufällige Schmierblutung eines anovulatorischen Zyklus sein. Erinnere dich an die Frage, wenn es um die Gesundheit deiner Periode geht: „Hattest du einen Eisprung?" Zu wissen, ob und wann du einen Eisprung hast, wird dir helfen, das Muster deiner Blutung zu verstehen.

Blutungen während des Zyklus können auch ein Anzeichen einer ernsten gynäkologischen Erkrankung wie Gebärmuttermyomen, Endometriose, Unterleibsentzündung oder Gebärmutterpolypen sein. Wenn du hinsichtlich der Ursache deiner Blutung unsicher bist, geh bitte zu deiner Ärztin.

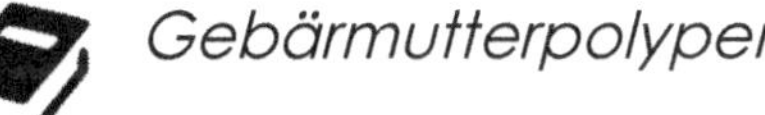 *Gebärmutterpolypen*

Gebärmutterpolypen oder endometriale Polypen sind Auswüchse der Gebärmutterschleimhaut (Endometrium). Sie sind für gewöhnlich gutartig und nicht krebsartig.

Blutung nach dem Sex

Wenn du eine leichte Blutung oder Schmierblutung direkt nach dem Geschlechtsverkehr bemerkst, ist es wahrscheinlich von deinem Muttermund, also von der Öffnung deiner Gebärmutter zu deiner Vagina. Dein Muttermund kann leicht bluten, nachdem er während des Sex durch den Penis leichte Stöße bekommen hat. Das wird auch Kontaktblutung genannt und ist in den meisten Fällen normal und harmlos. In manchen Fällen kann sie durch eine Entzündung des Muttermunds oder eine Infektion verursacht werden. Sie kann auch von Zervixpolypen oder Endometriose verursacht werden. Wenn du noch andere Symptome hast oder wenn du dir über die Ursache der Blutung nicht sicher bist, geh bitte zu einer Ärztin.

Prämenstruelle Blutung

Es ist häufig, etwas dunkle Schmierblutung an dem ersten oder den ersten beiden Tagen vor deiner Blutung zu haben. Es ist dunkel, weil das Blut langsam fließt und daher die Gelegenheit hatte, an der Luft zu oxidieren. Zwei Tage prämenstrueller Blutung sind normal. Wenn du länger als zwei Tage Schmierblutungen hast, könnte dein Progesteron zu früh abgefallen sein oder es liegt an etwas anderem. Zum Beispiel kann eine prämenstruelle Schmierblutung auch von einer Schilddrüsenerkrankung, Gebärmuttermyomen, Endometriose oder Gebärmutterpolypen verursacht werden.

> **TIPP** „Tag 1" deines Zyklus ist der erste Tag deiner starken Blutung. Die Tage prämenstrueller Schmierblutung sind die letzten Tage deines vorhergehenden Zyklus.

Theresa: Zwei Arten von Schmierblutung

Theresa hatte häufige Schmierblutungen nach dem Absetzen der Pille. Diese dauerten ein paar Tage an und so hielt sie sie für ihre Periode. Aber nur zehn Tage später begann die Schmierblutung erneut und hielt für eine Woche an. Danach hatte sie gleich wieder ihre Periode. Das ging für etwa sechs Monate so weiter, bis sie zum Arzt ging, der ein Blutbild und einen Ultraschall anordnete und ihr sagte, dass alles normal sei.

Ich bat Theresa, ihre Temperatur aufzuzeichnen und wir stellten fest, dass sie *keinen* Temperaturanstieg während ihrer Lutealphase hatte, was bedeutete, dass sie keinen Eisprung hatte. Stattdessen hatte sie anovulatorische Zyklen oder Schmierblutungen.

Durch weitere Tests konnten wir herausfinden, dass Theresa einen hohen Anteil androgene oder männliche Hormone hatte, was bedeutete, dass sie das polyzystische Ovarsyndrom (PCOS) hatte. PCOS ist eine häufiger Grund für anovulatorische Zyklen.

Ich bat Theresa, den Zucker in ihrer Ernährung zu reduzieren und die Kombination aus Pfingstrose und Süßholz zu nehmen, die wir in Kapitel 7 besprechen werden. Über einen Zeitraum von sieben Monaten begannen ihre Eisprünge zurückzukommen und sie konnte einen gesunden Temperaturanstieg in ihrer Lutealphase sehen.

Die Schmierblutungen blieben dennoch, was mich sehr überraschte. Theresa hatte nun einen Eisprung und bildete Progesteron, was die Schmierblutungen erheblich verbessern sollte. Was ging vor sich?

Ich bat sie, einen weiteren Ultraschall zu machen.

„Aber ich habe vor über einem Jahr einen Ultraschall machen lassen", sagte sie. „Und damals war alles normal. Was sollte noch ein Ultraschall bringen, es hat sich ja nichts geändert."

Aber etwas *war* anders. „Du hattest zuvor keinen Eisprung", sagte ich. „Und jetzt schon. Es muss einen anderen Grund dafür geben, dass sich die Situation nicht verbessert."

Theresa machte einen zweiten Ultraschall, der dieses Mal Gebärmutterpolypen zeigte. Ihr Gynäkologe entfernte die Polypen und die Schmierblutungen hörten endlich auf.

Prämenstruelle Symptome

Du hast womöglich eine Reihe von Symptomen in der Woche oder den beiden Wochen vor deiner Periode. Zu den häufigen Symptomen zählen Reizbarkeit, Kopfschmerzen, Akne, Brustspannen, Flüssigkeitseinlagerung und Heißhunger. Prämenstruelle Symptome sind Hinweise, die von deiner Lutealphase kommen und wie wir in Kapitel 8 sehen werden, entstehen sie durch eine Kombination aus hohem Östrogen, niedrigem Progesteron und einer Entzündung.

Postmenstruelle Symptome

Manche Frauen haben auch nach der Periode – „postmenstruelle" – Stimmungsschwankungen. In Wahrheit sind das fast immer Symptome, die *nach* einer anovulatorischen Blutung auftreten, wie es häufig beim polyzystischen Ovarsyndrom zu sehen ist. Die Lösung besteht darin, wieder regelmäßig einen Eisprung zu haben (siehe Kapitel 7).

Stimmungsschwankungen, die bei hormoneller Verhütung auftreten, sind Nebenwirkungen hormoneller Verhütung. Eine Nebenwirkung hormoneller Verhütung ist kein prämenstruelles Symptom.

Die Anzeichen deiner Periode

Da wir jetzt einen längeren Blick darauf geworfen haben, was bei deiner Periode falsch laufen kann, hast du mehr Fakten für deine Zyklus-App.

Eine Übersicht der Anzeichen:

- „Tag 1" deines Zyklus
- Zykluslänge
- Tage der Blutung
- Menge der Menstruationsflüssigkeit
- Zwischenblutung (Schmierblutung)

- Zervixschleim
- Ergebnisse eines LH-Tests
- Körpertemperatur beim Aufwachen (Basaltemperatur)
- Dauer der Lutealphase
- Schmerzen
- Prämenstruelle Symptome wie Reizbarkeit, Kopfschmerzen, Akne oder Heißhunger
- Ungewöhnlicher Stress oder Krankheit

Wann du zu deiner Ärztin gehen solltest:

- Keine Perioden
- Zyklen, die kürzer als 21 Tage oder länger als 35 Tage dauern*
- Blutungen, die länger als sieben Tage dauern
- Mehr als 80 ml Menstruationsflüssigkeit in einer Periode
- Periodenschmerzen, die so stark sind, dass sie dich von deinen normalen Aktivitäten abhalten
- Schmerzen zwischen den Perioden, vor allem starke Schmerzen
- Schlecht riechender vaginaler Ausfluss
- Blutung zwischen Perioden, die keine Schmierblutung vom Eisprung ist

* Sprich erst mit deiner Ärztin über unregelmäßige Perioden, nachdem du Kapitel 7 gelesen hast.

Zykluskalender

Ein anderes Werkzeug ist der manuelle Zykluskalender. Auf der Seite des Zentrums für Menstruationszyklus- und Eisprungforschung (*Centre for Menstrual Cycle and Ovulation Research*) gibt es das *Zyklustagebuch* [87] und eine Anleitung zum Feststellen des Eisprungs mittels der *Basaltemperaturmethode*[88]. Beide kannst du online herunterladen.

Dein Gesundheits-Check

Eine Zusammenfassung deiner Hinweise:

Gar keine Perioden

Mögliche Bedeutung: Schwangerschaft, Menopause, Stress, Krankheit, Schilddrüsenerkrankung, Zöliakie, polyzystisches Ovarsyndrom (PCOS), funktionelle hypothalamische Amenorrhö (FHA), hohes Prolaktin.

Verspätete Perioden

Mögliche Bedeutung: Anovulatorischer Zyklus, lange Follikelphase, Stress, Krankheit, Schilddrüsenerkrankung, polyzystisches Ovarsyndrom (PCOS), funktionelle hypothalamische Amenorrhö (FHA), hohes Prolaktin.

Verfrühte Perioden

Mögliche Bedeutung: Anovulatorischer Zyklus, kurze Follikelphase, kurze Lutealphase, niedriges Progesteron, polyzystisches Ovarsyndrom (PCOS), Perimenopause, Stress.

Starke Perioden

Mögliche Bedeutung: Perimenopause, Pubertät, anovulatorischer Zyklus, Östrogenüberschuss, niedriges Progesteron, polyzystisches Ovarsyndrom (PCOS), Kupferspirale, Schilddrüsenerkrankung, Myome, Endometriose, Adenomyose, Gerinnungsstörungen.

Anhaltende Blutung

Mögliche Bedeutung: anovulatorischer Zyklus, polyzystisches Ovarsyndrom (PCOS).

Klumpenbildung

Mögliche Bedeutung: starke Menstruationsblutung, niedriges Progesteron, Perimenopause, Schilddrüsenerkrankung, Endometriose, Myome.

Schwache Perioden

Mögliche Bedeutung: anovulatorischer Zyklus, Östrogendefizit, polyzystisches Ovarsyndrom (PCOS), Schilddrüsenerkrankung, Phytoöstrogenüberschuss.

Periodenschmerzen

Mögliche Bedeutung: Entzündung, Zinkmangel, Östrogenüberschuss, niedriges Progesteron, Kupferspirale, Endometriose, Adenomyose, Infektion.

Schmerzen vor der Periode

Mögliche Bedeutung: Häufige Art von gewöhnlichen Periodenschmerzen, Endometriose, Adenomyose, Ovarialzysten, Infektion.

Schmerzen beim Sex

Mögliche Bedeutung: Mangel an Feuchtigkeit verursacht durch ungenügende Erregung, Östrogendefizit, Infektion, Myome, Endometriose, Adenomyose.

Schmerzen von Infektionen

Mögliche Bedeutung: sexuell übertragbare Krankheit, Pilzerkrankung, bakterielle Vaginose.

Schmerzen während des Zykluses

Mögliche Bedeutung: normale Schmerzen während des Eisprungs (Mittelschmerz), vorübergehend verschlimmerte Schmerzen während des Eisprungs (während der ersten paar Zyklen nach dem Absetzen der Pille), PCOS, Infektion, Endometriose, Ovarialzysten.

Kein Zervixschleim

Mögliche Bedeutung: Kein Eisprung, Östrogendefizit, Pilzerkrankung, bakterielle Vaginose.

Abnormales Timing des Zervixschleims

Mögliche Bedeutung: anovulatorischer Zyklus, lange Follikelphase, niedriges Progesteron.

Pilzerkrankungen oder bakterielle Vaginose

Mögliche Bedeutung: Einnahme der Pille, Probleme mit dem Darmmikrobiom, Antibiotika, Zucker.

Blutung während des Zyklus

Mögliche Bedeutung: normale Schmierblutung beim Eisprung, anovulatorischer Zyklus, Endometriose, Adenomyose, Gebärmutterpolypen, Ovarialzysten, Infektion.

Prämenstruelle Blutung

Mögliche Bedeutung: anovulatorischer Zyklus, niedriges Progesteron, Endometriose, Schilddrüsenerkrankung.

Blutung nach dem Sex

Mögliche Bedeutung: Entzündung der Zervix, Gebärmutterhalskrebs, Infektion, Endometriose.

Prämenstruelle Symptome (PMS)

Mögliche Bedeutung: Östrogenüberschuss, niedriges Progesteron, Entzündung, Stress.

Postmenstruelle Symptome

Mögliche Bedeutung: anovulatorischer Zyklus, polyzystisches Ovarsyndrom (PCOS).

TEIL ZWEI

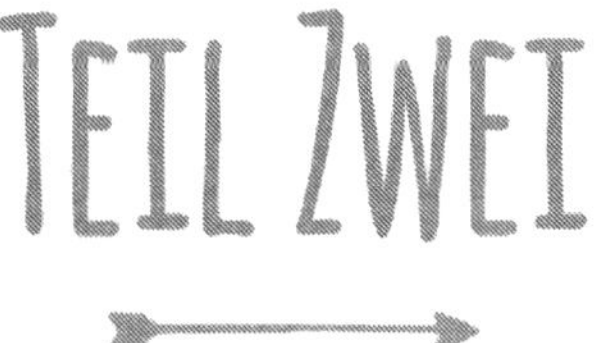

Behandlung

Heilen ist eine Frage der Zeit, mitunter aber
auch eine Frage der Möglichkeit.

~ Hippokrates ~

Kapitel 6

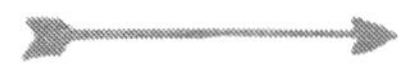

Allgemeine Periodenvorsorge

Willkommen im Behandlungsabschnitt dieses Buchs! In den kommenden Kapiteln werde ich gezielte Behandlungsstrategien für spezielle Probleme mit der Periode vorstellen. Um den größten Nutzen aus den Behandlungen zu ziehen, musst du zuerst eine allgemeine Vorsorge betreiben.

Ich weiß, dass du gleich zur wesentlichen Ursache deines individuellen Problems kommen willst, aber bitte lass dieses Kapitel nicht aus. *Es ist das wichtigste Kapitel im Buch*. Die allgemeine Vorsorge legt die Grundlagen für alle Behandlungen, die später folgen. Wenn du nicht zuerst einen Grundstein legst, wirst du nicht den vollen Nutzen aus den zugeschnittenen Behandlungen erzielen.

Was ist *allgemeine Periodenvorsorge*? Es sind die verschiedenen Dinge, die du tun kannst, um deinen Körper zu beruhigen, zu kühlen und zu nähren.

Beruhige deinen Hormonhaushalt

Stress

Stress hat eine riesige Auswirkung auf die Gesundheit deiner Periode. Stress beeinflusst den Hypothalamus und damit die Kommandozentrale deiner Hormone. Unter Stress reduziert dein Hypothalamus seine Signale an deine Hirnanhangdrüse, die wiederum die Produktion des FSH und des LH reduziert – den beiden Hormonen, die den Eisprung fördern. In den einfachsten Worten: Stress führt zu verringerten Signalen der Hirnanhangdrüse, was zu weniger Zyklen mit einem Eisprung führt. Wir werden das im Detail im Abschnitt 'hypothalamische Amenorrhö' im nächsten Kapitel besprechen.

Cortisol

Das Problem rund um den Stress hört hier nicht auf. Stress steigert auch Cortisol, welches das Stresshormon ist, das von der Nebenniere hergestellt wird. Cortisol ist ein lebensrettendes *Flucht-oder-Kampf*-Hormon, das dich durch akute Herausforderungen und Gefahren wie z.B. eine Infektion bringt. Es verändert deine Physiologie auf eine Arte und Weise, die das kurzfristige Überleben sichern, indem es den Puls und den Blutdruck steigert. Cortisol macht dich wachsamer und steigert deinen Blutzucker, um deine Muskeln mit Energie zu versorgen. Die kurzzeitige Aktivierung von Cortisol ist nützlich.

Die langfristige, chronische Aktivierung von Cortisol ist *nicht* nützlich. Wenn dein Cortisolspiegel Tag für Tag hoch bleibt, stiehlt es deinen Muskeln Proteine und reduziert deine Insulinempfindlichkeit. Es schwächt auch dein Immunsystem und erschwert den Eisprung und die Produktion von Ovarialsteroiden[89]. Und schlussendlich beschädigt es auch den Hippocampus, also jenen Teil des Gehirns, der die HPA-Achse beruhigt. Chronischer Stress führt daher zu einer Fehlregulierung oder *Dysfunktion* deiner Hypothalamus-Hypophysen-Nebennierenrinden-Achse (HPA).

Störung der Hypothalamus-Hypophysen-Nebennieren-Achse (HPA-Achse)

Eine Dysfunktion der HPA-Achse bedeutet, dass die Kommunikation zwischen deinem Hypothalamus, der Hypophyse und den Nebennierendrüsen gestört ist. Das verursacht Symptome wie Erschöpfung, Ängstlichkeit, Schlaflosigkeit, schwache Libido, niedriger Blutdruck, Verlangen nach Salz, ein schwaches Immunsystem, „brain fog" (also Gefühle von Vernebelung), PMS und unregelmäßige Perioden.

Dysfunktion der HPA-Achse

Eine Dysfunktion der HPA-Achse ist ein Muster aus chronischem Stress und einer nicht normalen Regulierung von Cortisol. Es ist der korrekte medizinische Begriff für etwas, das von Ärzten früher als „Adrenaline Ermüdungserschöpfung" oder „Adrenalin-Erschöpfung" beschrieben wurde.

Eine Dysfunktion der HPA-Achse wird von Stress und vielen anderen Gründen verursacht, darunter Schlafmangel, eine Störung des Schlaf-Wach-Rhythmus (durch Jet-Lag oder spätes Aufbleiben), Mangelernährung, Nährstoffmangel und Krankheit.

Weibliche Hormone *verbessern* die Funktionsweise der HPA-Achse, weil sowohl Östrogen als auch Progesteron die HPA-Achse stabilisieren.

Wenn du also ein Problem mit deinem Eisprung hast, kann das zu einem Teufelskreis werden: Eine Dysfunktion der HPA-Achse verursacht Probleme mit der Periode, welche die Dysfunktion der HPA-Achse weiter vorantreiben. Um eine Verbesserung zu erreichen, kannst du deine HPA-Achse mit den hier beschriebenen Strategien behandeln. Ab den 40ern beginnen deine Hormone, sich dramatisch zu verändern. Wenn das auf dich zutrifft, benötigst du womöglich zusätzliche Hilfe. Bitte lies dazu Kapitel 10.

Die synthetischen Progestine in der hormonellenVerhütung können die Dysfunktion der HPA-Achse verschlimmern[90].

Wie man eine Dysfunktion der HPA-Achse testet

Derzeit gibt es keine verlässliche Methode, um eine Dysfunktion der HPA-Achse zu untersuchen. Eine neue Studie hat alle möglichen Methoden inklusive eines Speicheltests für Cortisol untersucht und ist zu dem Schluss gekommen, dass keine eine präzise Vorhersage für Erschöpfung oder deren Symptome ist[91]. In Zukunft wird es womöglich bessere Testmöglichkeiten geben[92][93]. Bis dahin beurteile ich eine Dysfunktion der HPA-Achse auf der Basis von Symptomen und manchmal mittels eines Bluttests für das Adrenalinhormon *DHEAS*, welches bei chronischem Stress zu Defiziten neigt.

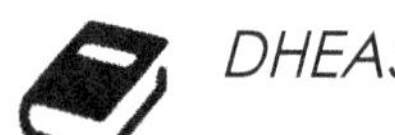
DHEAS

DHEAS (Dehydroepiandrosteron) ist ein steroides Hormon, das von der Nebennierendrüse hergestellt wird. Beim polyzystischen Ovarsyndrom (PCOS) ist es oft hoch und bei einer Dysfunktion der HPA-Achse niedrig. DHEAS nimmt mit zunehmendem Alter natürlich ab.

Deine Ärztin kennt die Begriffe „Nebennierenschwäche" und "Dysfunktion der HPA-Achse" womöglich nicht. Wenn du die „Nebenniere" gegenüber deiner Ärztin erwähnst, wird sie dich vermutlich auf Nebennierenrindeninsuffizienz oder Addison-Krankheit testen, eine seltene Autoimmunkrankheit der Nebenniere.

Ernährung und Lebensstil zur Regulierung der HPA-Achse

Erholung und Vergnügen sind die besten Behandlungen für deine HPA-Achse. Um deine Periodengesundheit wiederherzustellen, hast du nun die Erlaubnis, dir Zeit von der Arbeit und anderen Pflichten zu nehmen und sie stattdessen mit Dingen zu verbringen, die dir Freude machen. Vielleicht magst du Sport, Schwimmen oder Tanzen. Nimm dir dafür Zeit. Oder du gehst gerne zu Kunstausstellungen oder auf lange Spaziergänge. Dann nimm dir Zeit dafür. Wenn du lieber Yoga machst, Bücher liest oder kochst – was auch immer es ist, das du gerne tust, bitte nimm dir Zeit dafür. Schreib sie in deinen Kalender, wie du es auch mit einem Termin machen würdest. Es sind Termine mit dir selbst! Innerhalb von zwei Monaten wirst du das Resultat in deinem Gesundheits-Check sehen können.

Meditation, Massage und Yoga sind lauter hilfreiche Entspannungstechniken. Bitte wähle jene, die dir am besten gefällt.

Einen stabilen Blutzuckerspiegel zu bekommen kann die Funktion deiner HPA-Achse weiter verbessern. Die beste Art, um das zu tun, ist es, kleine Portionen an Proteinen mit jeder Mahlzeit, insbesondere zum Frühstück, zu essen. (Siehe den Abschnitt über Proteine weiter unten.)

Nahrungsergänzungsmittel und Kräutermedizin, um deine HPA-Achse zu regulieren

Magnesium ist der Schlüsselnährstoff, um dein Nervensystem zu beruhigen und deine HPA-Achse zu regulieren. Wir werden uns später in diesem Kapitel mit Magnesium beschäftigen, dem Wundermineral für Perioden.

Zink verbessert die Gesundheit des Hippocampus[94], jenem Teil des Gehirns, der die HPA-Achse beruhigt. Bitte lies dazu den Abschnitt über Zink, der später in diesem Kapitel kommt.

B Vitamine reduzieren wahrgenommenen Stress und lindern Ängstlichkeit[95].

Wie es funktioniert: B-Vitamine werden für die Synthese von beruhigenden Neurotransmittern wie GABA und Serotonin benötigt.

Was du sonst noch wissen solltest: Für allgemeinen Stress und Dysfunktion der HPA-Achse wähle bitte einen aktivierten B-Komplex, der auch Cholin enthält. Im B9- Vitamin-Folat (5-Methyltetrahydrofolat) steckt „aktiviertes" B-Vitamin in seiner natürlichen Form, anstatt der synthetisch hergestellten Form des Vitamins, Folsäure. Bei PMS und Perimenopause brauchst du womöglich zusätzliches Vitamin B6.

Rhodiola oder Rosenwurz ist ein natürliches Heilmittel, das in Island, Norwegen, Schweden und Russland traditionell als Energie- und Fruchtbarkeitstonikum verwendet wurde.

Wie es funktioniert: Es beruhigt deine HPA-Achse, indem es dein Gehirn vor Cortisol und stimulierenden Neurotransmittern beschützt[96]. In einer schwedischen Studie mit Rosenwurz und Placebos[97] hatten Teilnehmende nach der Einnahme von Rosenwurz einen niedrigeren Cortisolspiegel und bessere Ergebnisse auf Skalen zu Burnout und kognitiven Funktionen. Es schwächt auch Symptome von Depression[98].

Was du sonst noch wissen solltest: Ich empfehle 150–300 mg pro Tag aus einem standardisierten Präparat mit 2 Prozent des aktiven Bestandteils Rosavin. Du kannst *Rosenwurz* als Teil einer Kombiformel mit anderen *adaptogenen* Kräutern wie sibirischem Ginseng und Schlafbeere einnehmen. Um die besten Resultate zu erzielen, nimm zwei Mal täglich eine adaptogene Formel für mindestens drei Monate ein. *Rosenwurz* gehört in manchen Teilen der Welt zu den gefährdeten Arten, nimm daher bitte ein Produkt, das aus nachhaltigem Anbau stammt.

Adaptogen

In der Alternativmedizin ist ein Adaptogen ein Pflanzenextrakt, das dem Körper dabei hilft, sich an Stress anzupassen. Der Begriff wird von der wissenschaftlichen Gemeinschaft nicht anerkannt.

Schlaf

Schlaf ist ein weiteres wichtiges Mittel für eine gesunde Periode. Du wirst mehr davon profitieren, jede Nacht sieben oder acht Stunden guten Schlafs zu bekommen, als von jedem Nahrungsergänzungsmittel oder natürlichem Heilmittel, das wir in diesem Buch besprechen.

Warum ist Schlaf so wichtig für deine Hormone? Zum einen stabilisiert er deine HPA-Achse und den Cortisolspiegel. Er verbessert auch deine Insulinempfindlichkeit und reguliert den Ausstoß der Hormone LH, Östrogen und Progesteron.

Schlaf ist wichtiger als Bewegung. Hoffentlich hast du genug Zeit, um beides zu bekommen. Wenn du dich zwischen Schlaf und Bewegung entscheiden musst, entscheide dich für Schlaf!

Versuche jede Nacht mindestens sieben Stunden Schlaf zu bekommen. Wenn du Probleme beim Schlafen hast, nimm dir bitte einen Augenblick Zeit, um die womöglich zugrundeliegenden Ursachen in Betracht zu ziehen.

Mögliche Gründe für Schlaflosigkeit:
- Chronischer Stress
- Dysfunktion der HPA-Achse und erhöhtes Cortisol
- Niedriger Blutzucker
- Mangel an Zeit, abends *runterzukommen*
- Zu viel Koffein
- Magnesiummangel

- Schilddrüsenerkrankung
- Perimenopause
- Trauer
- Ängstlichkeit
- Depression
- Abends blauem Licht ausgesetzt zu sein (durch Bildschirme)

Blaues Licht kommt durch die Bestrahlung deines Fernsehers oder Telefons und ist schlecht für den Schlaf, weil es das Schlafhormon Melatonin beeinträchtigt. Eine einfache Lösung ist, dein Telefon zu dimmen und eine der Methoden anzuwenden, das blaue Licht zu reduzieren, wie mit dem Computer-Plugin *f.lux* oder der Telefonanwendung *Twilight*.

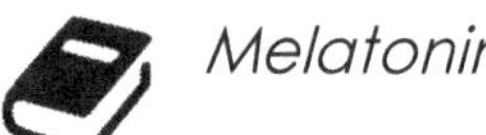

Melatonin

Melatonin ist ein Hormon, das von der Zirbeldrüse im oberen Teil deines Gehirns hergestellt wird.

Ergänzungsmittel und Pflanzenheilkunde für besseren Schlaf

Magnesium ist die beste Ergänzung, um gesunden Schlaf zu fördern. Bitte lies den Abschnitt zu Magnesium später in diesem Kapitel.

Melatonin kann als Ergänzungsmittel eingenommen werden. Ein Melatoninergänzungsmittel funktioniert besonders gut, wenn die Gründe für Schlaflosigkeit am Älterwerden, Depression oder Jetlag liegen.

Wie es funktioniert: Es fördert Schlaf.

Was du sonst noch wissen solltest: Ich empfehle 0,5 bis 3 mg zur Schlafenszeit. Es macht nicht abhängig und ist daher auch bei dauerhaftem Konsum sicher. Eine Vorsichtsmaßnahme: Melatonin reduziert Östrogen und kann die Fruchtbarkeit beeinträchtigen. Wenn du aber am polyzystischen Ovarsyndrom (PCOS) leidest, kann es den Eisprung und die Fruchtbarkeit *fördern* (siehe Kapitel 7).

Ziziphus ist eine Kräutermedizin aus der traditionellen chinesischen Medizin (TCM).

Wie es funktioniert: Es ist ein Beruhigungsmittel, das nicht abhängig macht[99].

Was du sonst noch wissen solltest: Es wird typischerweise mit Magnolia *(Magnolia officinalis)* kombiniert, um einen stärkeren Effekt zu erzeugen[100]. *Ziziphus* eignet sich für alle, aber besonders für Frauen in der Perimenopause, weil es Herzklopfen und Nachtschweiß reduziert. Dosiere es wie angewiesen.

Zu anderen hilfreichen kräutermedizinischen Hilfen für Schlaf zählen *Kava*, Baldrian, Magnolia, Passionsfrucht und Hopfen.

Bewegung

Regelmäßige Bewegung ist für eine gesunde Periode sehr förderlich.

Wie sich Bewegung auf die Periodengesundheit auswirkt:

- Reguliert deine Reaktion auf Stress und reduziert Cortisol
- Verbessert die Empfindlichkeit für Insulin, womit sich Probleme wie das polyzystische Ovarsyndrom (PCOS) vorbeugen oder behandeln lassen
- Verbessert die Durchblutung deiner Beckenorgane, stärkt deine Beckenbodenmuskeln und justiert deine Gebärmutter in deinem Becken
- Reduziert chronische Entzündung[101]

Welcher Art von Bewegung solltest du nachgehen? Unterm Strich: Jener, die du am meisten magst. Das wird es auf längere Sicht einfacher machen, ihr regelmäßig nachzugehen. Vielleicht ist es eher Mannschaftssport. Oder dir liegt Schwimmen, Tanzen, Spazierengehen oder Yoga. Jede dieser Aktivitäten ist gut für die Gesundheit deiner Periode.

Spezialthema: Ist zu viel Bewegung schlecht für die Periode?

Es gibt eine veraltete Vorstellung, dass bei zu viel Bewegung die Periode ausbleiben kann. Das liegt daran, dass manche Athletinnen die sogenannte „Athletische Triade" oder „Triade weiblicher Athletinnen" entwickelten, wobei es sich um Amenorrhö in Kombination mit einer Essstörung und reduzierter Knochenmineraldichte handelt. Der aktualisierte Begriff lautet *Relatives Energiedefizit im Sport* (RED-S) und wird definiert als „Energiedefizit abhängig von der Balance zwischen Nahrungsenergieaufnahme und Energieaufwand, welche für Gesundheit und tägliche Aktivitäten, Wachstum und sportliche Betätigung benötigt wird"[102].

Mit anderen Worten ist nicht Bewegung *an sich* das Problem, sondern nicht genug Energie (Essen) zu sich zu nehmen, um ein derartiges Level an Aktivität aufrechtzuerhalten. Wie wir in Kapitel 7 sehen werden, ist die Lösung, *mehr* zu essen.

Entzündungen beruhigen

Chronische Entzündung

Nun kommen wir zu einem sehr wichtigen Thema für gesunde Perioden: chronische Entzündung.

Chronische Entzündung ist ein wichtiger Faktor bei *allen* Arten von Menstruationsbeschwerden. Überrascht dich das? Wenn du an Entzündung denkst, denkst du womöglich an die Schmerzen und Rötungen, die in isolierten Teilen des Körpers wie Gelenken oder Haut auftreten. Es ergibt Sinn, dass Entzündungen gewisse Arten von Menstruationsbeschwerden wie zum Beispiel Schmerzen verursachen können.

Aber bei chronischer Entzündung geht es um mehr als nur um Schmerzen und Rötungen, um wesentlich mehr. Bei chronischer

Entzündung geht es um *Ganzkörperkommunikation.*

Die verschiedenen Teile deines Körpers müssen miteinander kommunizieren und deine Hormone sind ein wichtiger Teil dieser Kommunikation. Zum Beispiel kommuniziert deine Hypophyse über das Hormon FSH mit deinen Eierstöcken. Im Gegenzug kommunizieren deine Eierstöcke über die Hormone Östradiol und Progesteron mit *dem gesamten Rest deines Körpers.*

Es gibt Rezeptoren für Östradiol und Progesteron in *sämtlichen* Geweben deines Körpers, inklusive der Brüste, der Gebärmutter und dem Gehirn, aber auch in den Knochen, Muskeln, der Leber und dem Darm. Sogar deine Darmbakterien reagieren auf diese Hormone.

Deine Hormone sind wichtige Botenstoffe für eine gesunde Periode, aber sie sind nicht die einzigen Botenstoffe. Du hast andere chemische Botenstoffe, die von deinem Immunsystem gebildet werden. Sie haben Namen wie *TNF-alpha, IL-6 und IL-8.* Du musst die Namen aller chemischen Botenstoffe deines Immunsystems nicht lernen. Wir überlassen das den Biochemikern. Von jetzt an werden wir sie als *entzündungsfördernde Zytokine* bezeichnen.

Zytokine

Entzündungsfördernde Zytokine sind chemische Botenstoffe, die dein Körper verwendet, um Infektionen zu bekämpfen. Sie sind Teil der Entzündungsreaktion des Körpers.

Die primäre Aufgabe von entzündungsfördernden Zytokinen ist es, dich vor Infektionen und Krebs zu schützen. Das ist etwas Gutes.

Leider schalten sich entzündungsfördernde Zytokine auch in die Unterhaltung zwischen deinen Hormonen und deinem hormonempfindlichen Gewebe ein. Ihr Beitrag zur Unterhaltung ist größtenteils hinderlich. Zum Beispiel verlangsamen entzündungsfördernde Zytokine die Reaktion deiner Follikel auf FSH. Sie erschweren den Eisprung und beeinträchtigen die Produktion von Progesteron. Entzündungsfördernde Zytokine blockieren auch die Rezeptoren für deine wohltätigen Hormone Progesteron und das Schilddrüsenhormon und *überstimulieren* deine Rezeptoren für Östrogen.

Insgesamt sind entzündungsfördernde Zytokine ein tiefgreifendes Hindernis für eine gesunde Periode.

Wie kannst du entzündungsfördernde Zytokine reduzieren? Verzichte weitestgehend auf alles, das dein Immunsystem überaktiviert. Damit verzichtest du auf Quellen möglicher Entzündung.

Quellen für Entzündung

* Rauchen
* Stress
* Mangel an Bewegung
* Umwelttoxine
* Entzündungsfördernde Lebensmittel
* Ungesundes Darmmikrobiom

Rauchen ist extrem entzündungsfördernd, da Zigarettenrauch Cadmium, Pestizide und andere hormonschädigende, immunaktivierende Toxine beinhaltet. Solltest du Raucherin sein, ist dein erster Schritt also, damit aufzuhören.

Eine weitere Quelle für Entzündungen sind Umwelttoxine wie Plastik, Pestizide und Quecksilber. Toxine lassen sich schwer vermeiden, also mach dir darüber nicht allzu viele Gedanken. Ich habe im Abschnitt Umweltgifte in Kapitel 11 einige Tipps dazu.

Entzündungshemmende Ernährung

Gewisse Lebensmittel stimulieren dein Immunsystem dazu, entzündungsfördernde Zytokine zu bilden. Das bedeutet, dass deine Ernährung entzündungsfördernd sein kann. Das bedeutet aber auch, dass deine Ernährung entzündungs*hemmend* sein kann, was eine Möglichkeit der Behandlung birgt. Indem du deine Ernährung veränderst, kannst du Entzündungen wesentlich reduzieren.

Wo fängst du am besten an? Welche Lebensmittel sind entzündungsfördernd? Ich habe die wichtigsten fünf entzündungsfördernden Lebensmittel in drei Kategorien eingeteilt:

1. Störfaktoren für den Stoffwechsel: Zucker und Alkohol
2. Störfaktoren für die Verdauung und das Immunsystem: Weizen und Milchprodukte
3. Verarbeitete pflanzliche Öle

Zucker, Alkohol, Weizen, Milchprodukte und pflanzliche Öle. Das sind die fünf wichtigsten entzündungsfördernden Lebensmittel. Betrachten wir nun jedes davon im Detail und gehen dabei vernünftig vor.

Die folgenden Empfehlungen sind Richtlinien und keine starren Regeln, also sei nicht zu beunruhigt. Einige von euch werden manches davon komplett vermeiden müssen, wenn ihr eine schwere Empfindlichkeit habt. Aber viele von euch können wahrscheinlich eine kleine Menge entzündungsfördernder Lebensmittel tolerieren. Einige wenige Glückliche unter euch können problemlos Weizen und Milchprodukte essen.

Vergiss auch nicht, dass es sich dabei um nur fünf Lebensmittel handelt. Das bedeutet, dass eine Menge guter Lebensmittel übrig bleiben. Am Ende des Kapitels mache ich einige Vorschläge für eine gute Ernährung abseits dieser fünf Lebensmittel.

Entzündung des Stoffwechsels: Zucker und Alkohol

Entzündungsförderndes Lebensmittel #1: Zucker

Zucker verursacht Entzündungen auf eine Reihe von Arten. Zuerst verursacht es Gewebeschäden. Zucker klebt an deinen Zellen wie kleine Stücke Kaugummi und dein Immunsystem mag das nicht. Diese Art des „Zuckerschadens" nimmt es als Angriff wahr und stellt entzündungsfördernde Zytokine her, um sich dagegen zu wehren.

Die zweite Art, auf die Zucker Entzündungen verursacht, ist, dass er *Insulinresistenz* verursacht.

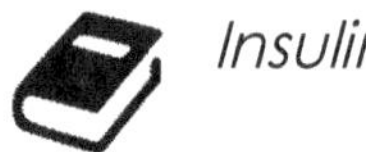

Insulin

Insulin ist ein Hormon, das von deiner Bauchspeicheldrüse hergestellt wird. Es stimuliert deine Leber und Muskeln dazu, Zucker aus deinem Blut aufzunehmen und ihn in Energie zu verwandeln.

Was ist Insulinresistenz?

Unter normalen Umständen steigt das Hormon Insulin nach dem Essen kurz an. Es stimuliert deine Leber und Muskeln dazu, Nahrungsenergie aus deinem Blut aufzunehmen und sie in Energie umzuwandeln. Das verursacht ein Abfallen des Blutzuckers und daraufhin ein Abfallen deines Insulinspiegels. Wenn du *insulinempfindlich* bist, sind während des Fastens sowohl Zucker- als auch Insulinwert bei einem Bluttest niedrig.

Wenn du *insulinresistent* bist, mag dein Blutzucker normal sein, dein Insulin aber hoch. Woran liegt das? Weil deine Bauchspeicheldrüse mehr und mehr Insulin machen muss, um ihre Nachricht überliefern zu können. Zuviel Insulin erzeugt Entzündungen und verursacht Gewichtszunahme. Es kann auch zu Diabetes und Herz-Kreislauf-Erkrankungen führen. Schlussendlich ist zu viel Insulin auch hinderlich für den Eisprung und stimuliert deine Eierstöcke dazu, mehr Testosteron zu produzieren, weshalb Insulinresistenz ein wichtiger Treiber hinter dem polyzystischen Ovarsyndrom oder PCOS ist (Kapitel 7).

Insulinresistenz

Insulinresistenz ist ein Zustand, in dem es den Zellen der Leber und der Muskeln trotz einer hohen Insulinausschüttung nicht gelingt, angemessen auf Insulin zu reagieren. Insulinresistenz ist der Vorläufer für Typ-2-Diabetes.

Wenn du Typ-2-Diabetes hast, leidest du unter Insulinresistenz.

Insulinresistenz lässt sich einfach mit einem Bluttest diagnostizieren. Bitte lies dazu Kapitel 7 für Testmöglichkeiten und Behandlungen.

Wie Zucker Insulinresistenz erzeugt

Zucker oder genauer *Fruktose* behindert die Insulinempfindlichkeit stärker als jedes andere Lebensmittel[103]. Mit Fruktose gezuckerte Getränke in deine Ernährung aufzunehmen kann innerhalb von nur acht Wochen Insulinresistenz herbeiführen[104]. Fruktose ist auch ein potenter Appetitsteigerer[105], weshalb Zucker dazu führen kann, dass du dich ständig hungrig fühlst.

Moment mal. Ist Fruktose nicht in Obst enthalten? Wie kann denn Obst ungesund sein? Ja, Fruktose ist auch in Obst enthalten, aber in kleinen Mengen. Eine kleine Menge Fruktose verursacht noch *keine* Entzündung oder Insulinresistenz, sondern *verbessert* die Insulinempfindlichkeit und Gesundheit. Eine kleine Menge Fruktose ist weniger als 25 Gramm pro Tag, was ungefähr die Menge ist, die in drei Portionen Obst steckt.

Im Gegensatz steckt in der üblichen amerikanischen oder westlichen Ernährung eine große Menge Fruktose. Wenn du dich „normal" ernährst, isst du mindestens 100 Gramm *zusätzlicher* Fruktose pro Tag und wahrscheinlich sogar mehr. Du beziehst sie aus all den süßen Dingen wie gesüßten Getränken, Süßigkeiten,

Schokolade, Nachspeisen, gesüßtem Joghurt und Frühstücksmüsli. Einige dieser Lebensmittel enthalten das Zuckerkonzentrat Maissirup, das aus 55 Prozent Fruktose und 45 Prozent Glukose besteht. Viele davon enthalten Rohrzucker oder Saccharose (Haushaltszucker), was sich mit 50 Prozent Fruktose und 50 Prozent Glukose nicht stark davon unterscheidet.

Du nimmst womöglich auch eine Menge Fruktose aus „natürlichem Zucker" wie Honig, Agavensirup, Datteln und Fruchtsaft zu dir. *Natürlicher Zucker ist dennoch Zucker.* Datteln zählen zum Beispiel zu den Lebensmitteln mit dem höchsten Zuckergehalt und ein 500-ml Glas Orangensaft enthält 45 Gramm Fruktose.

> **Die Auswirkungen von Fruktose** auf deine Gesundheit hängen von der *Menge* ab, die du konsumierst. Die kleine Menge in frischem Obst ist in Ordnung. Die große Menge in Fruchtsaft oder getrockneten Früchten kann Insulinresistenz verursachen oder verschlimmern.

Brauchst du eine schnelle Methode, um herauszufinden, wie viel Zucker in etwas steckt? Frag dich: „Schmeckt es richtig süss?" Wenn das der Fall ist, ist es eine *Nachspeise* – dann enthält es zu viel Zucker.

Wie viel Zucker solltest du also essen? Einfach gesagt: *Nicht* die 100 Gramm des zusätzlichen Zuckers der klassischen westlichen Ernährung.

Die 25 Gramm von natürlich vorkommendem Zucker, die in einer vollwertigen Ernährung enthalten sind, sind mit Sicherheit nicht schlecht. Das ist unabhängig von deiner Gesundheit, ganz egal, wie es um deine Gesundheit steht.

Die Weltgesundheitsorganisation (WHO) empfiehlt weitere 25 Gramm *zusätzlichen* Zucker zu essen. Wenn deine Insulinempfindlichkeit normal ist, kannst du das wahrscheinlich ohne Probleme tun.

Wenn du insulinresistent bist oder insulinresistentes PCOS hast, wärst du besser dran, Zucker ganz zu vermeiden.

Ich verstehe, dass es nicht einfach ist, mit Zucker aufzuhören, vor allem dann, wenn du süchtig bist. Für eine vollständige Diskussion und Ideen für Behandlungen, lies bitte den Abschnitt mit Zucker aufhören in Kapitel 7.

Sind Reis und Kartoffeln nicht genauso schädlich wie Zucker?

Zucker sind Kohlenhydrate, also was soll daran anders sein als an Reis und Kartoffeln? Sind sie nicht genauso schlecht? In einem Wort: Nein. Die meisten Stärken enthalten vor allem Glukose und sehr wenig Fruktose. Und Stärke beeinträchtigt die Insulinempfindlichkeit nicht auf derartig grundlegende Art und Weise wie Fruktose.

Glukose und Stärke *erhöhen* zwar Insulin und können daher Insulinresistenz verursachen, wenn du sehr viel Stärke und kaum etwas anderes isst. Das machst du hoffentlich nicht. Hoffentlich isst du eine moderate Menge an Stärke, gemeinsam mit anderen Lebensmitteln wie Fleisch und Gemüse (Proteine, Fett und Ballaststoffe), die die Aufnahme von Glukose im Körper verlangsamen und so deine Insulinreaktion bremsen.

Einer Mahlzeit Essig hinzuzufügen ist eine einfache Art, die Aufnahme von Glukose im Körper zu verlangsamen[106].

Es sei also gesagt: Zucker ist entzündungsfördernd und verursacht Insulinresistenz. In Maßen gegessen tut Stärke das nicht. Laut dem Forscher Richard Johnson von der University of Florida:

„Stärkebasierte Lebensmittel verursachen keine Gewichtszunahme wie zuckerbasierte Lebensmittel und verursachen auch nicht wie zuckerbasierte Lebensmittel das Metabolische Syndrom. Kartoffeln, Nudeln und Reis können im Vergleich zu Zucker ziemlich sicher sein. Ein Fruktose-Index kann eine bessere Methode sein, um die Risiken von Kohlehydraten in Bezug auf Fettleibigkeit zu beurteilen."[107]

Professor Richard Johnson

Entzündungsförderndes Lebensmittel #2: Alkohol

Über lange Zeit dachte man, dass kleine Mengen Alkohol gut für die Gesundheit sein könnten. Dieses Wunschdenken scheint zu Ende zu gehen, seit wir wissen, dass selbst wenige Getränke pro Woche über längere Zeit negative Auswirkungen auf die Gesundheit haben können[108].

Warum ist Alkohol entzündungsfördernd?

Erstens wird Alkohol oft gemischt mit zuckerhaltigen Getränken wie Tonic oder Fruchtsaft getrunken. In dieser Kombination fügst du dir doppelten Schaden aus dem entzündungsfördernden Lebensmittel #1 (Zucker) *und* dem entzündungsfördernden Lebensmittel #2 (Alkohol) zu.

Wenn du gelegentlich dennoch Alkohol trinken möchtest, entscheide dich am besten für eine nicht-zuckerhaltige Art wie trockenen Wein oder Bier.

Zweitens schrumpft bei längerfristigem Konsum von Alkohol das Gehirn, inklusive dem Hippocampus, also jenem Teil des Gehirns, der die HPA-Achse oder das Stressreaktionssystem reguliert. Das Ergebnis kann eine Fehlregulation deiner Stressreaktion oder der HPA-Achse sein[109].

Das war aber noch nicht alles. Alkohol verursacht Insulinresistenz[110], schädigt die Darmbakterien[111], verhindert die Aufnahme von Nährstoffen, beeinträchtigt die Entgiftung und entleert ein wichtiges entzündungshemmendes Molekül namens Glutathion.

Glutathion

Glutathion ist ein starkes Antioxidationsmittel und ein Immunregulator. Jede Zelle in deinem Körper stellt Glutathion her und jede Zelle benötigt es. Seine primäre Aufgabe ist es, freie Radikale zu fangen und Toxine zu eliminieren, aber es *reduziert auch entzündungsfördernde Zytokine*. Eine der besten Arten, Glutathion zu unterstützen, ist Alkohol zu reduzieren oder ganz zu vermeiden. Im letzten Kapitel Fortgeschrittene Problemlösungen werden wir uns mit anderen Methoden, Glutathion zu unterstützen, auseinandersetzen.

Alkohol beeinträchtigt die gesunde Freigabe von Östrogen, weshalb Trinkerinnen mehr Östrogen und ein größeres Risiko für Brustkrebs aufweisen[112].

Wie lautet also das Urteil über Alkohol? Du kannst gelegentlich Wein oder Bier trinken, aber als Frau solltest du bitte nicht mehr als vier oder fünf Gläser pro Woche trinken. Bitte trinke auch nicht mehr als zwei Gläser auf einmal.

Standardgetränk

Ein Standardgetränk in Amerika enthält 18 ml Alkohol, was 350 ml Bier oder 150 ml Wein entspricht. Ein Standardgetränk in Deutschland enthält etwa 13 ml Alkohol.

Verdauung und Entzündung des Immunsystems: Nahrungsmittelempfindlichkeit

Zucker und Alkohol sind entzündungsfördernd aufgrund ihrer Auswirkungen auf Insulin und Glutathion. Lebensmittelempfindlichkeiten wie auf Weizen und Milchprodukte werden anders hervorgerufen. Sie sind aufgrund ihrer Auswirkungen auf die Verdauung und das Immunsystem entzündungsfördernd.

Um das besser zu verstehen, musst du zuerst verstehen, dass dein Immunsystem und Verdauung *nicht voneinander zu unterscheiden* sind. Sie bilden in einem gewissen Sinne eine Einheit. Achtzig Prozent deines Immunsystems sind mit deiner Verdauung verbunden, wo es in konstanter Kommunikation mit dem Darm und den Darmbakterien steht. Eine „Lebensmittelempfindlichkeit" oder eine „Lebensmittelintoleranz" tritt dann auf, wenn Lebensmittel deine Darmbakterien verstimmen oder deine Darmschleimhaut entzünden und dabei bewirken, dass dein Immunsystem entzündungsfördernde Zytokine erzeugt.

Eine Lebensmittelintoleranz ist *jede nachteilige Reaktion auf ein Lebensmittel.* Es ist eine breitere und komplexere Reaktion als eine Lebensmittelallergie.

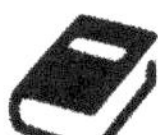

Lebensmittelempfindlichkeit

Lebensmittelempfindlichkeit ist eine breite Kategorie negativer Reaktionen auf Lebensmittel. Oft handelt es sich um eine verspätete Reaktion, die entzündungsfördernd Zytokine umfasst. Eine Lebensmittelempfindlichkeit unterscheidet sich von einer tatsächlichen Lebensmittelallergie.

Lebensmittelallergie

Eine Lebensmittelallergie ist eine unmittelbare Reaktion auf Lebensmittel. Sie wird von einem Teil des Immunsystems namens lgE Antikörper (Immonglobulin E) vermittelt und verursacht Symptome wie Ausschlag und geschwollene Atemwege.

Zu den häufigen Symptomen einer Lebensmittelempfindlichkeit zählen Dinge wie Kopfschmerzen, Gelenkschmerzen, Blähungen und Heißhunger. Natürlich können viele dieser Symptome auch anderen Ursachen zugerechnet werden, weshalb die „Lebensmittelempfindlichkeit" ein kontrovers diskutiertes

Thema ist.

Ist dir aufgefallen, dass *Heißhunger* ein Symptom für eine Lebensmittelempfindlichkeit ist? Sogar sehr oft bezieht sich der Heißhunger auf das Lebensmittel, das die Empfindlichkeit (Weizen oder Milchprodukte) verursacht, aber sie kann auch als Heißhunger auf *Zucker* zum Ausdruck kommen (entzündungsförderndes Lebensmittel #1).

Darmdurchlässigkeit (Intestinale Permeabilität)

Du hast ein größeres Risiko für eine Lebensmittelempfindlichkeit, wenn du an einer Verdauungskrankheit namens *Darmdurchlässigkeit* leidest. Was bedeutet, dass deine Darmwände „undicht" sind und sie Proteinen aus Lebensmitteln erlauben, in deinen Körper zu gelangen. Das Ergebnis dieser Durchlässigkeit ist eine chronische Entzündung[113]. Für mehr Information lies bitte den Abschnitt Darmdurchlässigkeit in Kapitel 11.

Welche Lebensmittel verursachen Lebensmittelempfindlichkeiten?

Jedes Lebensmittel kann potentiell eine Lebensmittelempfindlichkeit als Reaktion hervorrufen, aber die häufigsten Lebensmittel, bei denen dies passiert, sind Weizen- und Milchprodukte. Basierend auf klinischen Anzeichen (die ich weiter unten erkläre) sind Weizen und Milchprodukte jene entzündungsfördernden Lebensmittel, die ich meinen Patientinnen am häufigsten rate zu vermeiden. In achtzig Prozent der Fälle führt das innerhalb von drei Monaten zu einem Ergebnis. Falls nicht, ziehe ich andere häufige Lebensittelempfindlichkeiten wie Eier, Schokolade, Fisch, Nüsse und Lebensmittel mit hohem Histamingehalt in Betracht (mehr dazu weiter unten).

Ein entzündungsförderndes Lebensmittel aus deiner Ernährung zu entfernen kann viel mehr Gutes für dich tun, als es ein Nahrungsergänzungsmittel es je könnte.

Entzündungsförderndes Lebensmittel #3: Weizen

Du hast womöglich widersprüchliche Meinungen zu Weizen und dem darin enthaltenen Gluten gehört, von denen manche sagen, dass Gluten die Wurzel allen Übels ist, aber andere wiederum meinen, dass es völlig in Ordnung ist. Es gibt einen Grund für die Kontroverse: Weizen hat auf manche Menschen größere Auswirkungen als auf andere. Es hängt von deiner genetischen Anfälligkeit und vom Zustand deines Magenmikrobioms ab, sowie davon, ob du an Darmdurchlässigkeit leidest.

Für einige wenige Glückliche unter euch ist Weizen nicht entzündungsförderlich und kein Problem für die Periodengesundheit. Für die große Mehrheit von euch *ist* Weizen aber ein Problem. Zieh zum Beispiel Meagans Geschichte in Betracht (Kapitel 1), deren unregelmäßige Periode auf Weizen zurückzuführen war. Weizen ist auch eine Mitursache von prämenstrueller Migräne (Kapitel 8) und Endometriose (Kapitel 9).

Auf der Basis meiner Erfahrungen mit Tausenden von Patientinnen kann ich sagen: Immer dann, *wenn* Weizen ein Problem ist, ist es ein *großes* Problem. Ich prognostiziere, dass Weizen für mindestens eine von zehn Frauen ein großes Problem ist. Daher zähle ich es auch an dritter Stelle der entzündungsfördernden Lebensmittel. Für sechs in zehn von euch ist Weizen ein kleines Problem. Für die Übrigen ist Weizen wahrscheinlich kein Problem.

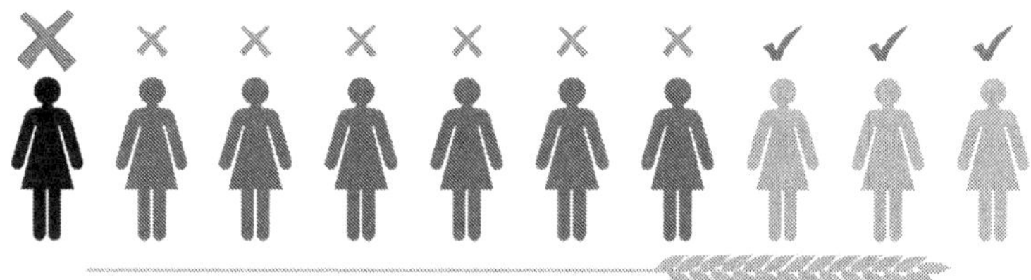

Bild 8 - Weizenempfindlichkeit

Was ist das Problem mit Weizen?

Weizenallergie

Du könntest eine richtige lgE-vermittelte Weizenallergie haben, die ein Immunologe mittels einer gewöhnlichen „Ritzprobe" feststellen kann. Symptome einer Weizenallergie können innerhalb von Minuten oder Stunden auftreten und bis zum Anaphylaktischen Schock führen.

Gluten und Zöliakie

Du könntest auf Gluten reagieren, wobei es sich um ein entzündungsförderndes Protein in Weizen und anderen Getreidesorten handelt. Wenn deine Reaktion auf Gluten stark genug ist, wird dein Bluttest positiv auf Zöliakie ausschlagen. Damit der Test akkurat ist, musst du über einige Wochen Gluten konsumieren. Daher ist es wichtig, Zöliakie auszuschließen, *bevor* du Gluten von deiner Speisekarte verbannst.

Gluten ist in Weizen, Dinkel, Roggen, Gerste und möglicherweise auch in Haferflocken zu finden. *Kein* Gluten ist in Reis, Mais, Hirse, Quinoa, Buchweizen und Kartoffeln enthalten.

Zöliakie wird immer häufiger, betrifft aber nach wie vor nur etwa eine von hundert Personen. Leider haben womöglich viele von euch, die negativ auf Zöliakie getestet wurden, dennoch ein erhebliches Problem mit Gluten. Dabei handelt es sich um etwas, das sich *Nicht-Zöliakie Glutenempfindlichkeit* oder *Nicht-Zöliakie-Nicht-Weizenallergie-Weizensensitivität* (NCGS) nennt.

Nicht-Zöliakie-Glutenempfindlichkeit (NCGS)

Die Existenz von Nicht-Zöliakie-Glutenempfindlichkeit wurde lange Zeit von Forschern und Ärzten nicht anerkannt, aber das hat sich mittlerweile geändert. Die meisten Experten erkennen an, dass es sich dabei um eine entzündungsbasierte Krankheit handelt, die sich mit digestiven und *nicht*-digestiven Symptomen äußern kann[114][115][116]. Mit anderen Worten könntest du ein ernsthaftes Problem mit Gluten haben und dabei *keinerlei* digestive Symptome haben. Eine Studie fand heraus, dass Menschen mit Nicht-Zöliakie-Glutenempfindlichkeit beim

Konsum von Weizen Depressionen erleben[117].

Symptome von Nicht-Zöliakie-Glutenempfindlichkeit (NCGS)

- Depression
- Unfähigkeit, Gewicht zuzunehmen
- Unfähigkeit, Gewicht zu verlieren
- Reizdarmsyndrom (RDS)
- Ulzera in der Mundhöhle
- Kopfschmerzen
- Migräne
- Brain Fog (Gedächtnisverlust)
- Gelenk- und Muskelschmerzen
- Taubheit in Beinen oder Armen
- Ekzeme
- Psoriasis
- Autoimmunerkrankung

Symptome einer Nicht-Zöliakie-Glutenempfindlichkeit können Tage oder selbst Wochen auftreten, *nachdem* der Körper dem Gluten ausgesetzt war.

Forscher drängen darauf, Glutenempfindlichkeit zu verstehen und eine Diagnosemöglichkeit zu entwickeln. In der Zwischenzeit ist die beste Methode, um sich selbst zu testen, der Versuch, auf Weizen für *mindestens* acht Wochen zu verzichten und die Ergebnisse zu betrachten. Du musst deshalb acht Wochen warten, weil es so lange dauert, bis die Entzündungsreaktion abklingt.

FODMAPs

Für manche von euch mag das Problem nicht Gluten sein, sondern ein anderer Bestandteil von Weizen namens Fruktan oder Fructooligosaccharide. Fructooligosaccharide sind mehrere Kohlenhydrate, die zusammen „FODMAPs" genannt werden.

Der Begriff FODMAP ist eine Abkürzung, die von Forschern der

Monash University in Australien geprägt wurde. Der Begriff setzt sich aus fermentierbaren Oligo-, Di-, Monosacchariden und Polyolen zusammen, die allesamt Arten von Kohlenhydraten sind.

> **FODMAPs**
>
> FODMAPs (Fermentierbare Oligo-, Di-, Monosaccharide und Polyole) sind kurzkettige Kohlenhydrate, die nur schlecht im Dünndarm absorbiert werden.

FODMAPs kommen in Weizen, Hülsenfrüchten, Obst und einigen Gemüsesorten vor. Wenn du sie nicht ordentlich absorbieren kannst, gären sie in deinem Dünndarm und verursachen eine Entzündung. Das wesentliche Symptom eines Problems mit den FODMAP sind Blähungen und Symptome des Reizdarmsyndroms. Die Wahrscheinlichkeit hierfür steigt, wenn du ein Verdauungsproblem namens Dünndarmfehlbesiedelung (auch SIBO genannt) hast. Für mehr Informationen über SIBO und FODMAPs, lies bitte den Abschnitt gesunde Verdauung in Kapitel 11.

> **Dünndarmfehlbesiedelung (SIBO)**
>
> Dünndarmfehlbesiedelung (SIBO) ist die Fehlbesiedelung deines Dünndarms mit normalen Darmbakterien.

> **TIPP** **Dinkel ist die Urform von Weizen** und ein beliebter Ersatz für Weizen. Dinkel enthält wenig Gluten, aber keine FODMAPs, und ist damit einfacher zu verdauen als Weizen.

Entzündungsförderndes Lebensmittel #4: Milchprodukte

Die zweithäufigste Lebensmittelempfindlichkeit tritt durch

Milchprodukte auf. Nur die Empfindlichkeit auf Weizen kommt häufiger vor.

Das Problem mit Milchprodukten ist nicht ihr Fettgehalt oder die Laktose, obwohl manche Leute Schwierigkeiten mit der Verdauung von Laktose haben. Das Problem mit Milchprodukten ist ein Protein namens Kasein A1 (auch Casomorphin oder BCM7 genannt). Für einige von euch ist Kasein A1 entzündungsfördernd, weil es – wie Gluten auch – euer Immunsystem dazu anregt, entzündungsfördernde Zytokine zu produzieren[118][119]. Kasein A1 reduziert auch die Produktion des natürlichen entzündungshemmenden Moleküls Glutathion[120].

Zum Glück erzeugt Kasein A1 nicht bei allen Menschen Entzündungen. Wenn du keine Anzeichen einer Kaseinempfindlichkeit hast, dann fehlt dir wahrscheinlich das Verdauungsenzym, das Kasein A1 in sein entzündliches Stoffwechselprodukt verwandelt (BCM-7). Du kannst daher normale Kuhmilchprodukte vertragen.

Anzeichen einer Kaseinempfindlichkeit

Hast du als Kind an wiederkehrender Mandelentzündung oder Ohrenentzündungen gelitten? Für mich ist das ein klares Anzeichen einer Kaseinempfindlichkeit: Kasein hat damals deine Immunfunktion beeinträchtigt. Diese Symptome aus der Kindheit haben sich wahrscheinlich ausgewachsen, aber die Immunstörung ist deswegen nicht verschwunden. Als Erwachsene manifestiert sie sich in Symptomen wie Heuschnupfen, Sinusinfektionen, Atemwegsinfektionen, Ekzemen und Asthma.

Ich würde argumentieren, dass andere Symptome einer Kaseinempfindlichkeit bei Erwachsenen Akne, Periodenschmerzen, PMS, starker Menstruationsfluss und *Histaminintoleranz* sind.

 *Histaminintoleranz*

Histaminintoleranz ist der Zustand von zuviel Histamin im Körper und seiner gesteigerten Empfindlichkeit. Sie kann Kopfschmerzen, Ängstlichkeit, Schlaflosigkeit, Gedächtnisschwierigkeiten, Ausschlag und eine verstopfte Nase verursachen oder verschlimmert Symptome wie Akne, PMS oder Periodenschmerzen.

Histaminintoleranz

Was ist Histamin? Du kennst es am ehesten als jenen Teil des Immunsystems, der Allergien und Schwellungen verursacht. Aber Histamin hat noch eine Reihe von anderen Aufgaben. Es reguliert die Magensäure, stimuliert das Gehirn und spielt eine Schlüsselrolle beim Eisprung und der weiblichen Fortpflanzung[121]. Histamin wirkt sich auch auf die Libido aus[122], indem es die Libido steigert und Antihistamin sie senkt.

Dein Körper *erzeugt* Histamin. Lebensmittelempfindlichkeiten auf Milchprodukte *stimulieren* Histamin und viele verschiedene Nahrungsmittel wie zum Beispiel fermentierte Lebensmittel *enthalten* Histamin. Wenn du gesund bist, sollte dein Körper in der Lage sein, all dieses Histamin mittels eines Enzyms namens Diaminoxidase (DAO) zu beseitigen. Wenn zu viel Histamin in den Körper hereinkommt oder nicht genug hinausgeht (oder beides), wirst du Symptome einer *Histaminintoleranz* entwickeln.

Histaminintoleranz tritt häufiger bei Frauen auf und verschlimmert sich oft zum Eisprung und kurz vor der Periode. Warum? Weil da das Östrogen im Vergleich zum Progesteron hoch ist und *Östrogen den Histamingehalt erhöht*. Östrogen tut das, indem es dein Immunsystem stimuliert, mehr Histamin zu produzieren[123] und das DAO-Enzym, welches Histamin zerteilt, nach unten zu regulieren[124]. Zur selben Zeit stimuliert Histamin die Eierstöcke, mehr Östrogen zu bilden[125].

Das Resultat ist ein Teufelskreis aus *Östrogen* → *Histamin* → *Östrogen* → *Histamin.*

Histamin zu reduzieren könnte dir bei PMS, Periodenschmerzen und starken Perioden helfen. Das bedeutet für gewöhnlich, Kuhmilchprodukte und Lebensmittel mit hohem Histamingehalt z.B. Rotwein zu vermeiden sowie Vitamin B6 einzunehmen, welches das Enzym, das Histamin spaltet, nach oben reguliert[126]. Wir werden im Abschnitt zur Histaminintoleranz in Kapitel 8 mehr über die Behandlungen sprechen.

Eine wichtige Warnung: Histamintoleranz ist noch keine anerkannte medizinische Diagnose, weshalb deine Ärztin womöglich nicht darüber sprechen möchte.

Meine Patientin Nina ist ein Beispiel dafür, wie dramatisch sich Milchprodukte auf Perioden auswirken können.

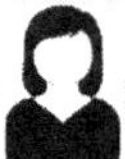

Nina: Dramatische Verbesserung durch das Vermeiden von Milchprodukten

Nina ging es nicht gut. Sie kam aufgrund einer schlimmen prämenstruellen Ängstlichkeit zu mir, aber sie hatte noch eine Reihe anderer Beschwerden wie zum Beispiel Heuschnupfen, juckende Ohren und wiederkehrende Kopfschmerzen. Sie litt an Verstopfung, Flüssigkeitseinlagerungen und starken Heißhungerattacken auf Zucker. Es fiel ihr auch schwer, Gewicht abzunehmen.

Alle ihre Bluttests fielen normal aus.

Ich: „Hattest du als Kind wiederkehrende Mandelentzündungen oder Ohrinfektionen?

Nina: „Ja, ich hatte Schläuche in meinen Ohren." Sie meinte die kleinen Schläuche, die man Kindern in die Ohren einführt, um die Ansammlung von Flüssigkeit im Mittelohr auszuleiten.

Ich: „Es ist notwendig, dass du für ein paar Monate auf alle normalen Kuhmilchprodukte verzichtest. Dazu gehören Käse, Joghurt, Milch und Eis. Du kannst aber noch Butter und Ziegenkäse essen."

Nina: „Aber ich liebe diese Lebensmittel!"

Ich: „Ja, ich weiß." (Heißhunger auf Lebensmittel, auf die man empfindlich ist, kommt häufig vor, vor allem bei Kuhmilchprodukten.)

„Aber du wirst erstaunt sein, wie viel besser du dich fühlen wirst. Bitte versuch es."

Ich verschrieb ihr auch Magnesium und Vitamin B gegen ihr PMS und hörte dann vier Monate lang nichts von ihr.

Als sie wiederkam, war sie begeistert.

„Ich habe mich fast vom ersten Tag an besser gefühlt, als ich die Milchprodukte wegließ," sagte sie. „Die Flüssigkeitseinlagerungen gingen weg und es war tatsächlich so, als würde ich *die Luft aus mir rauslassen.* "

Sie erzählte mir noch, dass sich ihre Verdauung immens verbessert hatte und dass sie ihre Medikamente gegen Heuschnupfen nicht mehr brauchte. Sie hatte keine Kopfschmerzen mehr und hatte 10 Kilogramm abgenommen.

„Wie ist es mit deiner prämenstruellen Reizbarkeit?" fragte ich.

„Ich habe keine mehr."

Nina benötigte keine weiteren Termine mit mir.

Nina hatte eine relativ starke Empfindlichkeit gegenüber Kuhmilchprodukten, von der vermutlich eine von zwanzig Patientinnen betroffen ist. Diese Art der Empfindlichkeit unterscheidet sich von einer richtigen Milchallergie und es gibt keine Möglichkeit, sie zu testen.

Selbst wenn du keine starke Empfindlichkeit so wie Ninas hast, könntest du eine mildere Version einer Empfindlichkeit auf Kasein A1 oder Kuhmilchprodukte haben, die sich auf deine Periode auswirken könnte.

Meine klinische Beobachtung ist, dass einer der besten ersten Behandlungsschritte bei vielen Beschwerden mit der Periode (einschließlich PMS, Akne, Endometriose und starken Perioden) ist, **die normalen Kuhmilchprodukte nicht mehr zu essen**.

Milchersatzprodukte

Wenn du ein Problem mit Kuhmilchprodukten hast, kannst du auf nicht-milchhaltige Alternativen wie Reismilch, Kokosmilch und Mandelmilch umsteigen. Du kannst auch gelegentlich kleine Mengen Sojamilch konsumieren, solange du kein Problem mit deiner Schilddrüse hast – lies dazu den Abschnitt „Soja" weiter unten. Du kannst auch Milchprodukte von Ziegen, Schafen, Büffeln, Guernsey-Rindern oder teilweise von Jersey-Kühen konsumieren.

Ziegen-, Schaf- und Guernsey-Milchprodukte sind in Ordnung

Das Milcheiweiß A1-Kasein kommt in der Milch von Holsteinkühen vor (die in den USA, Kanada, Australien und Großbritannien vorherrschend sind). In der Milch von Ziegen, Schafen, Büffeln, Guernsey-Rindern ist gar kein A1-Kasein enthalten und Jersey-Kühen wenig bis keins, daher ist deren Milch nicht entzündungsfördernd. Wenig Kasein ist außerdem in Sahne, Butter oder Ricotta (weil es ein Molkenkäse ist) enthalten.

> **TIPP** **Albumin aus Molke ist das andere Protein** in Milchprodukten. Es gibt keinen Beleg dafür, dass Albumin entzündungsfördernd ist. Außer wenn du eine Molkenallergie hast (die selten vorkommt), ansonsten kannst du problemlos das Protein aus Molke konsumieren.

Was ist mit Calcium?

Du kannst all das Calcium, das du brauchst, aus Milchprodukten vom Jersey-Rind, Guernsey-Rind, Ziegen und Schafen beziehen. Zu anderen guten Quellen für Calcium zählen Mandeln und grünes Blattgemüse. Eine neue Harvard-Studie kommt zu dem Schluss, dass Menschen *keinen Nährstoffbedarf an Tiermilch haben*[127].

Butter

In Butter ist wenig Kasein enthalten, daher ist sie nicht so entzündungsfördernd wie andere Milchprodukte. Butter versorgt dich außerdem mit nützlichen Nährstoffen wie Vitamin A, Vitamin D, Vitamin E, Jod und Selen. Um die Pestizide und Antibiotika, die sich in Milchfett sammeln, zu vermeiden, nimm am besten Butter aus biologischem Anbau.

Transfette und Omega-6-Entzündung

Entzündungsförderndes Lebensmittel #5: pflanzliches Öl

Verarbeitete Lebensmittel und Fastfood werden aus ungesunden pflanzlichen Ölen wie Soja, Mais, Raps und Baumwollsaat hergestellt. Lebensmittelhersteller verwenden diese (teilweise gehärteten) Fette, weil sie billig und lange haltbar sind. Ihre lange Haltbarkeit rührt daher, dass sie Transfette enthalten, die so giftig sind, dass selbst Bakterien sie nicht essen.

> *Transfette*
>
> Transfette sind eine Art von Fett, die bei der Verarbeitung oder Hydrierung von pflanzlichen Ölen entstehen.

Lebensmittelbehörden haben damit begonnen, Transfette zu verbieten, was großartig ist. Aber es gibt noch ein weiteres Problem mit pflanzlichen Ölen: mehrfach ungesättigte Omega-6-Fettsäuren. Omega-6-Öl ist gesund und in den kleinen Mengen notwendig, die du aus Nüssen, Kernen und braunem Reis beziehst. In großen Mengen fördern Omega-6-Fettsäuren die entzündlichen Prostaglandine. Omega-3-Öle produzieren hingegen *entzündungshemmende* Prostaglandine.

Das Verhältnis von Omega-6- zu Omega-3-Fettsäuren sollte *niedrig* sein. Anders gesagt solltest du *wenig* Omega-6- und *mehr* Omega-3-Fette konsumieren. Die beste Art, das zu erreichen, ist, indem du auf bestimmte pflanzliche Öle verzichtest und so deine Aufnahme von Omega-6-Fettsäuren reduzierst. Nimm zum Beispiel gesundes Olivenöl, Butter, Kokosöl oder Avocado anstatt pflanzliche Öle aus Mais oder Soja. Gleichzeitig solltest du deine Aufnahme von Omega-3-Fettsäuren erhöhen, indem du Meeresfrüchte, Eier aus biologischer Haltung und Rind aus Weidehaltung konsumierst. Du kannst als Ersatz auch täglich 1000 bis 2000 mg Fischöl oder Krillöl einnehmen.

Olivenöl ist gesund.

Obwohl es streng genommen ein pflanzliches Öl ist, ist Olivenöl keine Quelle für Omega-6-Fettsäuren. Stattdessen enthält Olivenöl nützliche einfach ungesättigte Fettsäuren. Bitte nimm ein Qualitätsprodukt, da Olivenöl manchmal mit anderen Pflanzenölen gepanscht wird.

Spezialthema: Was ist mit Kaffee?

Die Milch und der Zucker im Kaffee wirken entzündungsfördernd, aber Kaffee an sich – schwarzer, biologischer Kaffee – ist *nicht* entzündungsfördernd. Tatsächlich können die Polyphenole in Kaffee Entzündungen sogar *reduzieren*[128], was gut für Perioden sein kann. Der andere Nutzen von Kaffee ist die Verbesserung der Insulinempfindlichkeit[129] und die Förderung eines gesunden Östrogenstoffwechsels bzw. die Entgiftung bei manchen Frauen[130]. Der moderate Konsum von Kaffee scheint auch das Risiko für Brustkrebs zu senken[131].

Andererseits wurden hohe Dosen von Koffein auch mit starken Perioden in Verbindung gebracht[132], und Kaffein ist eine stimulierende Droge. Zu viel Kaffee kann Nervosität und Schlaflosigkeit verursachen und die HPA-Achsen-Dysfunktion verschlechtern. Deine Toleranz hängt von deiner allgemeinen Fähigkeit ab, Kaffein zu verstoffwechseln und auch davon, ob du die Pille nimmst, weil sie den Koffeinstoffwechsel beeinflusst[133].

Entzündungshemmendes Gemüse

Gemüse reduziert Entzündungen auf mehrere Weisen. Zuallererst versorgen Gemüsesorten den Körper mit wichtigen Nährstoffen wie Vitamin C, Folsäure und Magnesium. Sie ernähren aber auch die Darmbakterien und liefern einen wichtigen Cocktail entzündungshemmender Phytonährstoffe.

Phytonährstoffe sind natürlich vorkommende pflanzliche Chemikalien. Sie haben Namen wie Polyphenole, Flavonoide, Lutein und Resveratrol. Es gibt Tausende von Phytonährstoffen, deren Nutzen für die Gesundheit und zur Vermeidung von Krankheiten wir eben erst beginnen zu verstehen. So dachten wir zum Beispiel, dass Phytonährstoffe lediglich Antioxidantien sind. Wir wissen nun, dass sie direkt mit den Zellen und der DNA kommunizieren. Phytonährstoffe modifizieren den hormonellen Stoffwechsel und die Hormonfunktion. Sie schalten entzündungsfördernde Gene *aus* und entzündungshemmende, Anti-Aging-Gene *an*.

Einige Phytonährstoffe sind als Ergänzungsmittel erhältlich. Als zwei Beispiele wird in diesem Buch auf Resveratrol und Diindolylmethan (DIM) eingegangen.

Phytonährstoffe sind eine wunderbare Medizin. Um ihre Wirksamkeit zu nutzen, iss so viel Obst und Gemüse, wie du kannst. Fülle deinen Kühlschrank jede Woche auf und iss dann alles auf.

Wie du deinen Kühlschrank mit Gemüse auffüllst:

1. Plane einen wöchentlichen Ausflug zu einem Markt in deiner Nähe
2. Trage dich für eine wöchentliche Lieferung einer Gemüsekiste ein
3. Pflanze dein eigenes Gemüse und Kräuter an

Phytoöstrogene (Pflanzenöstrogene)

Phytoöstrogene sind eine spezielle Gruppe der Phytonährstoffe. Sie werden Phytoöstrogene genannt, weil sie einen schwachen, östrogenartigen Effekt bewirken, aber sie sind kein Östrogen. Phytoöstrogene binden sich so schwach an Östrogenrezeptoren, dass sie eher als *Anti*-Östrogene agieren, was bei Symptomen von einem Östrogenüberschuss wie bei starken Perioden nützlich sein kann.

Phytoöstrogene kommen in pflanzlichen Lebensmitteln wie Nüssen, Vollkorn, Hülsenfrüchten und Gemüse in knalligen Farben vor. In kleinen Mengen sind sie in Ordnung und sogar gesund[134]. In großen Mengen können sie Perioden leichter machen und bisweilen sogar den Eisprung unterdrücken. Bitte lies dazu mehr in Kapitel 9 „Ein kurzer, leichter Zyklus: Patientengeschichte".

Die bekanntesten Phytoöstrogene sind Lignane aus Leinsamen und Isoflavone aus Soja.

Soja

Isoflavone in Soja sind ein starkes Phytoöstrogen oder *Anti*östrogen.

In großen Mengen gegessen können Isoflavone Perioden schwächer machen oder gänzlich stoppen, aber in *kleinen* Mengen (wie in der Edamamebohne und Tofu) ist der Antiöstrogen-Effekt von Soja *nützlich*. Er kann zum Beispiel PMS verhindern, Perioden erleichtern und das Risiko für Brustkrebs reduzieren[135].

Vor der Menopause sind Phytoöstrogene *Anti*-Östrogene, weil sie Östradiol blockieren. Nach der Menopause sind sie leicht *Pro*östrogen, weil es da weniger Östradiol zu blockieren gibt. Deswegen können Isoflavone und andere Phytoöstrogene Symptome der Menopause wie Hitzewallungen erleichtern.

Zuviel Soja blockiert ein Enzym namens Thyreoperoxidase in der Schilddrüse und kann eine Schilddrüsenunterfunktion verursachen[136]. Wenn du ausreichend Jod konsumierst, ist die Wahrscheinlichkeit dafür geringer.

Ernähre dich gesund

Gute Perioden benötigen gute Ernährung. In diesem Abschnitt werden wir all die Makronährstoffe und Mikronährstoffe ansehen, die dein Körper braucht, um einen gesunden Zyklus zu haben.

Makronährstoffe

Makronährstoffe sind Substanzen, die du in relativ großen Mengen benötigst und aus der Nahrung beziehst.

> *Mikronährstoffe*
>
> Mikronährstoffe sind Substanzen, die du in kleinen Mengen benötigst und aus der Nahrung beziehst.

Makronährstoffe für eine gesunde Periode

Die primären Makronährstoffe sind Protein, Stärke und Fett. Du benötigst eine adäquate Versorgung mit allen drei Makronährstoffen auf täglicher Basis.

Protein

Protein (= Eiweiße) ist essenziell für die Gesundheit der Periode, weil es Aminosäuren liefert, um deine Hormone, Muskeln, Organe, dein Nervensystem und Immunsystem zu reparieren und instand zu halten. Du brauchst mindestens ein Gramm Protein für jedes Kilogramm des idealen Körpergewichts. Wenn du zum Beispiel 65 Kilogramm wiegst, benötigst du mindestens 65 Gramm Protein pro Tag. Das läuft auf das Äquivalent von drei Portionen eines tierischen Proteins hinaus (Fleisch, Fisch, Eier, Milchprodukte) oder sechs Portionen eines vegetarischen Proteins (Linsen, Nüsse, Tofu).

> **Proteine zum Frühstück** sind ein einfacher Weg, um Insulinempfindlichkeit zu verbessern, den Blutzucker zu stabilisieren und die Stressreaktion oder HPA-Achse zu beruhigen.

Wenn du dich ausschließlich auf vegetarisches Protein verlässt, gibt es ein paar Dinge zu berücksichtigen. Zuerst, dass du Körner mit Bohnen kombinieren musst, um eine vollständige Summe essentieller Aminosäuren zu bekommen. Beachte auch, dass viele vegetarische Proteine Phytoöstrogene beinhalten, die eine *anti*-östrogene Wirkung haben können.

Spezialthema: Ernährst du dich vegetarisch?

Es ist leichter, sich gesund zu ernähren, wenn du tierische Produkte wie Fleisch, Eier, Fisch und Ziegenkäse isst. Das liegt daran, dass tierische Lebensmittel die beste Quelle für Protein, Zink, Eisen, Cholin, Jod, Taurin, Omega-3-Fettsäuren, präformiertes Vitamin A und Vitamin K2 sind. Sie sind die *einzige* Quelle für Vitamin B12. Tierische Lebensmittel sind auch hoch sättigend, was Überessen verhindert und dein Insulin niedrig hält.

Wenn du dich mit veganer Ernährung besser fühlst, solltest du dich fragen: Liegt es daran, weil du Milchprodukte vermeidest? Wie in diesem Kapitel bereits besprochen wurde, kann A1-Milch Entzündungen und Histaminintoleranz verursachen – beide sind ein großes Problem für die Periode. Ich habe mit mehr als einer ehemaligen Veganerin gesprochen, die später realisierten, dass nicht das Fleisch das Problem darstellte, sondern die Kuhmilchprodukte.

Wenn du es vorziehst, vegetarisch zu essen, dann iss bitte Eier und nicht-entzündungsfördernde Milchprodukte wie Ziegen- und Schafsmilchprodukte.

Wenn du es vorziehst, vegan zu leben, dann ziehe bitte die folgenden Ergänzungsmittel in Erwägung: Zink, Eisen, Jod, Cholin, Taurin, Vitamin B12, Vitamin D, präformiertes Vitamin A, Vitamin K2, Omega-3-Fettsäuren und Protein. Wenn du ein veganes Proteinergänzungsmittel in Betracht ziehst, beachte bitte, ob dessen Phytoöstrogene deinen Eisprung unterdrücken könnten. Wenn das der Fall ist, solltest du deine Proteine diversifizieren und welche mit weniger Phytoöstrogenen wie z.B. Reisproteine vorziehen. (Denk dabei aber auch daran, dass Reisprotein kein komplettes Protein ist, weil es nicht alle Aminosäuren enthält).

Stärke

Komplexe Kohlenhydrate wie Stärke haben viele potentielle

Vorteile für Perioden.

Stärke ist eine gute Energiequelle und unterstützt die Immunfunktion. Stärke hilft auch bei der Aktivierung des Schilddrüsenhormons und beruhigt das Nervensystem, was überschüssiges Cortisol verhindert. Schlussendlich enthält Stärke lösliche Ballaststoffe und eine spezielle Art von Stärke (resistente Stärke), die deine Darmbakterien nähren und den gesunden Stoffwechsel oder die Entgiftung von Östrogen fördern.

Manche Stärkeprodukte enthalten aber auch Weizen, was für einige von euch ein entzündungsförderndes Lebensmittel ist. *Zuviel* Stärke kann auch Insulinresistenz verursachen oder verschlimmern, wie oben besprochen.

Wieviel Stärke ist zuviel Stärke? Wenn du die gewöhnliche westliche Ernährung befolgst, isst du Cerealien zum Frühstück, Brot zum Mittagessen und Pasta am Abend. Das sind insgesamt mehr als 400 Gramm Kohlenhydrate pro Tag, was viel zu viel ist.

Stattdessen solltest du 150 bis 200 Gramm Kohlenhydrate anpeilen, was zum Beispiel zwei Kartoffeln plus einer kleinen Portion Reis und zwei Stück Obst entspricht. Bitte wähle die (wie ich sie nenne) „sanften Kohlenhydrate", also *nicht-entzündungsfördernde* kohlenhydratehaltige Lebensmittel wie Reis, Haferflocken, Kartoffeln, Süßkartoffel, glutenfreie Pasta und ganze Früchte. Wenn du Gluten verträgst, kannst du auch Brot, inklusive Sauerteig, Dinkel, Roggen, oder sogar Weizen essen.

Ja, Reis enthält sanfte Kohlenhydrate. Viele meiner Patienten haben Sorge vor Reis, weil es „Kohlenhydrate" sind. Dennoch sind sie der Meinung, dass Frühstückscerealien, Muffins und Kekse in Ordnung sind. Reis ist eine bessere Wahl als jedes andere dieser Lebensmittel.

Solltest du eine Low-Carb-Ernährung (kohlenhydratearm) befolgen?

Du solltest in jedem Fall Zucker und damit das schlimmste „Carb" vermeiden. Darüber hinaus könntest du auch deine Aufnahme von Stärke reduzieren, vor allem wenn du

Insulinresistenz oder Diabetes hast[137].

Ein einfacher Weg, Kohlenhydrate zu reduzieren, ist ein Low-Carb-Frühstück aus Eiern oder Fleisch plus Gemüse.

Bitte pass bei einer Low-Carb-Ernährung auf. *Für eine kurze Dauer* hast du dich damit womöglich auch gut gefühlt. Das könnte aber daran liegen, dass du aufgehört hast, Weizen zu essen – und nicht daran, dass du mit allen Kohlenhydraten aufgehört hast. Oder daran, dass du aufgehört hast, FODMAPs zu essen, die schwer verdauliche Kohlenhydrate sind, wie oben besprochen wurde. Wenn dein Problem die FODMAPs sind, bist du besser beraten, deine Verdauung zu reparieren, damit du wieder FODMAPs essen kannst. Wie das geht, wird im Abschnitt „Verdauungsgesundheit" in Kapitel 11 besprochen.

Wenn du über längere Zeit eine Low-Carb-Ernährung verfolgst, könntest du Probleme bekommen. Eine Low-Carb-Ernährung kann den Cortisol-Spiegel erhöhen, die Schilddrüsenfunktion reduzieren[138] und Schlaflosigkeit, Verstopfung und Haarausfall verursachen. Eine Low-Carb-Ernährung kann auch dazu führen, dass du deine Periode nicht mehr bekommst, weil Frauen Kohlenhydrate brauchen, um einen Eisprung zu haben[139]. Manche Frauen benötigen eine ganze Menge Kohlenhydrate, um einen Eisprung zu haben, aber manche benötigen weniger. Wenn du in der Menopause bist, brauchst du keinen Eisprung zu haben und könntest daher mit einer auf kurze Zeit angelegten Low-Carb-Ernährung gut zurechtkommen.

Mögliche nachteilige Auswirkungen einer Low-Carb-Ernährung:

- Ängstlichkeit
- Schlaflosigkeit
- Schilddrüsenunterfunktion
- Haarausfall
- Verstopfung
- Amenorrhö (ausbleibende Perioden)

Im Allgemeinen kommen Männer mit einer Low-Carb-Ernährung besser zurecht. Erinnerst du dich an Zarah aus Kapitel 5? Ihrem Freund Sam ging es mit der Low-Carb-Ernährung ausgezeichnet, aber sie verlor dabei ihre Periode.

Du musst nicht viele Kohlenhydrate essen. Ungefähr 150 Gramm pro Tag ist für gewöhnlich ausreichend. Die beste Zeit, sie zu essen, ist das Abendessen, weil Kohlenhydrate deinen Blutzucker stabilisieren und dir dabei helfen, zu schlafen.

Fett

Fett und Cholesterol sind wichtig für eine gesunde Periode, weil sie die Bausteine für deine Steroidhormone Östrogen und Progesteron sind. Gewisse Arten von Fett, wie mittelkettige und Omega-3-Fettsäuren aus Kokosöl und Fisch, haben den zusätzlichen Nutzen, entzündungshemmend zu wirken.

Sättigung

Du benötigst alle drei Makronährstoffe – Protein, Kohlenhydrate und Fett – für die Sättigung. Mit anderen Worten benötigst du alle drei, um dich satt und zufrieden in deinem Körper zu fühlen. Bitte unterschätze nicht die Wichtigkeit dessen. Wir werden uns später in diesem Kapitel näher mit der Sättigung beschäftigen.

Du benötigst auch alle drei Makronährstoffe, um deinen Hypothalamus davon zu überzeugen, dass du ausreichend Nährstoffe hast, um einen Eisprung und eine Periode zu haben.

Mikronährstoffe für eine gesunde Periode

Mikronährstoffe sind Vitamine und Spurenelemente, die essenziell für eine gesunde Periode sind. Es gibt unzählige Mikronährstoffe – du benötigst sie alle, aber zum Glück musst du sie nicht alle *ergänzen*. Du brauchst lediglich für diejenigen ein Ergänzungsmittel nehmen, die schwer aus Nahrung zu beziehen sind.

Beginnen wir mit dem, was ich am häufigsten empfehle: Magnesium.

Magnesium: Das Wundermineral für Perioden

Ich verschreibe fast jeder Patientin Magnesium und auch für fast jedes Problem mit der Periode. Wie du in den kommenden Kapiteln feststellen wirst, ist Magnesium meine wichtigste Behandlungsmaßnahme für das Polyzystische Ovarsyndrom (PCOS) (Kapitel 7), PMS (Kapitel 8) und Periodenschmerzen (Kapitel 9). Ich liebe Magnesium, weil es schnell Resultate liefert. Die meisten Menschen fühlen sich unmittelbar besser, wenn sie eine Magnesiumergänzung einnehmen.

Zu den Lebensmittelquellen für Magnesium zählen Nüsse, Samen und grünes Blattgemüse. Für die meisten von euch ist das nicht genug. Warum? Weil ihr in der modernen Welt lebt, und die moderne Welt ist stressig.

Stress verleitet deinen Körper dazu, Magnesium auszuscheiden, was unglücklich ist, weil du gerade bei Stress dieses wunderbare, beruhigende Mineral benötigst. Es scheint unlogisch, aber dein Körper hat einen Plan. Indem er Magnesium abführt, dreht dein Nervensystem auf, was dir dabei hilft, mit dem erlebten Stress fertig zu werden. In einem weniger stressreichen traditionellen Leben wäre dieser Magnesiumverlust kein Problem. Du würdest akuten Stress erleben und dich dann tagelang mit Magnesium aus grünem Blattgemüse entschädigen.

In der modernen Welt geht es von einer stressreichen Situation in die nächste. Dein Körper stößt wieder und wieder Magnesium aus, und deine Einnahme von grünem Blattgemüse kann unmöglich mithalten. Obendrein bist du mit Umweltgiften konfrontiert, die dein Magnesium ebenfalls erschöpfen.

Wie es funktioniert: Magnesium beruhigt und besänftigt dein Nervensystem und hilft dir dabei, zu schlafen. Es reguliert deine HPA-Achse und verbessert die Funktion von Insulin und dem Schilddrüsenhormon. Es wirkt auch entzündungshemmend und hilft bei der Herstellung von Steroidhormonen, einschließlich Progesteron. Aus all diesen Gründen ist Magnesium mein Ergänzungsmittel Nr. 1 für Perioden.

Was du sonst noch wissen solltest: Du fragst dich womöglich, ob du Magnesium testen kannst, um einen Mangel festzustellen.

Die Antwort lautet: Nein. Das Meiste deines Magnesiums ist *in* deinen Zellen und kann daher nicht mit einem Serum-, Urin- oder Haartest erkannt werden. Ein Magnesiumtest der roten Blutkörperchen ist ein bisschen besser, aber in Wahrheit gibt es keinen Grund, Magnesium zu testen. Wenn du in der modernen Welt lebst, benötigst du Magnesium. Es ist tatsächlich so einfach, und der beste Test besteht darin, es einzunehmen und zu beobachten, wie du dich fühlst.

Wenn du nicht an einer chronischen Nierenkrankheit leidest, ist Magnesium sicher für die längerfristige Einnahme geeignet. Manche Formen von Magnesium (wie Magnesiumchlorid) verursachen Durchfall, aber sanftere Formen wie Magnesiumchelat (Magnesiumglycinat) sind für gewöhnlich in Ordnung. Ich empfehle 300 mg direkt nach dem Essen.

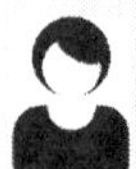

Amy: Magnesium ist die Rettung

Amy litt an schwerem PMS.

„Ich bin an den zehn Tagen vor meiner Periode durchwegs schlecht gelaunt", erzählte sie mir. „Und ich brauche Schokolade, nur um durch den Tag zu kommen." Abgesehen davon war ihre Gesundheit in gutem Schuss, was mich angesichts ihres stressigen Lebens überraschte. Sie arbeitete zehn Stunden pro Tag für eine Anwaltskanzlei in Sydney und kam meistens spät nach Hause – gerade rechtzeitig, um zu essen, zu schlafen, und das Ganze am nächsten Tag zu wiederholen.

„Ich brauche vielleicht die Kräutermedizin *Vitex*", sagte Amy. „Ich habe gehört, es hilft bei PMS."

„Ich glaube, du benötigst etwas Stärkeres", antwortete ich. „Dein Körper steht aufgrund deiner langen Arbeitstage unter einer Menge Druck."

Ich verschrieb ihr eine Tablette, die 150 mg Magnesiumglycinat und 35 mg Vitamin B6 enthält und bat sie, zwei pro Tag einzunehmen. Ich empfahl auch eine 15-minütige Audio-Meditationsübung für die Mittagszeit.

„Probieren wir das über einen Zyklus hinweg", schlug ich vor. „Und dann können wir über *Vitex* sprechen."

Ich traf Amy nach ihrer nächsten Periode erneut, und ihre prämenstruelle Reizbarkeit war bereits 60 Prozent besser. Sie erzählte mir auch von einem verminderten Verlangen nach Zucker bereits innerhalb weniger Tage, nachdem sie mit Magnesium begonnen hatte.

Wir arbeiteten weiterhin an ein paar Dingen. Zum Beispiel strich Amy Zucker und Milchprodukte aus ihrer Ernährung. Statt normaler Schokolade ass sie nun dunkle Schokolade (85 Prozent Kakao). Sie nahm auch für einige Monate *Vitex*, was ihr PMS noch weiter verbesserte. Von all den Maßnahmen, die Amy einsetzte, hatte das Magnesium plus Vitamin B6 den dramatischsten Effekt auf ihr PMS.

Amys Geschichte zeigt die Kraft von Magnesium bei der Stabilisierung der HPA-Achse. Magnesium ist insbesondere hilfreich bei PMS, wie wir in Kapitel 8 sehen werden.

Die anderen Mikronährstoffe, die ich oft verschreibe, sind Zink, Vitamin D und Jod. Schauen wir uns die genauer an.

Zink

Zink ist ein *riesiger* Faktor für eine gesunde Periode. Unter den von mir verschriebenen Nahrungsergänzungen wird es nur von Magnesium übertroffen. Zink funktioniert herausragend gut beim Polyzystischen Ovarsyndrom (PCOS) (Kapitel 7), PMS (Kapitel 8), Periodenschmerzen (Kapitel 9) und Akne (Kapitel 11).

Zinkmangel ist ein häufiger Grund für unregelmäßige Perioden.

Wie es funktioniert: Zink wirkt entzündungshemmend[140] und reguliert deine HPA-Achse oder Stressreaktion[141]. Es nährt auch die Follikel und fördert so den gesunden Eisprung und die Progesteronbildung. Schlussendlich ist es auch essentiell für die

Synthese, den Transport und den Einsatz *aller* Hormone, inklusive des Schilddrüsenhormons, und es ist ein natürlicher Androgenblocker[142].

Was du sonst noch wissen solltest: Tierische Produkte, allen voran rotes Fleisch, sind die beste Quelle für Zink. Wenn du dich vegetarisch ernährst, hast du wahrscheinlich einen Mangel an Zink. Dein Körper kann Zink auch nicht speichern, weshalb du jeden Tag kleine Mengen essen musst. Deine Ärztin kann deinen Zinkspiegel mit einem Bluttest namens *Plasma- oder Serum-Zink* testen. Dein Wert sollte zwischen 14 und 19 µmoI/l (90 und 125 mcg/dl) sein. Wenn du einen Mangel hast, nimm 30 mg Zinkcitrat oder Zinkpicolinat direkt nach dem Essen. Nimm Zink nicht auf einen leeren Magen, da es sonst Übelkeit verursachen könnte.

Vitamin D

Vitamin D ist nicht wie andere Vitamine. Es ist ein *Steroidhormon*, das mehr als 200 verschiedene Gene in deinem Körper reguliert. Es ist essenziell für eine gesunde Insulinempfindlichkeit als auch für einen gesunden Eisprung, weshalb es auch so wichtig für eine gesunde Periode ist, einen Mangel an Vitamin D zu korrigieren.

Wie es funktioniert: Vitamin D hilft dir dabei, Calcium aufzunehmen und in deinen Knochen abzulagern, aber das ist nur die Spitze des Eisbergs. Es ist auch ein mächtiger Regulierer sowohl der Immun- als auch der Hormonfunktionen.

Was du sonst noch wissen solltest: Normalerweise baut sich Vitamin D aus einer Vorläufersubstanz von Cholesterol zusammen, wenn deine Haut dem UV-Licht (Sonnenschein) ausgesetzt ist. Eine Reihe von Dingen können in den Aufbau von Vitamin D eingreifen, zu denen Fettleibigkeit, chronische Entzündung und Magnesiummangel gehören. Dein Arzt kann dein 25-Hydroxy-Vitamin D testen, und dein Blutspiegel sollte zwischen 30 und 50 ng/ml (75 und 125 nmol/l) sein. Er sollte nicht höher als 50 ng/ml sein, weil das giftig sein kann. Wenn du einen Mangel hast, nimm eine Dosis von 1000 lU oder 2000 lU an Vitamin D pro Tag nach dem Essen. Zu den

Lebensmittelquellen für Vitamin D zählen Eigelb und Makrelen, aber es ist schwierig, ausreichend Vitamin D aus Nahrung zu beziehen.

Jod

Jod ist eine der wichtigsten Behandlungsmethoden bei Symptomen von Östrogenüberschuss wie Brustspannen, Mittelschmerz, Ovarialzysten und PMS. Du denkst womöglich, dass das ein indirekter Nutzen der Rolle von Jod im Schilddrüsenhormon ist, aber das ist nicht der Grund. Jod ist essenziell für die Schilddrüse, hat aber auch direkte Auswirkungen auf den Eisprung und das Östrogen.

Wie es funktioniert: Jod fördert den gesunden Stoffwechsel oder die Entgiftung durch Östrogen und macht auch Zellen *weniger empfindlich* für Östrogen[143]. Die Eierstöcke brauchen viel Jod[144], um die Östrogenrezeptoren zu stabilisieren und eine gesunde Weiterentwicklung zum Eisprung zu fördern.

Was du sonst noch wissen solltest: Es gibt in der Naturmedizin kein kontroverseres Thema als die Dosierung von Jod.

Auf der einen Seite steht die konventionelle Schulmedizin. Die empfohlene tägliche Dosis für Jod ist 150 mcg (0,15 mg) mit einer tolerierbaren Obergrenze von 1,100 mcg (1,1 mg). Schilddrüsenexperten sagen, dass Dosen über 500 mcg (0,5 mg) chronische Schilddrüsenerkrankungen verursachen können und Dosen größer als 225 mcg (0,25 mg) für schwangere Frauen nicht sicher sind[145].

Auf der anderen Seite empfehlen manche Naturheilärzte Megadosierungen von bis zu 50.000 mcg (50 mg), die 100 Mal (10.000 Prozent) höher sind als jene, die Ärzte als sicher ansehen.

Ich bin ebenfalls der Meinung, dass die empfohlene tägliche Dosis von 150 mcg zu niedrig ist. Es ist genug, um einen Kropf (vergrößerte Schilddrüse) zu vermeiden, aber nicht genug für die Gesundheit deiner Eierstöcke und Brüste. Gleichzeitig denke ich aber auch *nicht*, dass Megadosen sicher sind. Zuviel Jod *kann* die Schilddrüsenfunktion unterdrücken und eine chronische

Schilddrüsenerkrankung auslösen[146]. Sogar in Japan, wo die größten Mengen an Jod konsumiert werden, sind es nicht mehr als 5280 mcg (5,2 mg) pro Tag.

Jod testen

Der wichtigste Test, den es vor der Einnahme von Jod zu machen gilt, ist der Test auf Autoimmunthyreopathie oder auf „Schilddrüsenantikörper" (siehe Kapitel 11). Wenn du eine Autoimmunthyreopathie hast, musst du bei einer niedrigen Joddosis bleiben oder Jod ganz meiden. Es gibt einen Urintest für Jod, der aber nicht verlässlich ist. Wenn deine Ärztin den Urintest dennoch anordnet, kannst du dessen Genauigkeit verbessern, indem du in der Früh testest und davor 24 Stunden lang Ergänzungsmittel, Lebensmittel oder Schilddrüsenmedikamente, die Jod enthalten, vermeidest. Es gibt auch einen *Jod-Belastungstest*, der aber nicht sicher ist, weil dafür eine einmalige große Dosis von 50.000 mcg (50 mg) Jod eingenommen werden muss.

Brustspannen kann ein Anzeichen für Jodmangel sein. Ich halte das Anzeichen für nützlicher als jeden Labortest.

Wenn ich Jod verschreibe, gebe ich für gewöhnlich 250–5000 mcg (0,25–5 mg) entweder in der Form von Kaliumjodid (KJ) oder elementarem Jod (J2). Im Vergleich zu Jodid wird elementares Jod *langsamer* von der Schilddrüse und *schneller* vom Brustgewebe aufgenommen[147]. Das macht es sicherer für die Schilddrüse und besser für die Anwendung gegen Brustspannen. Beliebte Produkte wie Lugolsche Lösung (die ich *nicht* empfehle) bestehen aus einer Kombination aus hochdosiertem J2 und Kaliumjodid.

Ich verschreibe Jod immer zusammen mit Selen, welches die Schilddrüse schützt.

Zuviel Jod kann Akne verschlimmern.

Du kannst Jod auch aus Lebensmitteln beziehen.

Nahrungsquellen für Jod:
- Jodiertes Salz (400 mcg pro Teelöffel)
- Meeresfrüchte (10–90 mcg pro 100 Gramm)
- Butter von grasgefütterten Kühen
- Pflanzliche Lebensmittel wie Pilze und Blattgemüse (aber nur dann, wenn sie in jodreicher Erde wachsen)
- Meeresalgen (2–800 mcg pro 100 Gramm)*

*Leider können Meeresalgen auch giftige Metalle enthalten. Darüber hinaus ist auch Brom enthalten, was die Aufnahme von Jod verhindern kann.

Wenn du Zweifel hast, sprich bitte mit deiner Ärztin.

Die beste Ernährung

Patientinnen und Leserinnen fragen mich immer nach „der besten Ernährung" und danach, „welche Lebensmittel man nun essen sollte".

Die beste Ernährung ist eine, die eine adäquate Versorgung mit Makro- und Mikronährstoffen bietet und nicht entzündungsfördernd für deinen Körper ist. Das ist die Quintessenz. Solange du diese beiden Dinge beachtest, wirst du feststellen, dass du einen überraschend großen Spielraum hast, wenn es darum geht, was genau du essen solltest.

Werde satt

Ich ermuntere dich dazu, herzhaft und vollwertig zu essen – und dich dabei gut zu fühlen. Nur von vollwertigen Mahlzeiten wirst du ein Sättigungsgefühl bekommen. Das Abendessen ist die wichtigste Zeit, um eine volle Mahlzeit zu essen, weil du zu dieser Zeit am hungrigsten bist.

Vermeide Zwischenmahlzeiten

Sättigung ist ein gutes Gefühl, und es vermeidet das Bedürfnis nach Zwischenmahlzeiten oder Snacks. Denn

Zwischenmahlzeiten sind etwas, was du im Allgemeinen besser auf ein Minimum reduzieren solltest. Jedes Mal, wenn du isst, kannst du eine Abwägung zwischen den Vor- und Nachteilen treffen.

Pro: Essen gibt dir die Makro- und Mikronährstoffe, die du benötigst. Essen (allen voran Stärke) beruhigt auch dein Nervensystem und reguliert das Cortisol, damit du dich weniger gestresst fühlst.

Kontra: Essen erhöht den Insulinspiegel und erzeugt Entzündungen. Manche Lebensmittel sind entzündungsfördernder als andere, aber alle Lebensmittel sind *ein bisschen* entzündungsfördernd. Aus diesem Grund empfehle ich, in ausreichenden Mengen, aber dafür *weniger oft* zu essen.

Im Allgemeinen empfehle ich drei solide Mahlzeiten pro Tag und keine Zwischenmahlzeiten. Das ist allerdings keine Pauschalregel. Wenn du gestresst bist oder nicht gut geschlafen hast und eine Zwischenmahlzeit brauchst, dann iss sie. Während sich deine Gesundheit verbessert, wirst du es nach und nach einfacher finden, keine Zwischenmahlzeiten mehr zu essen.

8-Stunden Essensfenster

Eine Möglichkeit, Zwischenmahlzeiten zu reduzieren, ist das Essen auf ein 8-stündiges *Essensfenster* zu limitieren.

Das bedeutet, dass du zwischen 18:00 oder 19:00 Uhr ein normales Abendessen zu dir nimmst. Stelle dabei sicher, dass alle drei Makronährstoffe (Protein, Stärke und Fett) in dieser Mahlzeit enthalten sind, andernfalls wirst du zu hungrig werden, um über Nacht zu fasten. Nach dem Abendessen kannst du bis etwa 9:00 Uhr am nächsten Morgen Wasser, Tee oder Kaffee – aber kein Essen – zu dir nehmen.

Ein Essensfenster zu beachten ist eine sanfte Methode *periodischen Fastens*, was nachweislich Entzündungen reduziert[148] und *Insulinresistenz umkehrt*[149]. Es kann auch dabei helfen, die Rückkehr von Brustkrebs zu vermeiden[150].

Du wirst während dieses Essensfensters hungrig sein, also iss bitte ausreichend vollwertige, befriedigende Mahlzeiten. Ein

Essensfenster zu befolgen ist *keine* Form der kalorienreduzierten Ernährung.

Hab keine Angst vor Hunger. Hab keine Angst vor Essen

Die Art und Weise, in der Ernährung und wenig Hunger innerhalb unserer Populärkultur als erstrebenswert für Frauen dargestellt werden, empfinde ich als verstörend. Wenn ein Mann einen gesunden Appetit hat, wird das als Zeichen von Kraft und Potenz gesehen. Wenn eine Frau einen gesunden Appetit hat, gilt es als eine Charakterschwäche. Wir hören Sätze wie: „Sie isst wie ein Spatz", und das ist angeblich etwas Gutes. Ich lehne das ab. Hunger ist normal, natürlich und gesund. Hunger ist die Art und Weise, in der sich dein Körper die Nahrung besorgt, die er braucht, um eine gesunde Periode zu haben. Bekämpfe deinen Hunger nicht. *Würdige* ihn stattdessen, indem du deinem Körper reichlich und zufriedenstellende Mahlzeiten gibst.

Spezialthema: Hast du eine Essstörung?

Essstörungen wie Anorexie, Bulimie und die Binge-Eating-Störung (Essattacken mit Kontrollverlust) haben tiefgreifende Auswirkungen auf die Gesundheit der Periode. Eine Essstörung wird als extremes Gefühl, Einstellung und Verhalten gegenüber dem Körpergewicht und Essen definiert.

Essstörungen sind komplexe Krankheiten mit einer Reihe von Ursachen, zu denen körperliche, emotionale und soziale Faktoren zählen. Diagnose und Behandlung liegen außerhalb des Rahmens dieses Buchs. Wenn du denkst, dass du womöglich eine Essstörung hast, verstehe bitte, dass du damit nicht alleine bist. Gehe mit Selbstliebe und Selbstvergebung darauf zu und suche dir Hilfe. Bitte sieh dazu den Abschnitt zu „Essstörungen" im Quellenabschnitt.

Ich möchte auch noch etwas über eine mögliche Tücke sagen, die sich auftun kann, wenn du deine Ernährung aus

Gesundheitsgründen umstellst. Sobald du entzündungsfördernde Lebensmittel aus deiner Ernährung entfernst, wirst du bemerken, wie viel besser du dich fühlst. Das ist großartig, und du kannst dich angesichts der Ergebnisse freuen. Aber es gibt keinen Grund, diese Lebensmittel als *gefährlich* zu betrachten. Bitte lauf nicht in die Falle, zu rigide oder ängstlich angesichts mancher Lebensmittel zu werden. Das kann zu einer Abwärtsspirale aus Mangelernährung führen oder zu Angst davor, essen zu gehen oder Freunde zu besuchen.

Wenn du beginnst, dich zu ängstigen oder deine Periode zu verlieren, dann frage dich: „Esse ich genug?" Für mehr über Mangelernährung, lies bitte den Abschnitt über "Hypothalamische Amenorrhö" im nächsten Kapitel.

Ich ermuntere dich dazu, beim Essen flexibel und fröhlich zu sein. Dein Körper ist widerstandsfähiger, als du denkst. Solange du echte, unverarbeitete Lebensmittel (entzündungshemmende Lebensmittel) isst, kannst du einigermaßen flexibel in deiner Ernährung sein. Es gibt keinen Grund, die gelegentliche Zwischenmahlzeit oder Mahlzeit, die nicht in deinen Ernährungsplan passt, zu fürchten. Mach dich nicht fertig dafür, gelegentlich mit ungesundem Essen fremdzugehen. Mit dem Wiedererlangen deiner Gesundheit, und insbesondere nachdem du aufhörst, Zucker zu konsumieren, wird dein Heißhunger von alleine abnehmen. Du wirst es einfacher finden, gesunde, entzündungshemmende Lebensmittel auszuwählen – und diese auch zu *bevorzugen*.

Wenn du ein ernsthaftes Problem mit Weizen hast, solltest du Weizen streng vermeiden. Zum Glück bieten mehr und mehr Restaurants glutenfreie Optionen an.

Deine Ernährung braucht keinen Namen

Was haben mediterrane Ernährung, Vollwerternährung und

Paleoernährung gemeinsam? Es sind Ernährungsweisen mit weniger entzündungsfördernden Lebensmitteln als in der „typischen westlichen Ernährung". So gesehen sind sie alle eine gute Methode, um dich zu deiner eigenen besten Ernährung zu führen. Du musst dich nicht strikt an eine davon halten.

Beginne bei der Planung deines Menüs, indem du jene Lebensmittel reduzierst, die entzündungsfördernd für dich sind. Geh dann weiter zu jenen Lebensmitteln, die die nötigen Makronährstoffe enthalten, und die genussvoll und sättigend sind.

Menüvorschläge

Welche konkreten Lebensmittel könnten das sein? Wie genau sollte dein Menü aussehen?

Das hängt davon ab, was dich anspricht. Ich empfehle dir, deinen Appetit zu würdigen. Womöglich isst du gerne ein großes, gekochtes Frühstück. Oder lieber etwas Einfaches wie Sardinen auf Toast. Dein Appetit wird sich abhängig von deinem Aktivitätsgrad, Schlaf und Stress verändern. Es ist natürlich, zu unterschiedlichen Zeiten Lust auf unterschiedliche Lebensmittel zu haben.

Zur Inspiration sind hier einige Ideen für Speisepläne, die ich selbst gerne esse und meinen Patientinnen empfehle.

Frühstück:

- Option A: Eier und Avocado sowie übriggebliebene Kartoffeln in Butter geröstet. Ungesüßter schwarzer Kaffee oder Kaffee mit Kokosmilch oder Vollmilch.
- Option B: Glutenfreies Brot mit Sardinen oder Ziegenweichkäse. Frische Früchte. Tee.
- Option C: Frische Früchte mit ungezuckertem Müsli und Schafsjogurt.

Du brauchst zum Frühstück *Proteine*. Das kann Fleisch, Eier, Fisch, Käse, Nüsse oder ungezuckerter Joghurt sein.

Mittagessen:

- Option A: Ein großer grüner Salat mit geriebener Roter Bete, Ziegenkäse und geräuchertem Lachs, Olivenöldressing, Reiscracker und Ziegenkäse zur Beilage, Mineralwasser, zwei Stücke dunkle Schokolade (85 Prozent Kakao).
- Option B: Reis mit einer Dose Lachs und gedünstetem Brokkoli.
- Option C: Reste von deinem Abendessen.

Abendessen:

- Option A: Glutenfreie Pasta mit Bolognese Sauce. Grüne Bohnen und Biobutter, Ein kleines Glas Rotwein, eine Mandarine.
- Option B: Lammkeulen mit gekochten Kartoffeln und grünem Salat, Mineralwasser, zwei Stücke dunkle Schokolade (85 Prozent Schokolade), zwei Pflaumen.
- Option C: Linsen und brauner Reis mit Brokkoli und Ziegenkäse, Tiefkühlbeeren und Kokoscreme als Nachspeise.

Das sind aber nur Vorschläge. Ich bin mir sicher, dir fallen noch viele weitere ein.

Meine Vorschläge sind ohne Weizen und ohne Milchprodukte und daher für jene von euch geeignet, die diese entzündlichen Lebensmittel vermeiden müssen. Wenn du das Glück hast, *nicht* empfindlich auf Gluten oder Milchprodukte zu reagieren, kannst du deinen Speiseplan um viele andere Dinge wie Käse, Brot und Pasta erweitern.

Wir werden uns im Verlauf des Buchs Ernährungsumstellungen für spezifische Menstruationsbeschwerden ansehen.

Kapitel 7

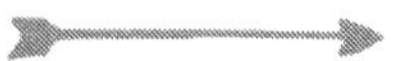

Der Weg zu einer regelmäßigen Periode

Setzt deine Periode manchmal aus? Vielleicht hattest du auch keine mehr, seitdem du die Pille abgesetzt hast. Hier bist du im Kapitel über die möglichen Behandlungen dieses Problems angekommen.

Warum ist das wichtig?

Deine Ärztin mag dir den Ratschlag gegeben haben, einfach die Pille zu nehmen und dir keine Gedanken darüber zu machen, bis du dir ein Baby wünschst. Aber wenn wir ehrlich sind, möchten Ärzte sich nicht mit dem Problem auseinandersetzen, weil sie keine Lösung dafür haben. Aus der Sicht deiner Ärztin ist es viel einfacher, dir die Pille zu verschreiben. Das wird dir künstliche, durch die Medikamente induzierte Periodenblutungen verschaffen, und später kannst du immer noch ein Fruchtbarkeitsmedikament einnehmen, um dann schwanger zu werden.

Du weißt jedoch, dass das nicht ausreicht. Was du möchtest, ist eine echte Periode – und zwar eine regelmäßige. Laut dem Amerikanischen Verband für Gynäkologen[151] ist eine regelmäßige Periode ein *Vitalzeichen* für deine Gesundheit, und ich denke, es ist ein Schlüsselindikator in deinem *monatlichen* Gesundheits-Check.

Eine regelmäßige Periode ist auch ein gutes Anzeichen dafür, dass du einen Eisprung hast. Wenn du noch einen Schritt weitergehst und deine Temperatur verfolgst, *um zu bestätigen, dass du einen Eisprung hast*, dann weißt du, dass mit deiner Gesundheit und deinem Stoffwechsel alles in Ordnung ist.

Erinnere dich daran, *warum* ein Eisprung wichtig ist. Dadurch bildest du die großartigen Hormone Östradiol und Progesteron und beziehst ihren Nutzen für Stimmung, Stoffwechsel, Haar und Knochengesundheit.

> „Ein Zyklus mit Eisprung ist sowohl ein Indikator als auch Urheber einer guten Gesundheit."[152]
>
> *Dr. Jerilynn Prior*

Werfen wir einen genaueren Blick darauf.

Eine gesunde Stimmung

Zusammen sind Östrogen und Progesteron wie Yin und Yang für die Stimmung. Östradiol wirkt aufheiternd, indem es Serotonin, Oxytozin und Dopamin erhöht. Progesteron ist beruhigend, indem es in deinem Gehirn wie GABA wirkt.

Gesunder Stoffwechsel und Körpergewicht

Zusammen unterstützen Östrogen und Progesteron einen gesunden Stoffwechsel und gesundes Körpergewicht. Östradiol verbessert die Insulinempfindlichkeit und hilft so bei der Vermeidung von *Insulinresistenz*[153]. Progesteron steigert die Produktion des Schilddrüsenhormons und erhöht so die Stoffwechselrate.

Gesundes Haar

Zusammen wirken sich Östrogen und Progesteron sehr, sehr gut auf das Haar aus.

Wenn du unregelmäßige Perioden hast, bildest du von beiden

Hormonen keine ausreichende Menge, was zu Haarausfall führen kann – vor allem dann, wenn du überschüssiges Testosteron aufgrund des Polyzystischen Ovarsyndroms (PCOS) hast, wie weiter unten in diesem Kapitel noch besprochen wird.

Die synthetischen Hormone in der Pille sind keine Lösung bei Haarausfall, und wie bereits in Kapitel 2 gesehen, können sie sogar Haarausfall *verursachen*. Mehr darüber lies bitte im Abschnitt „Haarausfall" in Kapitel 11.

Gesunde Knochen

Letztlich sind Östrogen und Progesteron auch essenziell für die Knochengesundheit. Wenn du seit länger als einem Jahr keine Periode mehr hattest, bist du Osteoporose-gefährdet. Deine Ärztin hat diese Sorge womöglich dir gegenüber geäußert und dir die Pille als „Knochenschutz" empfohlen. Leider hat die Pille keine Auswirkungen auf die Knochen[154]. Die beste (eigentlich die einzige) Lösung ist einen regelmäßigen Eisprung wiederherzustellen, um körpereigene Hormone herzustellen.

Wie regelmäßig sollte sie sein?

Wie regelmäßig ist regelmäßig? Du musst keinen perfekten 28-Tage-Zyklus haben. Verschiedene Frauen haben verschiedene Körper und verschiedene Zyklen und das ist in Ordnung. Dein Zyklus beginnt am ersten Tag deiner Blutung - notiere diesen Tag als deinen Tag 1. Die Zykluslänge sollte irgendwo zwischen 21 und 35 Tagen liegen. Das gilt als normal und ist ein gutes Anzeichen für einen Eisprung – und nur darum geht es. Wie im Abschnitt körperliche Anzeichen für den Eisprung in Kapitel 3 besprochen wurde, kannst du bestätigen, dass ein Eisprung stattgefunden hat, indem du deine Körpertemperatur aufzeichnest oder einen Bluttest für Progesteron machst.

Wenn deine Zyklen länger oder kürzer als 21 bis 35 Tage sind, hast du womöglich nicht jeden Monat oder auch *nie* einen Eisprung. Dann ist dieses Kapitel genau richtig für dich.

Anovulatorische Zyklen

Erinnere dich, dass du bluten kannst, ohne jemals einen Eisprung gehabt zu haben, was anovulatorischer Zyklus genannt wird. Es ist normal, den einen oder anderen anovulatorischen Zyklus zu haben[155], aber wenn du sie regelmäßig hast, stehst du womöglich unter Stress oder leidest an einer hormonellen Krankheit wie dem Polyzystischen Ovarsyndrom (PCOS).

Aus der hormonellen Perspektive sind anovulatorische Zyklen ein fast so großes Problem, wie gar keine Zyklen zu haben. Das ist das Behandlungskapitel sowohl für anovulatorische Zyklen als auch für ausbleibende Zyklen.

Wege zu einer Diagnose

Gelegentlich einen unregelmäßigen Zyklus zu haben ist nichts, worüber du dir Sorgen machen musst. Vorübergehende „menstruelle Störungen" sind eine ziemlich häufige Folge von Krankheit, Stress oder Diäten. Deine Periode sollte sich wieder einpendeln, sobald diese Ursachen vorübergehen.

Wenn deine Periode ständig aussetzt (oder du sogar noch nie eine hattest), solltest du zuallererst eine Ärztin aufsuchen. Um dich dabei zu unterstützen, habe ich im Abschnitt „Wie spreche ich mit meiner Ärztin" in Kapitel 11 eine Liste mit Fragen hinzugefügt. Deine Ärztin wird vermutlich Bluttests anordnen, um die verschiedenen Ursachen durchzugehen.

Bist du schwanger?

Wie bereits im Abschnitt „Unregelmäßige Perioden" in Kapitel 5 besprochen, besteht der erste Schritt darin, eine Schwangerschaft auszuschließen. Diese Möglichkeit wäre dann offensichtlich, wenn du zuerst eine regelmäßige Periode hattest, die dann aufgehört hat. Wenn du länger keine Periode hattest, denkst du vermutlich nicht an eine Schwangerschaft. Aber erinnere dich: Zuerst kommt der Eisprung, dann die Periode. Wenn du beim ersten Eisprung schwanger wirst, wirst du *keine Periode sehen.* Mach im Zweifel einen Schwangerschaftstest.

Bist du ein Teenager?

Wenn deine Periode eben erst begonnen hat, ist es normal, einen Zyklus zu haben, der 45 Tage oder länger dauert. Er sollte sich nach ein paar Jahren auf die normalen 35 Tage reduzieren. Falls das nicht eintritt, hast du womöglich eine Krankheit namens Polyzystisches Ovarsyndrom, die wir weiter unten im Kapitel besprechen werden.

Stehst du vor den Wechseljahren?

Es ist normal für den Zyklus, sich in deinen 40ern zu verkürzen und weniger regelmäßig zu werden. Das passiert, weil du mehr von dem Hormon FSH hast, das einen früheren Eisprung stimuliert. Du hast womöglich auch Zyklen, in denen du gar keinen Eisprung hast. Diese hormonelle Veränderung kann zu neuen Symptomen wie Angst und Beklemmungsgefühlen, Schlaflosigkeit und starken Perioden führen. Für Behandlungsvorschläge lies bitte Kapitel 10.

Stillst du?

Lass uns einen schnellen Blick auf das Stillen werfen. Stillen unterdrückt Perioden, weil es deine Hirnanhangdrüse dazu anregt, ein Hormon namens Prolaktin herzustellen, welches den Eisprung verhindert. Dein Prolaktin sollte innerhalb von drei Monaten, nachdem du mit dem Stillen aufgehört hast, abfallen, aber es kann auch hoch bleiben. Prolaktin kann auch durch Schilddrüsenkrankheiten und Stress etwas erhöht sein. Wir werden die unterschiedlichen Gründe für erhöhtes Prolaktin am Ende dieses Kapitels besprechen.

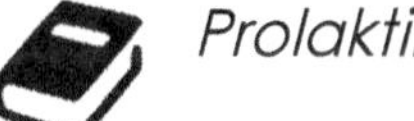 *Prolaktin*

Prolaktin ist ein Hypophysenhormon, das die Brustentwicklung und Muttermilch stimuliert. Es unterdrückt den Eisprung.

Hast du eine Krankheit?

Nachdem du eine Schwangerschaft, Menopause und Stillen ausgeschlossen hast, sollte deine Ärztin dich auf die *vielen* anderen möglichen Krankheiten hin untersuchen, die unregelmäßige oder ausbleibende Perioden verursachen. Die häufigsten Krankheiten, die die Regelmäßigkeit von Perioden beeinträchtigen können, sind Zöliakie und Schilddrüsenerkrankungen.

Schilddrüsenerkrankung

Schilddrüsenerkrankung kann unregelmäßige Perioden verursachen. Das trifft selbst dann zu, wenn du eine andere Diagnose hast, wie zum Beispiel das Polyzystische Ovarsyndrom (PCOS) oder Hypothalamische Amenorrhö. Woran liegt das? Weil dich eine Hypothyreose anfälliger für diese Krankheiten macht. So beeinträchtigt Hypothyreose zum Beispiel die Insulinempfindlichkeit und stört deine Stressreaktion.

Hypothyreose

Hypothyreose bedeutet eine *ungenügende Versorgung des Körpers mit dem Schilddrüsenhormon.*

Hypothyreose nimmt auch deinen Eierstöcken die Zellenergie, die sie für den Eisprung benötigen.

Wenn deine Ärztin dich nicht auf eine Schilddrüsenerkrankung hin untersucht hat, bitte sie darum. Gib dich nicht mit dem vagen Hinweis zufrieden, dass sie „normal" sei. Sieh dir deine Resultate an und vergleich sie mit den Werten, die ich im Abschnitt Schilddrüsenerkrankung in Kapitel 11 als normal definiere.

Falls eine Schilddrüsenerkrankung oder eine andere medizinische Erkrankung der Grund für deine unregelmäßigen oder ausbleibenden Perioden ist, dann benötigst du eine Behandlung für *diese Krankheit.* Die Behandlungen, die wir in diesem Kapitel abdecken, werden dir nicht helfen.

Liegt es an deinen Medikamenten?

Frag deine Ärztin als nächstes, ob die verschreibungspflichtigen Medikamente deine unregelmäßigen Perioden verursachen könnten. Zu den häufigen Störfaktoren zählen starke psychiatrische Medikamente wie Antipsychotika, krampflösende Mittel und manche Blutdruckmedikamente. Es gibt auch andere. Falls deine Medikamente der Grund für deine unregelmäßigen oder ausbleibenden Perioden sind, sprich mit deiner Ärztin über mögliche Alternativen. Die Behandlungen in diesem Kapitel werden dir nicht helfen.

Isst du genug?

Mangelernährung ist ein häufiger Grund für das Ausbleiben von Perioden. Damit ist ein Mangel an Kalorien oder an Nahrung im Allgemeinen gemeint. Es kann auch einen Mangel an Kohlenhydraten bedeuten. Bitte lies dazu den Abschnitt über Mangelernährung weiter unten in diesem Kapitel.

Hast du einen Nährstoffmangel?

Wie im letzten Kapitel besprochen kann ein Mangel an Zink oder Vitamin D direkt zu ausbleibenden oder unregelmäßigen Perioden führen. Bitte deine Ärztin, einen Bluttest durchzuführen. Falls du einen Mangel hast, sieh zu, dass du ein Ergänzungsmittel findest.

Ernährst du dich vegetarisch?

Gleich vorweg: Es ist möglich, sich vegetarisch zu ernähren und gesunde Perioden zu haben. Aber falls du keine bekommst und nicht weißt, woran es liegt, ziehe bitte in Erwägung, ob deine vegetarische Ernährung dabei eine Rolle spielen könnte.

Eine vegetarische Ernährung kann auf zwei Arten Amenorrhö oder unregelmäßige Perioden verursachen. Die erste ist, indem sie Zinkmangel verursacht, was sich einfach testen und korrigieren lässt. Die zweite ist, indem sie zu viele Phytoöstrogene wie Soja und Hülsenfrüchte enthält, die den Eisprung unterdrücken können. Die Lösung besteht darin, zu *nicht*-phytoöstrogenhaltigen vegetarischen Proteinen wie

Ziegenkäse und Eiern zu wechseln.

Phytoöstrogene können auch leichte Perioden verursachen, was nicht schlecht ist. Bitte lies dazu den Abschnitt Ein kurzer, leichter Zyklus: Sams Patientengeschichte in Kapitel 9.

Der nächste Schritt: Hormonungleichgewicht testen

Sobald all diese Möglichkeiten ausgeschlossen sind, kannst du ein Ungleichgewicht in deinen weiblichen Hormonen in Erwägung ziehen.

Für die folgenden Hormone brauchst du einen Bluttest: FSH, LH, Prolaktin, Östradiol, Progesteron, Testosteron, Sexualhormon-bindendes Globulin (SHBG), Androstendion, DHEAS, Insulin, 17-OH Progesteron und Anti-Müller-Hormon (AMH).

Sexualhormon-bindendes Globulin (SHBG)

Sexualhormon-bindendes Globulin ist ein Protein, das von deiner Leber hergestellt wird. Es bindet sich an Testosteron und Östrogen.

Androstendion

Androstendion ist ein Androgen, das von deinen Eierstöcken und der Nebennierendrüse hergestellt wird.

17-OH Progesteron

17-OH Progesteron ist ein Nebennierenhormon, das beim Andrenogenitalen Syndrom (AGS) erhöht ist – eine Krankheit, bei der die Nebennierenrinde überstimuliert wird.

 ## Anti-Müller-Hormon (AMH)

Anti-Müller-Hormon wird von den Follikeln produziert. Zu viel AMH ist ein Anzeichen für das Polyzystische Ovarsyndrom (PCOS). Zu wenig AMH ist ein Anzeichen für die Periomenopause.

Ein Hinweis zu Progesterontests

Progesteron ist schwierig zu testen, weil du es nur zwei Wochen *vor* deiner Periode hast (deiner Lutealphase). Wenn deine Periode nicht regelmäßig kommt, ist schwer zu prophezeihen, wann deine Lutealphase stattfindet und ob du überhaupt eine Lutealphase hast. Streich Progesteron einfach von deiner Liste oder versuche, es an einem beliebigen Tag zu testen. Wenn du Glück hast, wird deine Periode innerhalb von zwei Wochen nach dem Test kommen, was dein Testresultat validieren würde.

Zusammenfassung der Bluttests um unregelmäßige Perioden zu beurteilen

Allgemeine Gesundheit:

- Schilddrüse inklusive TSH, ‚freies' T3, ‚freies' T4, und Schilddrüsenantikörper (siehe dazu Schilddrüsenerkrankung)
- Fasteninsulin oder 2-Stunden-Glukosetoleranztest
- Generelle Biochemie
- Blutbild
- Zöliakie-Serologie
- Plasma-Zink
- Serum Vitamin D

Weibliche Hormone:

- FSH und LH (vorzugsweise an Tag 3 deiner Periode, sonst an einem zufällig ausgewählten Tag)
- Östradiol
- Progesteron (vorzugsweise in der Mitte deiner Lutealphase)

- Prolaktin
- 17-OH-Progesteron
- Testosteron und SHBG
- Androstendion
- DHEAS (Dehydroepiandrosteron-Sulfat)
- AMH

Deine Ärztin kann auch einen Beckenultraschall anordnen.

Oraler Insulin-Glukosetoleranztest

Ein 2-Stunden Insulin-Glukosetoleranztest wird auch *Insulinassay mit Glukosetoleranzschlucktest* oder *Glukosetoleranztest mit Insulin* genannt. Er ähnelt dem Glukosetoleranztest, testet aber neben Glukose auch Insulin. Er beinhaltet mehrere Blutproben, die über einige Stunden hinweg nach der Einnahme eines süßen Getränks entnommen werden.

Basierend auf diesen Untersuchungen sollte deine Ärztin in der Lage sein, dir eine Diagnose zu geben. Am wahrscheinlichsten ist es das Polyzystische Ovarsyndrom (PCOS) oder Hypothalamische Amenorrhö (HA).

Großartig, denkst du dir wahrscheinlich, endlich hast du eine Diagnose. Leider sind deine Probleme damit nicht zu Ende. Welche Behandlung kommt jetzt? Deine Ärztin hat fast nichts anzubieten. Sie wird dir in beiden Fällen die Pille empfehlen und damit dasselbe, was sie auch vor der Diagnose angeboten hätte. Wenn du Glück hast, bietet sie dir das Diabetikermedikament Metformin gegen PCOS an. Das ist ein wenig besser, aber dennoch keine vollständige Lösung.

Wenn du eine natürliche Behandlung suchst, wirst du viele finden. Es gibt Hunderte von vorgeschlagenen natürlichen Behandlungen für PCOS und unregelmäßige Perioden. Wie sollst du da diejenige aussuchen, die für dich passt?

Zeit, um etwas tieferzugehen. Blicke hinter die Bezeichnung PCOS oder Hpyothalamische Amenorrhö und versuche, zu verstehen: Was treibt dein PCOS an? Warum hast du keinen

Eisprung?

Das nennt sich *Tiefendiagnose*, und dieses Kapitel ist die Anleitung dazu.

Polyzystisches Ovarsyndrom (PCOS)

PCOS ist eine häufige Diagnose, die bis zu 10 Prozent aller Frauen betrifft. Es wird am besten als *Gruppe von Symptomen* beschrieben, die im Zusammenhang mit Anovulation (fehlendem Eisprung) und einem hohen Level an Androgenen oder männlichen Hormonen stehen. Die wichtigsten Symptome für PCOS sind unregelmäßige Perioden, insbesondere verspätete Perioden oder lange Zyklen oder *lange Blutungen* (die typisch für anovulatorische Zyklen sind).

Andere Symptome von PCOS sind Gesichtshaare (Hirsutismus), Akne, Haarausfall, Gewichtszunahme und Unfruchtbarkeit.

Hirsutismus

Hirsutismus ist der übermäßige Haarwuchs im Gesicht oder am Körper. Ein bisschen Behaarung auf deiner Oberlippe ist normal und kein Hirsutismus. Bei richtigem Hirsutismus hast du übermäßige Behaarung am Kinn, an den Wangen, am Bauch und um die Brustwarzen.

PCOS ist im Wesentlichen ein Problem mit dem Eisprung, was zu einer Überproduktion von Androgenen (männlichen Hormonen) wie Testosteron und anderen Androgenen führt.

Spezialthema: Androgene

Androgene sind männliche Hormone wie Testosteron, Androstendion und DHEAS. Es ist normal, *einige Androgene* zu haben. Du benötigst sie für die Stimmung, die Libido und die Gesundheit deiner Knochen. Zu viele Androgene verursachen jedoch Akne, Haarausfall und Hirsutismus.

Zusätzlich zu den beunruhigenden Symptomen wie unregelmäßige Perioden, Gewichtszunahme und Gesichtsbehaarung steht PCOS in Verbindung mit dem langfristigen Risiko für Diabetes und Herzerkrankungen. In diesem Sinne ist PCOS wesentlich mehr als nur ein Problem mit deiner Periode. Es ist eine Ganzkörper-Hormonerkrankung, die ein Leben lang dauern kann.

Diagnose von PCOS

Wenn du die Diagnose PCOS bekommen hast, sollte deine erste Frage sein: „Wie wurde es diagnostiziert?"

PCOS kann nicht durch einen Ultraschall diagnostiziert werden.

Überrascht dich das? Das Polyzystische Ovarsyndrom bekam seinen Namen von der Art und Weise, wie Eierstöcke auf dem Ultraschall aussehen. Daher denkst du vermutlich, dass äußerliches Auftreten ein wichtiges Merkmal der Krankheit ist. Damit liegst du aber falsch.

Zum Teil entstammt die Verwirrung von dem Wort „Zyste". Wie wir in Kapitel 5 gesehen haben, sind normale Eierstöcke gefüllt mit Follikelniese Follikel sind im Wesentlichen kleine, normale „Zysten" (obwohl sie für gewöhnlich nicht so genannt werden). Jeden Monat wachsen diese normalen Zysten, platzen, und werden dann wieder absorbiert.

Wenn du eine normale Entwicklung zum Eisprung hast, haben deine Eierstöcke sechs bis zwölf reifende Follikel (oder mehr, wenn du jünger bist). Dann wird eines dieser Follikel *dominant* und größer als die anderen und unterdrückt die anderen für den Rest dieses Zyklus.

Wenn du *keine* normale Entwicklung zum Eisprung hast (wie es bei PCOS der Fall ist), wirst du keinen dominanten Follikel entwickeln, das die anderen unterdrückt. Stattdessen werden die anderen Follikel weiterhin ein bisschen wachsen. Am Ende wirst du viele kleine unentwickelte Follikel haben – die nun offiziell „Zysten" heißen. Das ist der Befund vom Ultraschall. Polyzystisch kommt von poly (was „viele" bedeutet) und zystisch (was auf die Follikel hinweist). Es bedeutet *multiple Follikel.*

Das Problem ist, dass du *keinen Eisprung* gehabt hast und dass dies zu einer höheren Menge von Follikeln als normal geführt hat – zumindest in diesem Monat. Es gibt keinen Grund zu denken, dass deine Eierstöcke immer so aussehen werden. Eierstöcke sind dynamisches, lebendiges Gewebe, und sie *verändern* sich. Jeden Monat wachsen in deinen Eierstöcken neue Follikel heran, und jeden Monat absorbieren deine Eierstöcke sie wieder. Daher werden deine Eierstöcke auf einem Ultraschall *jeden Monat* anders aussehen.

> **TIPP** **Das Auftauchen von polyzystischen Eierstöcken** bedeutet schlichtweg, dass du *in diesem Monat* keinen Eisprung hattest. Es erklärt nicht, *warum* du keinen Eisprung hattest und kann auch nicht vorhersagen, ob du in der Zukunft einen haben wirst.

Polyzystische Eierstöcke können bei PCOS auftreten, aber sie sind *kein spezieller Befund* von PCOS. Polyzystische Eierstöcke treten auch in anderen Situation wie bei Einnahme der Pille und selbst bei normalen, gesunden Frauen auf. Eine Studie fand zum Beispiel heraus, dass gesunde Frauen etwa *25 Prozent der Zeit* polyzystische Eierstöcke haben[156].

Wichtig ist auch zu wissen, dass polyzystische Eierstöcke, anders als andere Arten von großen Ovarialzysten, *keine Schmerzen verursachen* (siehe Kapitel 9). Wenn Schmerzen dein Hauptsymptom sind, kommen sie von etwas anderem.

Spezialthema: Polyzystische Eierstöcke sind normal bei Teenagern

Als Teenager hast du mehr Follikel als ältere Frauen: Bis zu 25 Follikel i jedem Eierstock sind *normal*[157].

Als Teenager hast du auch längere Zyklen als ältere Frauen. Deine Zyklen können bis zu 45 Tage dauern und das über mehrere Jahre hinweg, bevor sie sich auf die normalen 35

Tage verkürzen.

Polyzystische Ovarien, unregelmäßige Zyklen und selbst Insulinresistenz (wie unten besprochen) sind während der Pubertät allesamt *normal* und gesund. Diese Symptome werden nur dann als abnormal betrachtet, wenn sie über die ersten paar Jahre hinweg andauern.

Wenn PCOS also nicht durch einen Ultraschall diagnostiziert werden kann, wie kann es dann diagnostiziert werden? Lediglich sehr *subjektiv*.

Es gibt keinen definitiven Test für PCOS, weil es sich nicht um *eine Krankheit* handelt. Stattdessen ist es eine *Gruppe von Symptomen*. Diese Symptome wurden anhand einer Reihe von Sets diagnostischer Kriterien definiert.

Kriterien für Androgenüberschuss

Laut der „Androgen Excess und PCOS Society" hat eine Frau PCOS, wenn sie *alle drei* der folgenden Kriterien erfüllt[158]:

- Ovarielle Dysfunktion und/oder polyzystische Eierstöcke
- Klinische und/oder biochemische Hyperandrogenämie
- Ausschluss anderer Erkrankungen, die Hyperandrogenämie verursachen

In einfacheren Worten gesagt musst du *alle drei* der folgenden Kriterien erfüllen um mit PCOS diagnostiziert zu werden:

- Unregelmäßige Perioden *oder* polyzystische Eierstöcke auf einem Ultraschall
- Hoher Androgenlevel bei einem Bluttest oder Symptome für hohe Androgene wie Hirsutismus
- Andere Gründe für einen hohen Androgenlevel wurden ausgeschlossen

Ich mag die Kriterien der „Androgen Excess und PCOS Society", weil sie die zwei Hauptursachen der Krankheit betonen: das Fehlen eines regelmäßigen Eisprungs und *Androgenüberschuss.*

Rotterdam-Kriterien

Die Rotterdam-Kriterien sind ein breiteres und loseres Set von Kriterien, laut denen eine Frau PCOS hat, wenn sie *nur zwei* der folgenden drei Kriterien erfüllt:

- Oligoovulation oder Anovulation
- Klinische und/oder biochemische Hyperandrogenämie
- Polyzystische Eierstöcke auf einem Ultraschall

Außerdem: Der Ausschluss anderer Krankheiten, die Überschussandrogen verursachen

Einfacher ausgedrückt, du könntest mit PCOS diagnostiziert werden, wenn du unregelmäßige Perioden und Androgenüberschuss hast (was Sinn ergibt). Oder wenn du Androgenüberschuss und polyzystische Eierstöcke hast (okay). Du könntest auch mit PCOS diagnostiziert werden, wenn du lediglich unregelmäßige Perioden und polyzystische Eierstöcke hast – aber *keinen Androgenüberschuss*. Das hat keinen Sinn, weil wie wir gesehen haben, deine unregelmäßigen Perioden an vielen Ursachen liegen könnten und dem Ultraschallbefund darüber, dass du polyzystische Eierstöcke hast, keinerlei Bedeutung zukommt.

Laut den Rotterdam-Kriterien könntest du die Diagnose PCOS bekommen, wenn du kein erhöhtes Androgen hast und daher *die Krankheit nicht hast*. Das könnte dich einer Reihe unnötiger Behandlungen und Sorgen aussetzen, die dir laut dem British Medical Journal mehr Schaden als Nutzen zuführen[159].

Ich bevorzuge mit Abstand die Kriterien der „Androgen Excess und PCOS Society", weil sie PCOS *per Definition* als Krankheit überschüssigen Androgens identifiziert. Bezüglich des Ultraschallbefunds sagt die „Androgen Excess und PCOS Society" folgendes:

> „Das Auffinden Polyzystischer Ovarialmorpholgie zum Eisprung bei Frauen, die keinen klinischen oder biochemischen Androgenüberschuss aufweisen, kann *folgenlos* sein."[160]

Folgenlos bedeutet unwichtig oder nicht signifikant. Sie sagen damit also, dass die Anwesenheit von polyzystischen Eierstöcken nichts bedeuten muss. Als alleinstehendes Merkmal können sie nicht zur ausreichenden Diagnose von PCOS herangezogen werden.

Gleichzeitig reicht die *Abwesenheit* von polyzystischen Eierstöcken nicht aus, um *auszuschließen*, dass du PCOS hast. Du kannst einen *normalen* Ultraschall und dennoch PCOS haben.

Zusammenfassend: Wenn du ausschließlich auf der Basis eines Ultraschalls diagnostiziert wurdest, besteht die Möglichkeit, dass du die Androgenüberschuss-Erkrankung, die derzeit PCOS genannt wird, gar nicht hast.

> **PCOS bekommt vermutlich** bald einen neuen Namen. Ein paar wurden vorgeschlagen, darunter *Metabolisches Reproduktionssyndrom* (MRS) und *Anovulatorischer Androgenüberschuss* (AEE). Ich bevorzuge letzteren.

Androgenüberschuss definieren

Die Rotterdam-Kriterien sowie auch jene der „Androgen Excess und PCOS Society" sind sich in einem Punkt einig: Androgenüberschuss kann entweder als 1) hohes Androgen bei einem Bluttest *oder* als 2) körperliches Anzeichen von Androgenüberschuss definiert werden.

Bluttests für Androgenüberschuss

Der beste Bluttest für die Feststellung von Androgenüberschuss ist das *freie Testosteron*, aber andere Tests beinhalten Gesamttestosteron, Androstendion und DHEAS. Wenn deine Ärztin das *Gesamttestosteron* misst, sollte dabei auch das SHBG (Sexualhormon-bindendes Globulin) gemessen werden, was ein Blutprotein ist,welches Testosteron und Östrogen speichert. SHBG ist bei PCOS typischerweise niedrig.

Speicheltests können nicht für die Diagnose von PCOS verwendet werden, weil sie nicht genau sind[161].

Körperliche Anzeichen für Androgenüberschuss

- *Gesichts- oder Körperbehaarung (Hirsutismus)*, die lang und dunkel ist und am Kinn, den Wangen, dem Bauch und um die Brustwarzen herum auftritt. Ein bisschen Behaarung auf der Oberlippe ist *kein* Hirsutismus und kein Anzeichen für Androgenüberschuss. Ein „Bartflaum" ist auch kein Hirsutismus.
- *Akne*, insbesondere hormonelle Akne am Kinn, kann bei Erwachsenen ein Anzeichen für Androgenüberschuss sein. Akne bei Teenagern kann nicht als Anzeichen für Androgenüberschuss interpretiert werden[162].
- *Haarausfall* und schütter werdendes Haar mit stark verkleinerten Haarfollikeln. Diese spezielle Art des Haarausfalls wird *androgenetische Alopezie* genannt. Es gibt verschiedene Arten von Haarausfall, die wir im Abschnitt Haarausfall in Kapitel 11 besprechen werden.

 Androgenetische Alopezie

Androgenetische Alopezie wird auch „anlagebedingter Haarausfall" oder „weibliche Glatzenbildung" genannt und wird von Androgenüberschuss oder Androgenempfindlichkeit verursacht.

Andere Ursachen für Androgenüberschuss ausschließen

PCOS ist die häufigste Diagnose von Androgenüberschuss, aber es ist nicht die *einzige* Diagnose. Zu anderen Diagnosen zählen:

- Hormonelle Verhütung mit einem „hohen Androgenindex"
- Einige Arten psychiatrischer Medikamente
- Hohes Prolaktinlevel
- Schilddrüsenunterfunktion
- Seltene Krankheiten der Hypophyse oder Nebenniere
- Andrenogenitales Syndrom

> ### 📕 *Andrenogenitales Syndrom*
>
> Das andrenogenitale Syndrom ist eine häufige genetische Krankheit, welche die Nebenniere zur Überproduktion von zu vielen Androgenen anregt.

Das nichtklassische Andrenogenitale Syndrom (AGS) trifft auf *9 Prozent* der Fälle bei Androgenüberschuss[163] zu und wird oft als PCOS fehldiagnostiziert. Es kann mithilfe eines Bluttests für 17-OH Progesteron diagnostiziert werden.

Konventionelle Behandlung von PCOS

Hormonelle Verhütung

Die konventionelle Behandlung von PCOS besteht in der Unterdrückung des Eisprungs mithilfe der Pille, was etwas seltsam ist, wenn man bedenkt, dass das zentrale Problem bei PCOS das Fehlen eines Eisprungs ist. Die Pille unterdrückt auch Androgene, was hilfreicher ist, aber leider nur solange wirkt, wie das Medikament eingenommen wird. Sobald du damit aufhörst, wirst du mehr Androgene als zuvor haben.

Der größte Nachteil der Pille ist, dass sie Insulinresistenz *verschlechtern* kann, was einer der primären Treiber von PCOS ist (siehe unten).

Spironolacton

Spironolacton (Aldactone®) ist fast derselbe Wirkstoff wie das Progestin Drospirenon, das in der Pille Yasmin® enthalten ist. Spironolacton unterdrückt Androgene, was bei PCOS hilfreich sein kann. Dr. Jerilynn Prior empfiehlt, Spironolacton in Kombination mit ihrer *zyklischen Progesterontherapie*, die weiter unten beschrieben wird, zu verwenden.

Leider verhindert Spironolacton einen gesunden Eisprung und kann die Aktivität der HPA-Achse verändern.

Cyproteronacetat

Cyproteronacetat (Androcur®) ist ein weiteres Antiandrogen

Medikament, das aufgrund seiner Nebenwirkungen nicht oft verschrieben wird. Es kommt in manchen Pillen vor, wie zum Beispiel der Diane®.

Metformin

Deine Ärztin hat dir womöglich ein Diabetes-Medikament namens Metformin angeboten, was eine vernünftige Behandlung ist. Es stellt einen besseren Zugang als die Pille dar, weil es zumindest bei der Korrektur von Insulinresistenz hilft und damit gegen eine der treibenden Kräfte von PCOS.

Wenn du Metformin nehmen willst, kannst du es mit den natürlichen Behandlungen in diesem Kapitel kombinieren.

Wenn du es vorziehst, nur natürliche Behandlungen zu verwenden, bitte sei dir dessen bewußt, dass viele von ihnen genauso gut funktionieren wie Metformin.

Metformin kann Verdauungsprobleme verursachen und deinem Körper Vitamin B12 entziehen. Wenn du es nimmst, bitte deine Ärztin darum, dein Vitamin B12 alle sechs Monate zu testen. Du benötigst womöglich eine B12-Injektion.

Der natürliche Zugang zu PCOS

Ich würde hier liebend gerne eine einfache Liste mit Dingen aufführen, die bei PCOS funktionieren, aber es ist komplizierter als das. Um mit natürlicher Medizin Ergebnisse zu erzielen, musst du zuerst tiefer gehen und die unterschiedlichen möglichen Treiber von PCOS verstehen.

PCOS ist nicht eine Krankheit

Erinnere dich daran, dass PCOS im Wesentlichen eine Gruppe von Symptomen ist, die mit Androgenüberschuss verbunden sind. Es ist *nicht eine Krankheit*, sondern eher was man eine *heterogene endokrine Störung* nennt.

Eine heterogene Störung ist eine Gruppe von Symptomen, die aus *spezifischen unterschiedlichen* zugrundeliegenden Treibern stammt.

Im Fall von PCOS sind diese treibenden Kräfte Insulin,

Entzündung, Nebennieren-Androgene und ein Anstieg der Androgene nach dem Absetzen der Pille. Wir werden jede von diesen einzeln betrachten, aber zuerst einen Blick auf die zugrundliegende *Anfälligkeit* für PCOS werfen, die sowohl genetisch bedingt als auch Umweltgiften geschuldet sein kann.

Genetische Anfälligkeit für PCOS

Wurdest du mit PCOS geboren? Ja und nein.

Du kannst mit Genen geboren sein, die dich *dem Risiko aussetzen,* PCOS zu entwickeln. Zum Beispiel kannst du bereits mit Genen geboren sein, die verändern, wie dein Hypothalamus mit deinen Eierstöcken kommuniziert oder mit Genen, die beeinflussen mit welcher Wahrscheinlichkeit du eine Insulinresistenz entwickeln wirst. Du kannst auch mit Genen geboren sein, die die Wahrscheinlichkeit erhöhen, dass deine Eierstöcke unter bestimmten Umständen zu viele Androgene produzieren.

Schlussendlich bestimmen deine Gene wie *einfach* du zum Eisprung kommst und *welche Wahrscheinlichke*it du für die Überproduktion von Androgenen aufweist. Aber die Aktivierrung dieser Gene hängt von deiner *gegenwärtigen Umgebung* ab.

Zum Beispiel benachteiligen dich diese Gene in deinem gegenwärtigen Umfeld der gewöhnlichen westlichen Ernährung und der Umweltgifte, aber dieselben Gene mögen deinen Ahnen einen Vorteil während Hungersnöten, Stress oder anderweitig herausfordernden Zeiten verschafft haben. Als Gene sind sie per se nicht schlecht. Sie sind lediglich nicht gut an die moderne Welt angepasst.

> **Das Gute an PCOS-Genen**
>
> Als Frau mit PCOS wirst du womöglich mit dem Alter fruchtbarer[164].

Kontakt mit endokrin aktiven Chemikalien

Ein weiterer Faktor, der dich dem *Risiko* für PCOS aussetzen kann, ist der Kontakt mit endokrin aktiven Chemikalien wie

Pestiziden, PCBs und die Plastikchemikalie Bisphenol A (BPA) [165].

Wie Gene setzen dich auch Gifte dem Risiko für PCOS aus, weil sie die Art und Weise verändern, in der dein Hypothalamus mit deinen Eierstöcken kommuniziert oder wie empfindlich du auf Insulin reagierst.

Risiken modifizieren und PCOS umkehren

Sowohl Gene als auch Gifte setzen dich dem *Risiko* für PCOS aus, aber dem Risiko ausgesetzt zu sein bedeutet noch nicht, PCOS zu haben. Du kannst deine genetische Ausdrucksform und die Funktion deiner Eierstöcke durch Ernährung, Lebensstil und andere natürliche Behandlungen *modifizieren* – und das wird deine Symptome verbessern.

Sobald du keine Symptome mehr hast, qualifizierst du dich auch nicht mehr für die Kriterien der „Androgen Excess und PCOS Society" und hast damit theoretisch auch kein PCOS mehr. Du wirst dennoch immer eine Anfälligkeit dafür haben.

Arten von PCOS (Treiber von Androgenüberschuss)

Wenn du eine genetische Anfälligkeit für Androgenüberschuss hast, kann diese durch unterschiedliche *Treiber* verschlimmert werden. Es gibt vier hauptsächliche Treiber für Androgenüberschuss oder PCOS.

1. insulinresistentes PCOS
2. PCOS nach der Pille
3. entzündungsbasiertes PCOS
4. PCOS der Nebenniere

Sehen wir uns jeden Treiber einzeln genauer an.

Aber zuallererst: Hast du die unregelmäßigen Perioden und Androgenüberschuss, die PCOS definieren? Falls nicht, lies bitte erneut den Abschnitt zur Diagnose von PCOS weiter oben.

Wenn du dir sicher bist, dass du PCOS hast, lies bitte weiter.

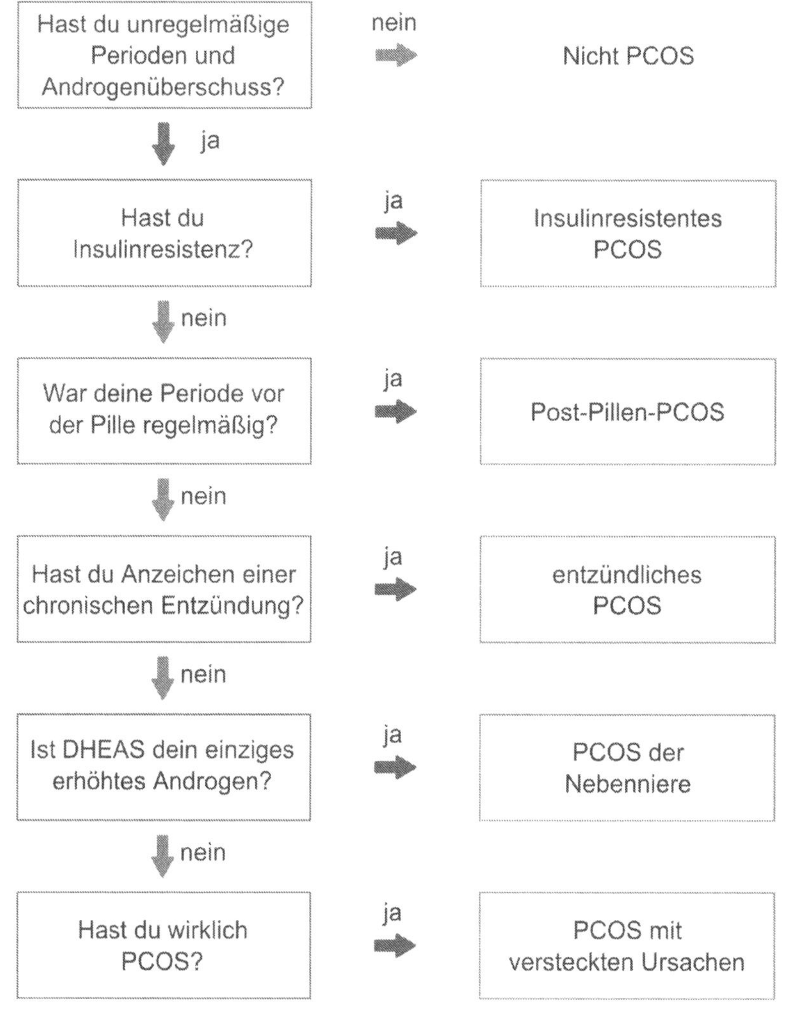

Bild 9 - Flussdiagramm für PCOS-Typen

Insulinresistentes PCOS

Der häufigste Treiber für PCOS ist *Insulinresistenz* – der hormonelle Zustand, den ich im Abschnitt zu Zucker in Kapitel 6 beschrieben habe. Wenn du Insulinresistenz hast, hast du womöglich einen normalen Blutzuckerwert, aber *zu viel Insulin*.

Zu viel Insulin ist nicht gut für dich. Es kann zu

Gewichtszunahme, Herzerkrankungen, Osteoporose und schlussendlich zu Diabetes führen. Es kann auch den Androgenüberschuss antreiben, wenn du die genetische Anfälligkeit für PCOS besitzt.

Wie Insulinresistenz PCOS antreibt

Insulinresistenz ist ein Zustand mit zu viel Insulin. Er wirkt sich direkt auf die Eierstöcke aus, indem er den *Eisprung verhindert* und sie dazu bringt, zu viel Testosteron anstelle von Östradiol herzustellen. Zu viel Insulin stimuliert auch deine Hypophyse, mehr des luteinisierenden Hormons (LH) herzustellen, was wiederum noch mehr Androgene stimuliert. Schlussendlich senkt zu viel Insulin das sexualhormon-bindende Globulin (SHBG), was zu einer größeren Menge an *freiem Testosteron* führt (ungebundenes Testosteron).

Die Insulinresistenz von PCOS setzt sich nach der Menopause fort. Wenn du es nicht behandelst, wirst du es dein ganzes Leben lang haben.

Was verursacht Insulinresistenz?

Wie wir im letzten Kapitel gesehen haben, ist Zucker die größte Ursache von Insulinresistenz. Eine kleine Menge von Fructose ist gesund, aber große Mengen von Fructose verursachen Insulinresistenz mehr als alle anderen Arten von Lebensmitteln[166].

Zu den anderen Auslösern von Insulinresistenz zählen Rauchen, Stress, hormonelle Verhütung, Schlafmangel, Alkohol, Transfette, ungesunde Darmbakterien, Magnesiummangel (siehe weiter unten) und Umweltgifte.

Diagnose von Insulinresistenz

Du hast insulinresistentes PCOS, wenn du alle Kriterien für PCOS (unregelmäßige Perioden und erhöhte Androgene) erfüllst und *zusätzlich* Insulinresistenz hast.

Diagnose von Insulinresistenz

Woher weißt du, ob du eine Insulinresistenz hast? Suche zuerst nach dem körperlichen Anzeichen des Übergewichts mit dem Apfeltyp (Übergewicht rund um die Taille).

Hol das Maßband heraus.

Um Übergewicht des Apfeltyps festzustellen, nimm auf der Höhe deines Bauchnabels Maß. Ein normales Taillenmaß ist etwa 89 cm oder weniger. Ein genaueres Maß bietet das Verhältnis zwischen deiner Taille und deiner Körpergröße: Deine Taille sollte weniger als die Hälfte deiner Körpergröße betragen.

Apfelförmiges Übergewicht ist ein häufiges Symptom von Insulinresistenz. Wenn du also übergewichtig bist, kannst du dir relativ sicher sein, dass deine Art von PCOS die insulinresistente Art ist.

Gleichzeitig könntest du ein *normales* Gewicht oder sogar *zu wenig* Gewicht haben und dennoch Insulinresistenz und die insulinresistente Art von PCOS haben[167].

Der einzige Weg, um herauszufinden, ob du Insulinresistenz hast, ist mittels eines Bluttests.

Bluttests für Insulinresistenz

Ein Test für Blutzucker oder Blutglukose ist *kein* Test auf Insulinresistenz.

Stattdessen brauchst du einen der folgenden:

- Fasteninsulin
- HOMA-IR Index (Insulinresistenzindex)
- 2-Stunden Insulin-Glukosetoleranztest (wird auch *Insulinassay mit Glukosetoleranz-Schlucktest* oder *Glukosetoleranztest mit Insulin* genannt)

Fasteninsulin ist ein Bluttest für das Hormon Insulin. Dein Ergebnis sollte weniger als 8 mlU/l (55pmol/l) sein. Fasteninsulin kann schwere Insulinresistenz einfach feststellen.

Um eine weniger schwere Insulinresistenz festzustellen, brauchst du den sensibleren *Insulin-Glukose-Toleranztest.*

Der HOMA-IR-Index ist eine mathematische Rechnung mittels des Verhältnisses von Glukose zu Insulin plus einer Konstanten. Bei gesunder Insulinempfindlichkeit sollte dein HOMA-IR-Index weniger als 1,5 sein.

Der Insulin-Glukosetoleranztest ist wie ein Glukosetoleranztest, der Insulin zusätzlich zu Glukose testet.

Hast du Insulinresistenz? Bist du dir sicher? Ein Test auf Blutzucker ist kein Test für Insulin.

Insulinresistenz ist der häufigste Treiber von PCOS. Bei mindestens 7 von 10 ist das so. Wenn du eine Diagnose für PCOS bekommen hast, hast du *womöglich* auch eine Insulinresistenz. Mit einer Wahrscheinlichkeit von 3 zu 10 hast du aber einen anderen Treiber, den wir weiter unten in diesem Kapitel besprechen werden.

Ernährung und Lebensstil bei Insulinresistenz

Mit Zucker aufhören

Der erste Schritt besteht darin, mit Nachspeisen und süßen Getränken aufzuhören. Ich überbringe nicht gerne schlechte Nachrichten, aber ich meine tatsächlich komplett darauf zu verzichten. Ich meine nicht, auf auf gelegentliche natürliche Nachspeisen zu verzichten.

Wenn du Insulinresistenz hast, bist du hormonell nicht dafür gerüstet, irgendeine Menge von Nachspeisen zu vertragen. Jedes Mal, wenn du eine Süßspeise isst, gerätst du tiefer und tiefer in die Insulinresistenz und auch tiefer und tiefer in die Gewichtszunahme, Akne und Hirsutismus.

Du kannst ein paar Stücke Obst essen, solange du unter den 25 Gramm Fruktose bleibst, wie in Kapitel 6 besprochen wurde.

Du wirst aber nicht ewig insulinresistent bleiben. Sobald dein Insulin normal ist, kannst du Süßspeisen gelegentlich wieder konsumieren. Und mit gelegentlich meine ich einmal im Monat.

Ich verstehe, dass es nicht einfach ist, mit Zucker aufzuhören, weil Zucker in fast allem ist, was wir gewöhnt sind zu essen, inklusive Cerealien, Joghurt, Muffins, Fruchtsaft, Smoothies und Dattelkekse. Du wirst vermutlich eine umfassende Neuorganisation deiner Essensvorräte und Einkaufsgewohnheiten vornehmen müssen.

Vermutlich wirst du auch mit Heißhunger auf Zucker und mit Zuckersucht konfrontiert sein.

Spezialthema: Bist du süchtig nach Zucker?

Zuckersucht ist real und häufig. Zu den Anzeichen zählen:

- Du hast Heißhunger auf Zucker, selbst wenn du nicht hungrig bist
- Du hast Heißhunger auf Zucker als Reaktion auf negative Gefühle
- Du versteckst deinen Zuckerkonsum vor den Menschen, die dir nahestehen
- Der Gedanke, mit Zucker aufhören zu müssen, macht dich wütend oder traurig

Wenn du süchtig nach Zucker bist, fühle dich bitte nicht schuldig oder beschämt. Wie jede Sucht kann das mit der richtigen Unterstützung überwunden werden. Such dir Hilfe.

Patientinnen haben mir erzählt, dass mit Zucker aufzuhören genauso schwierig ist, wie mit dem Rauchen aufzuhören. Du brauchst einen Plan.

Tipps, um dir dabei zu helfen, mit Zucker aufzuhören:
- Sieh zu, dass du ausreichend Schlaf bekommst, weil Schlaf das Verlangen nach Zucker zügelt

- Iss vollwertige, befriedigende Mahlzeiten, die aus allen drei Makronährstoffen bestehen: Protein, Stärke und Fett
- Begrenze deine Kalorienzufuhr nicht auf eine bestimmte Menge
- Such dir einen Starttermin während einer weniger stressigen Phase deines Lebens
- Mach vier Wochen lang einen kalten Entzug
- Sei dir dessen bewusst, dass das intensive Verlangen nach 20 Minuten aufhört
- Sei dir dessen bewusst, dass sämtliches Verlangen nach zwei Wochen aufhört
- Ergänze Magnesium, weil es das Verlangen nach Zucker reduziert
- Sei dir dessen bewusst, dass du okay bist. Dein Verlangen nach Zucker macht dich nicht zu einem schlechten Menschen

Wenn du ein Süßungsmittel brauchst, während du dich an eine Ernährung mit wenig Zucker gewöhnst, probiere die natürlichen Süssungsmittel Stevia oder Xylitol.

Mit Zucker aufzuhören ist anders, als auf eine *kohlenhydratearme Ernährung* umzusteigen. Tatsächlich ist es oft einfacher mit Zucker aufzuhören, wenn du dir erlaubst, Kartoffeln und Reis zu essen. Warum? Weil Stärke sehr sättigend ist und Heißhunger reduziert.

Nachdem das gesagt wurde, wirst du es wahrscheinlich *schwieriger* finden, mit Zucker aufzuhören, wenn du entzündungsfördernde Lebensmittel wie Weizen und Milchprodukte isst. Warum? Weil diese entzündungsfördernden Lebensmittel Heißhunger verursachen können.

Rose: Kann ich wirklich Kartoffeln essen?

Rose wusste, dass sie insulinresistentes PCOS hat und bemühte sich deswegen, Kohlenhydrate zu reduzieren. Es funktionierte nicht gut. Sie verlor kein Gewicht, und ihre

PCOS-Symptome waren so schlimm wie zuvor.

„Ich esse jeden Morgen ein Omelett," sagte sie. „Und danach sowohl zum Mittag als auch abends Salat und Fleisch."

„Das klingt gut," erwiderte ich. „Aber ist das genug Essen für mittags und abends? Hast du gestern noch irgendetwas anderes gegessen?"

Dann erzählte Rose mir, dass sie morgens einen Kaffee mit Magermilch und Zucker und nachmittags 5 oder 6 Dattelbällchen zu sich genommen hatte.

„Sonst noch etwas?"

Nachdem sie nach dem Abendessen noch Hunger hatte, aß sie noch zwei Schüsseln Paleo-Eiscreme aus Kokosmilch und Agavensirup.

„Ich weiß, dass ich einen schwachen Willen habe", sagte sie schuldbewußt. „Ich muss mich mehr bemühen."

„Nein, ich glaube nicht, dass du ein Problem mit deinem Willen hast," sagte ich ihr. „Du warst einfach hungrig."

Ich bat Rose, drei volle Mahlzeiten pro Tag zu essen. „Bitte bleib bei deinem Frühstück und Mittagessen mit niedrigen Kohlenhydraten, aber ich möchte, dass du *Fleisch und Kartoffeln zum Abendessen* isst", sagte ich. „Dazu natürlich Gemüse und Butter oder Olivenöl. Und bitte iss so viel, wie du brauchst, um satt zu sein. Aber dann iss bis zum Morgen nichts mehr."

Rose (skeptisch): „Darf ich wirklich Kartoffeln essen? Das kann doch nicht stimmen. Sie sind doch schlechte Kohlenhydrate."

„Zucker sind die schlechten Kohlenhydrate", sagte ich. „Du musst mit dem Zucker im Kaffee und mit den Dattelbällchen und allen anderen Arten von Süßspeisen aufhören."

Ich verschrieb ihr auch ein Pulver mit 300 mg Magnesium um den Heisshunger auf Zucker zu stillen.

Rose war besorgt, dass sie sich ohne die Dattelbällchen zu müde fühlen würde, um es durch den Nachmittag zu schaffen.

Aber zu ihrer Überraschung begann sie, sich besser zu fühlen, und ihre Energie nahm zu.

Als sie den Zucker wegließ, hörte auch ihr Heißhunger auf Zucker auf.

Andere Kohlenhydrate reduzieren

Ein einfacher Weg, um damit zu beginnen, ist mit einem Frühstück, das *niedrig an Kohlenhydraten* ist. Das bedeutet Eier oder Fleisch plus nicht-stärkehaltiges Gemüse. Indem du Kohlenhydrate beim Frühstück vermeidest, hältst du dein Insulin niedrig und weitest den Nutzen aus, den dir das Fasten über Nacht bringt.

Wenn sich das gut für dich anfühlt, kannst du auch über ein kohlenhydratarmes Mittagessen nachdenken.

An irgendeinem Punkt wirst du aber Stärke benötigen. Warum? Weil Stärke befriedigend ist und dein Nervensystem beruhigt, sodass du schlafen kannst. Stärke lädt auch den Vorrat an Glykogen in deiner Leber auf, um deinen Blutzucker während der Nacht stabil zu halten.

Aus all diesen Gründen empfehle ich, zumindest eine kleine Portion Reis oder Kartoffeln mit dem Abendessen zu dir zu nehmen.

Mach nicht den Fehler, Stärke zu reduzieren, aber weiterhin Zucker zu konsumieren. Mit anderen Worten, verzichte bitte nicht auf Kartoffeln beim Abendessen, nur um dich danach mit einer Paleo-Nachspeise vollzustopfen.

8-Stunden Essensfenster

Wie in Kapitel 6 beschrieben kannst du deine Mahlzeiten auch auf ein acht- oder zehnstündiges *Essensfenster* reduzieren. Das ist eine sanfte Art des zwischenzeitlichen Fastens, die nachweislich die Insulinresistenz verbessert[168].

Bewegung

Bewegung resensibilisiert deine Muskeln für Insulin. So haben zum Beispiel nur zwölf Wochen Krafttraining nachweislich eine 24-prozentige Verbesserung der Insulinempfindlichkeit erzielt[169].

Melde dich für Krafttraining oder Pilatesklassen an. Oder beginne mit etwas Sanfterem wie einem einfachen Spaziergang um den Block. Nimm die Treppe. Mach ein paar Push-ups.

Um die besten Ergebnisse zu erzielen, entscheide dich bitte für die Art von Bewegung, die du gerne machst.

Nimm keine hormonelle Verhütung

Die Pille verursacht Insulinresistenz[170], zum Teil weil sie den Muskelaufbau verhindert, der normalerweise durch Bewegung entsteht[171]. Eine Studie fand heraus, dass nur drei Monate auf der Pille ausreichend waren, um Insulinresistenz bei Frauen mit PCOS zu verschlimmern[172].

Spezialthema: Gebärmutterkrebs verhindern ohne die Pille

Einer der Hauptgründe, weshalb deine Ärztin möchte, dass du eine hormonelle Verhütung verwendest, ist zur Verringerung des Risikos an Gebärmutterkrebs zu erkranken, was eine Begleiterscheinung von PCOS ist. Das Argument dahinter ist, dass das Progestin den Aufbau der Gebärmutterschleimhaut verhindert (was auch stimmt).

Zum Glück gibt es andere und *bessere* Wege, um den Aufbau der Gebärmutterschleimhaut zu verhindern.

1. Reduziere das Insulin, um den stimulierenden Effekt des Insulins auf deine Gebärmutterschleimhaut zu reduzieren. Insulin zu reduzieren, kann dir auch dabei helfen, einen Eisprung zu haben.

2. Finde eine Möglichkeit, einen Eisprung zu haben, damit du Progesteron herstellen kannst, was deine Gebärmutterschleimhaut auf natürliche Art beschützen

wird (das ist eine der Hauptaufgaben von Progesteron).

3. Nimm mikronisiertes oder natürliches Progesteron, das ebenso gut funktioniert wie jedes synthetische Progestin, um die Gebärmutterschleimhaut zu verdünnen.

Jede natürliche Behandlung, die in diesem Kapitel besprochen wird, kann dir dabei helfen, einen Eisprung zu haben.

Ergänzungen und Kräutermedizin bei Insulinresistenz und insulinresistentem PCOS

Bevor wir zu den Ergänzungen kommen, sei dir bitte dessen bewußt, dass *Ernährung wichtiger ist als jede Ergänzung*. Das trifft auf fast jede Krankheit in diesem Buch zu, aber *auf jeden Fall* auf insulinresistentes PCOS. Du musst aufhören, Zucker zu dir zu nehmen. Danach kannst du eine oder zwei der folgenden Ergänzungen auswählen. Du brauchst nicht alle davon.

Magnesium ist das wunderbare Wundermineral für Perioden, das wir im letzten Kapitel kennengelernt haben, und es ist meine erste Adresse bei insulinresistentem PCOS. Eine magnesiumreiche Ernährung verbessert nachweislich die Insulinempfindlichkeit und verringert das Risiko für Diabetes[173]. Im Gegensatz korreliert eine magnesiumarme Ernährung so stark mit Insulinresistenz, dass manche Forscher den Magnesiummangel als eine der *Ursachen* von Insulinresistenz betrachten[174].

Ich verschreibe Magnesium jeder PCOS-Patientin. Ich nenne es „natürliches Metformin."

Wie es funktioniert: Es verbessert die Insulinempfindlichkeit[175].

Was du sonst noch wissen solltest: Ich empfehle 300 mg Magnesium pro Tag direkt nach dem Essen einzunehmen. Mit meinen Patientinnen wähle ich für gewöhnlich eine Rezeptur, die auch die Aminosäure Taurin enthält, weil Taurin Insulinempfindlichkeit erhöht. Siehe Kapitel 10 für mehr Information über Taurin.

Alpha-Liponsäure ist eine Fettsäure, die in der Energieproduktion involviert ist. Sie wird vom Körper hergestellt und kann auch aus Nahrungsmitteln wie Leber, Spinat und Brokkoli bezogen werden. Als Ergänzung kann Alpha-Liponsäure PCOS verbessern[176][177].

Wie es funktioniert: Alpha-Liponsäure verbessert den Insulinwert und fördert die gesunde Entwicklung der Follikel. Es steigert auch Glutathion.

Was du sonst noch wissen solltest: Alpha-Liponsäure ist im Allgemeinen sicher, aber mehr als 1000 mg pro Tag kann das Schilddrüsenhormon senken. Ich empfehle 200 bis 600 mg pro Tag mit dem Essen einzunehmen. Es lässt sich gut mit myo-Inositol kombinieren[178].

Myo-inositol ist der Botenstoff für Insulin in den Zellen. Es zu ergänzen, kann zu einer drastischen Verbesserung von PCOS führen[179].

Wie es funktioniert: Es verbessert die Insulinempfindlichkeit, reduziert Androgene und stellt den regelmäßigen Eisprung wieder her[180].

Was du sonst noch wissen solltest: Die zwei Arten von Inositol als Ergänzungsmittel haben unterschiedliche Auswirkungen. D-chiro-Inositol verbessert Insulinempfindlichkeit im ganzen Körper. Myo-Inositol verbessert Insulin und die Signalübertragung von FSH *im* Eierstock, wobei es die Eierstockfunktion verbessert und den gesunden Eisprung fördert. Ich empfehle eine kombinierte Ergänzung aus myo-Inositol und D-Chiro-Inositol im Verhältnis 40:1, was dem normalen Verhältnis im Körper entspricht.

Die Dosis ist: 2000 bis 3000 mg von myo-Inositol in Kombination mit einer kleinen Menge D-Chiro-Inositol. Es kann auch langfristig eingenommen werden.

Vitamin D ist das Sonnenscheinvitamin, das wir in Kapitel 6 kennengelernt haben.

Wie es funktioniert: Es verbessert die Empfindlichkeit für Insulin und fördert den gesunden Reifeprozess der Follikel[181].

Was du sonst noch wissen solltest: Bitte deine Ärztin, dein Vitamin-D-Spiegel zu testen. Wenn du einen Mangel hast, nimmt bitte zumindest 2000 IU mit dem Essen ein.

Berberin ist ein kondensierter Extrakt aus mehreren Pflanzen. Es ist ein *Phytonährstoff* oder aktiver Bestandteil einer Reihe von unterschiedlichen Kräutern, zu denen Gelbwurzel (*Hydrastis canadensis*), Berberitze (*Berberis vulgaris*) und das chinesische Gewächs *Phellodendron amurense* zählen. Es.

Berberin hat in klinischen Tests zu PCOS gute Ergebnisse erzielt und Metformin in zwei großen Studien übertroffen[182][183]. Es ist eine gute Behandlung bei PCOS im Allgemeinen und eine großartige Behandlung bei Akne, wie wir in diesem Kapitel noch besprechen werden. Berberin hat den angenehmen Nebeneffekt, Angstgefühle zu reduzieren[184].

Wie es funktioniert: Es verbessert die Insulinempfindlichkeit, möglicherweise durch einen nützlichen Effekt auf die Darmbakterien[185][186]. Berberin fördert auch den Eisprung[187] und hält die Eierstöcke davon ab, Testosteron zu produzierenen[188].

Was du sonst noch wissen solltest: Du kannst konzentrierten Berberinextrakt oder eine Aufbereitung eines Gewächses wie *Phellodendron* zu dir nehmen. Berberinhaltige Kräuter schmecken bitter und werden deswegen am besten als Tablette oder Kapsel eingenommen.

Die genaue Menge hängt von der Konzentration der Formel ab. Die Standarddosis für ein Berberinextrakt ist zweimal täglich 500 mg.

Es gibt ein paar Vorsichtsmaßnahmen mit Berberin zu

beachten. Nimm es nicht, wenn du schwanger bist oder stillst. Vorsicht ist auch angebracht, wenn du Berberin mit anderen verschreibungspflichtigen Medikamenten wie Antidepressiva, Betablockern, Antibiotika oder Immunsuppressiva kombinierst, weil es den Spiegel dieser Medikamente verändern kann.

Nimm Berberin nicht länger als drei Monate nacheinander, weil seine antimikrobiellen Effekte die Zusammensetzung deiner Darmbakterien verändern kann. Auf kurze Dauer sind die antimikrobiellen Effekte von Berberin wahrscheinlich nützlich. So kann Berberin zum Beispiel die Verdauungsgesundheit verbessern und Darmdurchlässigkeit reparieren[189]. Auf lange Sicht kann es Darmbakterien verringern. Bei meinen eigenen Patientinnen bin ich vorsichtig und empfehle für gewöhnlich die Einnahme von Berberin an fünf Tagen pro Woche mit einer Pause von zwei Tagen. Nach drei Monaten empfehle ich die Einnahme für mindestens einen Monat auszusetzen.

Falls du Zweifel hast, such dir bitte professionelle Unterstützung.

Die nächsten beiden Ergänzungen sind speziell. Es handelt sich dabei um 1) *Zink* und 2) eine *Kombination aus Pfingstrose und Süßholz*. Sie sind speziell, weil sie neben ihrer anderen Wirkung einen direkten antiandrogenen Effekt haben. Sie können einen guten Zusatz zu den anderen, *wesentlichen Behandlungsstrategien* bilden – dem Aufhören mit Zucker und der Einnahme von Magnesium. Im Abschnitt zur Antiandrogenbehandlung werde ich mich noch einmal darauf beziehen.

Jede der natürlichen Behandlungen, die im Abschnitt zu PCOS besprochen wurden, trägt zur Reduktion von Androgenen bei.

Zink ist einer der Schlüsselnährstoffe für die Periodengesundheit, wie wir in Kapitel 6 kennengelernt haben. Wie du dich vielleicht erinnerst, hat es vielerlei Nutzen, zu denen auch die Reduktion von Entzündungen und die Regulierung der Stressreaktion zählen. Es ist auch in die Ovarialfunktion eingebunden. Zinkmangel setzt dich einem größeren Risiko für PCOS aus[190].

Wie es funktioniert: Zink nährt die Follikel und unterstützt sie dabei, einen gesunden Eisprung zu haben und Progesteron herzustellen. Es hat auch antiandrogene Effekte. In einer neuen Studie wurde eine Verbesserung von Hirsutismus durch Zink festgestellt[191].

Was du sonst noch wissen solltest: Ich empfehle 20 bis 50 mg pro Tag *direkt* nach dem Abendessen. Nimm Zink nicht auf einen leeren Magen ein, da das Übelkeit verursacht.

Die Kombination aus Pfingstrose und Süßholz ist eine Kräutermedizin, die ich meinen PCOS-Patientinnen ständig verschreibe. Es gab dazu eine kleine klinische Studie, in der herausgefunden wurde, dass es Testosteron maßgeblich reduziert[192].

Wie es funktioniert: Pfingstrose (*Paeonia lactiflora*) verhindert die Produktion von Testosteron und fördert die Aktivität des Enzyms Aromatase, das Testosteron zu Östrogen umwandelt[193]. Süßholz (*Glycyrrhiza glabra*) vermindert Testosteron in Frauen[194] und blockiert die Androgenrezeptoren[195]. Zusammen haben die beiden Kräuter auch einen synergetischen, normalisierenden Effekt auf die Hormone der Hypophyse[196].

Was du sonst noch wissen solltest: Die genaue Menge des Gewächses hängt von der Konzentration in der Mixtur ab, halte dich also bitte an die Anweisungen auf der Flasche. Für den optimalen Effekt nimm Pfingstrose und Süßholz zusammen morgens vor dem Frühstück, weil deine Hypophyse zu diesem Zeitpunkt am aufnahmefähigsten ist. Dosiere, dass du die Einnahme an den ersten fünf Tagen deines Zyklus aussetzt. Falls du keine Zyklen hast, nimm es für 25 Tage und setze dann fünf Tage aus.

Die Kombination aus Pfingstrose und Süßholz ist eine kraftvolle Medizin. Nimm sie nicht in Kombination mit

Fruchtbarkeitsmedikamenten. Nimm sie nicht, falls du jünger als 18 Jahre bist (weil sich die Kommunikation zwischen Hypophyse und Eierstöcken noch in ihrer Entwicklung befindet). Beginne mit der Einnahme nicht bis zumindest drei Monate vergangen sind, seitdem du die Pille abgesetzt hast (ansonsten beeinträchtigt sie deinen Eisprung). Nimm sie nicht länger als neun Monate durchgehend ohne Pause (weil sie die Auswirkungen auf die Hypophyse auf Dauer abschwächen).

Wenn du Pfingstrose und Süßholz nimmst, um deinen Eisprung wiederherzustellen, solltest du es nicht länger als neun Monate nacheinander brauchen. Wenn es die richtige Behandlung ist, wird sie bis dahin wirken, und deine Periode sollte regelmäßig bleiben, selbst nachdem du aufgehört hast, sie zu nehmen.

Wenn du sie einnimmst, um deine Androgene zu reduzieren, nimm sie für sechs Monate, setze dann für einen Monat aus und fahre danach fort. *Pass auf deinen Blutdruck auf!* Süßholz hebt den Blutdruck, also nimm es bitte nicht ein, falls du bereits hohen Blutdruck hast. Wenn du Zweifel hast, such dir bitte professionellen Rat.

Spezialthema: Natürliches Progesteron bei PCOS

Die Endokrinologin Dr. Jerilynn Prior empfiehlt eine *zyklische Progesterontherapie* bei PCOS. Dabei wird natürliches oder mikronisiertes Progesteron in einem Muster, das die Lutealphase imitiert, eingenommen. Das funktioniert bei PCOS, weil es das luteinisierende Hormon (LH) unterdrückt und so hilft, die Kommunikation zwischen dem Hypothalamus, der Hypophyse und den Eierstöcken zu normalisieren. Für mehr Information über zyklische Progesterontherapie besuche bitte die Webseite des *Zentrums für Menstruationszyklen und Eisprungforschung, kurz CeMCOR (Centre for Menstrual Cycle and Ovulation Research)*[197].

Mikronisiertes Progesteron schützt auch vor Gebärmutterkrebs und hat einen positiven *antiandrogenen*

Effekt, den wir weiter unten im Kapitel besprechen werden.

Mikronisiertes Progesteron

Mikronisiertes Progesteron ist eine Art Ersatzhormon. Anstelle von synthetischem Progestin ist es natürliches oder bioidentisches Progesteron. Es kann als Creme aufgetragen oder als Kapsel, wie z.B. von der Marke Prometrium®, genommen werden.

Bioidentisches Hormon

Ein bioidentisches Hormon ist ein Hormon, das strukturidentisch zu deinen körpereigenen Hormonen ist.

Das deckt die Behandlungen für insulinresistentes PCOS ab, und vergiss nicht, dass das die meisten von euch betrifft. Falls du dir *sicher* bist, dass du keine Insulinresistenz hast, lies bitte weiter, um mehr über die anderen Typen zu erfahren.

Ein Test auf den Blutglukosewert ist *kein* Test auf Insulinresistenz.

Checkliste für insulinresistentes PCOS
- Hör mit Zucker auf.
- Nimm Magnesium.
- Erwäge eine zusätzliche PCOS-Ergänzung wie myo-Inositol, Zink oder eine Kombination aus Pfingstrose und Süßholz.
- Erwäge eine zusätzliche antiandrogene Ergänzung, wie es weiter unten im Kapitel besprochen wird.

PCOS nach der Pille

Die Pille abzusetzen kann Symptome verursachen, die dich für eine PCOS-Diagnose qualifizieren. Dafür gibt es ein paar Gründe.

- Hormonelle Verhütung kann Insulinresistenz verursachen oder verschlimmern[198][199] und leistet einen wesentlichen Beitrag zu insulinresistentem PCOS.
- Hormonelle Verhütung unterdrückt den Eisprung, was naturgemäß ihrer Funktion entspricht. Bei den meisten Frauen setzt der Eisprung wieder ein, sobald die Verhütung ausgesetzt wird. Bei manchen von euch setzt der Eisprung erst nach Monaten oder erst Jahren wieder ein. Während dieser Zeit qualifiziert ihr euch womöglich für eine PCOS-Diagnose.
- Das Absetzen einer Pille mit einem „niedrigen Androgen-Index" wie der Yasmin® kann zu einem vorübergehenden Anstieg der Androgene führen. Während dieser Zeit ist es möglich, sich für eine PCOS-Diagnose zu qualifizieren, aber deine Androgene sollten sich nach einem oder zwei Jahren wieder senken. Bitte lies dazu den Abschnitt „Hormonelle Verhütung richtig absetzen" in Kapitel 11.

„PCOS nach der Pille" ist die zweithäufigste Art von PCOS, die ich behandle. Es unterscheidet sich dahingehend von anderen Arten von PCOS, dass es für gewöhnlich *vorübergehend* auftritt. Mit anderen Worten, es handelt sich dabei um etwas, das Dr. Jerilynn Prior *adaptiven anovulatorischen Androgenüberschuss* nennt. Es stammt nicht zwangsläufig von der darunterliegenden genetischen Tendenz der Eierstöcke zur Überproduktion von Androgenen, was andere Arten von PCOS charakterisiert.

Diagnose von „PCOS nach der Pille"

Dein PCOS ist „PCOS nach der Pille", wenn du alle Kriterien für PCOS erfüllst (unregelmäßige Perioden und erhöhte Androgene) *und* zusätzlich keine Insulinresistenz hast *und* keine Probleme hattest, bevor du mit der Pille angefangen hast.

Falls du *bereits* Probleme hattest, bevor du mit der Pille angefangen hast, hattest du womöglich damals bereits PCOS und damit jetzt kein „PCOS nach der Pille".

Beachte dein Verhältnis von LH zu FSH

Bei „PCOS nach der Pille" hast du einen höheren Spiegel des luteinisierenden Hormons (LH) im Vergleich zu FSH. Das ist bei *allen* Arten von PCOS ein häufiger Befund, aber bei „PCOS nach der Pille" ist es einer der *einzigen* Befunde. LH hält deine Follikel davon ab, sich richtig zu entwickeln und stimuliert sie dazu, Androgene herzustellen.

Andere Arten von Amenorrhö nach der Pille

PCOS ist nicht das einzige Problem, was nach dem Absetzen der Pille auftreten kann. Wir haben in Kapitel 1 Christine getroffen, die Amenorrhö nach der Pille hatte, aber kein erhöhtes LH oder Androgene, und sich daher nicht für eine PCOS Diagnose qualifizierte. Ihre Geschichte war ein Beispiel dafür, wie lange es dauern kann, die Periode nach dem Absetzen der Pille wiederherzustellen.

Gewöhnliche Behandlung von PCOS nach der Pille

Es gibt keine konventionelle, schulmedizinische Behandlung für „PCOS nach der Pille". Der generelle Rat besteht darin, eine Rückkehr zur Pille anzuraten.

Ernährung und Lebensstil für PCOS nach der Pille

Bleib ruhig und gib dir Zeit. Es kann lange dauern, deine Periode nach dem Absetzen der Pille wieder zu bekommen. Das ist kein Problem, das an dir liegt, sondern an den eisprungunterdrückenden Medikamenten, die du genommen hast.

Iss gut und iss *genug*. Wenn du keine Insulinresistenz hast, musst du Zucker nicht streng vermeiden (aber du solltest nicht zu viel Zucker zu dir nehmen). Bitte befolge die Ernährungsrichtlinien, die im Kapitel über „Allgemeine Periodenvorsorge" besprochen werden und bitte iss nicht zu wenig.

Wenn du deine Lebensmittelaufnahme im Glauben reduzierst, es würde deinem PCOS helfen, könntest du am Ende eine Krankheit namens Hypothalamische Amenorrhö bekommen (wie weiter unten besprochen wird). PCOS setzt dich einem größeren

Risiko für hypothalamische Amenorrhö aus[200]. Bitte iss insbesondere ausreichend Kohlenhydrate, weil dein Körper genug Stärke benötigt, um einen Eisprung zu haben[201].

Wenn du Kohlenhydrate vermeidest, weil im Ultraschall polyzystische Eierstöcke festgestellt wurden, könntest du dich auf dem völlig falschen Weg befinden.

Ergänzungen und Kräutermedizin für PCOS nach der Pille

Zink unterdrückt Androgene und unterstützt die Ovarialfunktion. Wie oben besprochen ist es gut bei jeder Art von PCOS, aber es ist meine erste Wahl für „PCOS nach der Pille", weil die Pille einen Zinkmangel verursachen kann.

Die Kombination aus Pfingstrose und Süßholz ist eine gute Möglichkeit, aus den „verzögerten Hormonen" auszubrechen, die nach der Pille auftauchen können. Sie hilft bei der Normalisierung der Hypophysenhormone[202] und kann so einen gesunden Eisprung fördern. Siehe dazu bitte den vorigen Abschnitt für eine Dosierungsanleitung.

Vitex ist ein weiteres beliebtes Gewächs für die Wiederherstellung der Perioden, aber es kann zu einem Anstieg des LH führen und daher PCOS verschlimmern. *Vitex* ist eine bessere Wahl für prolaktininduzierten Hirsutismus und hypothalamische Amenorrhö, die weiter unten besprochen werden.

Du kannst eine einigermaßen schnelle und bleibende Verbesserung von „PCOS nach der Pille" erwarten. Der Trick besteht darin, deine Eierstöcke in die Gänge zu bringen mit der Kombination aus Pfingstrose und Süßholz . Sobald das geschehen ist und du beginnst, einen Eisprung zu haben, solltest du in der Lage sein, mit den Ergänzungen aufzuhören.

Karla: PCOS nach der Pille

Karla war 33 als sie die Yasmin® absetzte, um schwanger zu werden. Sie hatte die Pille die vorherigen sieben Jahre zur Verhütung verwendet. Bevor sie mit der Pille begonnen hatte, waren ihre Perioden in einem 30-tägigen Zyklus regelmäßig gewesen.

Karlas Periode setzte unmittelbar wieder ein, was toll war, aber ihre Zyklen waren etwa 50 Tage lang, und ihre Haut war schlecht. Ihr Fruchtbarkeitsspezialist dachte, dass sie anovulatorische Zyklen habe (also keinen Eisprung), und ich stimmte zu. Er diagnostizierte sie mit PCOS auf der Basis ihrer unregelmäßigen Zyklen, dem neuen Symptom der Akne und hohem AMH (Anti-Müller-Hormon) sowie hohem Testosteron.

Karla hatte erst vor zehn Monaten die Pille abgesetzt, aber zog bereits das eisprungstimulierende Medikament Clomifen in Erwägung.

„Moment mal", sagte ich. „Du hattest bislang keinen Eisprung, aber das bedeutet nicht, dass du keinen haben *kannst*. Vor der Pille hattest du keine Probleme. All das könnte sich mit etwas mehr Zeit auch von alleine verbessern."

Ich befragte sie zu ihrem Zervixschleim. Sie sagte, dass sie erst vorige Woche welchen wahrgenommen hatte.

„Es klingt so, als ob du womöglich bereits bevor du zu mir gekommen bist einen Eisprung hattest", sagte ich. „Dementsprechend bekommst du wahrscheinlich nächste Woche deine Periode. In der Zwischenzeit sollten wir mit jeglicher Kräutermedizin zur Förderung des Eisprungs noch abwarten. Stattdessen würde ich dir gerne Zink anbieten, was deine Eierstöcke und deine Haut nähren wird."

Ich bat sie, 30 mg Zink nach dem Abendessen zu sich zu nehmen und zur Verbesserung ihrer Post-Pillen-Akne sowohl Zucker als auch Kuhmilchprodukte zu reduzieren.

Karla bekam ihre Periode eine Woche später, was bedeutet,

dass sie wahrscheinlich einen Eisprung hatte, als sie den Zervixschleim gesehen hatte. Sie hatte noch vier weitere Zyklen und wurde dann schwanger.

Es bleibt abzuwarten, ob Karla Symptome von PCOS haben wird, nachdem sie ihr Baby geboren hat. Ich bezweifle das. In Karlas Fall waren die unregelmäßigen Perioden, die Akne und selbst das erhöhte Testosteron *vorübergehend*, während ihr Körper sich an ein Dasein ohne die Yasmin® gewöhnte.

Erkennen, ob die Diagnose PCOS noch gilt

Du qualifizierst dich für die Diagnose PCOS auf der Basis deiner *gegenwärtigen Anzeichen und Symptome*. Wenn du an den Punkt gelangst, an dem du keine Symptome mehr hast, dann qualifizierst du dich nicht mehr für eine PCOS-Diagnose. Du wirst jedoch immer eine *Anfälligkeit* für PCOS haben.

Checkliste für „PCOS nach der Pille"

- Behalte Ruhe und gib deinem Heilungsprozess Zeit.
- Iss ausreichend.
- Ziehe die Kombination aus Pfingstrose und Süßholz in Erwägung.
- Erwäge eine zusätzliche Antiandrogen-Ergänzung, wie weiter unten im Kapitel besprochen wird.

Entzündungsbasiertes PCOS

Aber was, wenn keine der beiden besprochenen Arten von PCOS auf dich zutrifft? Womöglich bist zu bereits ziemlich frustriert. Dein PCOS stammt nicht von einer Insulinresistenz oder davon, dass du die Pille eben erst abgesetzt hast. Woher stammt es also dann?

Entzündungsbasiertes PCOS wird von Entzündungen und Umweltgiften angetrieben. Eine Entzündung spielt auch bei den bereits besprochenen Arten von PCOS eine Rolle – und darüber hinaus bei allen Problemen mit der Periode – aber es ist der *primäre* Treiber des entzündungsbasierten PCOS[203].

Was treibt Entzündungsbasiertes PCOS an? Wie wir in Kapitel 6 gesehen haben, beeinträchtigt eine Entzündung die Hormonrezeptoren und unterdrückt den Eisprung. Sie stimuliert auch deine Nebenniere und Eierstöcke dazu, mehr Androgene herzustellen[204].

Eine Entzündung kann von Insulinresistenz kommen – lies bitte in diesem Fall den Abschnitt über insulinresistentes PCOS. Entzündungen können auch von Rauchen, entzündungsfördernden Lebensmitteln, Umweltgiften und Verdauungsproblemen kommen.

Diagnose von entzündungsbasiertem PCOS

Dein PCOS ist entzündungsbasiertes PCOS, wenn du alle Kriterien für PCOS erfüllst (unregelmäßige Perioden und erhöhtes Androgen) **und** keine Insulinresistenz hast **und** deine Perioden von der Pille nicht beeinträchtigt wurden **und** du darüber hinaus die Anzeichen und Symptome einer Entzündung hast.

Anzeichen und Symptome einer Entzündung

- Unerklärliche Müdigkeit und Erschöpfung
- Kopfschmerzen
- Gelenkschmerzen
- Hautkrankheiten wie Ekzeme und Psoriasis

Konventionelle Behandlung von entzündungsbasiertem PCOS

Es gibt keine konventionelle Behandlung bei entzündungsbasiertem PCOS.

Ernährung und Lebensstil bei entzündungsbasiertem PCOS

Zuallererst befolge bitte die Ernährungshinweise zu einer ***entzündungshemmenden Ernährung*** in Kapitel 6. Das bedeutet, Weizen und Milchprodukte und womöglich auch andere häufig unverträgliche Lebensmittel wie Eier zu vermeiden.

Entzündungsfördernde Lebensmittel zu vermeiden ist bei entzündungsbasiertem PCOS effektiver als *jegliche* Nahrungsegänzung.

Bitte vergewissere dich, dass du ein mögliches zugrundeliegendes Verdauungsproblem identifizierst und behandelst, sowie deine Exponierung gegenüber Umweltgiften wie Pestiziden, Plastik und Quecksilber reduzierst. Lies dazu den Abschnitt zu Entzündung in Kapitel 11.

Ergänzungen bei entzündungsbasiertem PCOS

Zink ist erneut meine bevorzugte Verschreibung für diese Art von PCOS. Zusätzlich zu seinen vielen anderen Nutzen reduziert Zink Entzündungen, verbessert die Verdauungsgesundheit und fördert eine gesunde Entgiftung.

Probiotische Ergänzungen sind nützliche Bakterien in Pulver- oder Kapselform. Du kannst auch Lebensmittel essen, die reich an nützlichen Bakterien sind, wie fermentierten Joghurt oder Sauerkraut.

Wie es funktioniert: Probiotika verbessern die Darmgesundheit und reduzieren Entzündungen. Sie helfen auch bei der Entgiftung von Quecksilber[205].

Was du sonst noch wissen solltest: Bitte lies dazu den Abschnitt Verdauungsgesundheit in Kapitel 11 für Tipps zu Probiotika.

Acetylcystein (ACC, NAC) ist eine Version der Aminosäure Cystein. Es wurde erfolgreich bei der Wiederherstellung eines regulären Eisprungs mit PCOS-Patientinnen getestet[206].

Wie es funktioniert: Es reduziert Entzündungen und fördert die Entgiftung von Umweltgiften. AAC verbessert auch die Insulinempfindlichkeit.

Was du sonst noch wissen solltest: AAC hat den nützlichen Nebeneffekt, Angst und Beklemmungsgefühle zu reduzieren. Zuviel davon kann deine Magenschleimhaut ausdünnen.

Nimm es daher nicht, wenn du an Gastritis oder Magengeschwüren leidest. Ich empfehle 500 bis 2000 mg pro Tag.

Melatonin ist das Schlafhormon, das wir im letzten Kapitel kennengelernt haben. Es wird von der Zirbeldrüse in deinem Gehirn erzeugt, aber *auch* von deinen Eierstöcken. Eine Ergänzung mit Melatonin kann einen regelmäßigen Eisprung bei Frauen mit PCOS wiederherstellen[207].

Wie es funktioniert: Es schützt die Follikel vor oxidativem Stress und fördert den Eisprung.

Was du sonst noch wissen solltest: Ich empfehle 0,5 bis 3 mg zur Schlafenszeit. Es kann auch äußerlich gegen Haarausfall angewandt werden. Bitte lies den Abschnitt zu androgenetischer Alopezie weiter unten.

Checkliste bei entzündungsbasiertem PCOS

- Vermeide Weizen- und Kuhmilchprodukte.
- Identifiziere mögliche andere Lebensmittelempfindlichkeiten.
- Behebe mögliche Verdauungsprobleme.
- Erwäge eine Zinkeinnahme.
- Erwäge eine weitere antiandrogene Ergänzung, wie weiter unten in diesem Kapitel besprochen wird.

PCOS der Nebenniere

Hoffentlich hast du deine Art von PCOS in der Zwischenzeit ermitteln können. Die Chancen stehen hoch, dass es die erste ist: insulinresistentes PCOS. Wenn dem so ist, dann behandle bitte das. Wenn nicht, ziehe noch diese eine Art in Betracht.

Du hast PCOS der Nebenniere, wenn du:

- Alle Kriterien für PCOS erfüllst
- *Keine* Insulinresistenz hast
- *Keine* negativen Nebenwirkungen erlebt hast, als du die Pille abgesetzt hast
- *Keine* Anzeichen und Symptome für eine Entzündung hast

- *Normale* Ovarialandrogene (Testosteron und Androstendion), aber erhöhte *Nebennierenandrogene* (DHEAS) hast

Wenn dir eine Abbildung hilft, sieh dir erneut das Diagramm zu PCOS an (*Bild 9*).

Die meisten Frauen mit PCOS haben erhöhte Werte bei einer oder *allen* Arten von Androgenen:

- Testosteron von den Eierstöcken
- Androstendione der Eierstöcke und der Nebenniere
- DHEAS (Dehydroepiandrosteronsulfat) der Nebenniere

Wenn du erhöhte Ovarialandrogene hast, wende dich bitte einer der bereits besprochenen Arten von PCOS zu. Das ist der Abschnitt, wenn du *nur* erhöhtes DHEAS, aber normale Testosteron- und Androstendion-Werte hast.

Wenn du erhöhtes DHEAS hast, sollte deine Ärztin zuerst andere Gründe wie hohes Prolaktin oder das Andrenogenitale Syndrom (AGS) ausschließen, wie es weiter oben besprochen wurde. Sind diese Krankheiten ausgeschlossen, bleibt die Diagnose PCOS der Nebenniere über[208], die in etwa 10 Prozent aller PCOS-Fälle ausmacht[209] und sich sehr vom klassischen Ovarial-PCOS, das wir bislang besprochen haben, unterscheidet.

Wie Ovarial-PCOS wird PCOS der Nebenniere mit endokrin aktiven Chemikalien[210] und einer zugrundeliegenden genetischen *Anfälligkeit* in Verbindung gebracht.

Anders als *ovariales androgenes PCOS* wird *PCOS der Nebenniere nicht* von Insulinresistenz oder einem beeinträchtigten Eisprung angetrieben. Stattdessen wird es vom Stressreaktionssystem oder der HPA-Achse angefeuert. Mit anderen Worten wird es durch *Stress* angetrieben[211].

PCOS der Nebenniere kann von Stress während der Zeit der Pubertät verursacht werden[212].

Konventionelle Behandlung von PCOS der Nebenniere

Es gibt keine konventionelle Behandlung für PCOS der Nebenniere, obwohl manche Ärztinnen eine niedrige Dosis Hydrocortison verschrieben haben[213]. Hydrocortison funktioniert, indem es die Produktion von DHEAS reduziert. Es wird auch beim nichtklassischen andrenogenitalen Syndrom (AGS) verschrieben.

Natürliche Behandlung von PCOS der Nebenniere

Die besten Behandlungen sind jene, die wir in Kapitel 6 für die Regulierung des Stressreaktionssystems oder der HPA-Achse besprochen haben. Dazu zählen:

- Erholung und Spaß
- Entspannungstechniken wie Meditation, Massage oder Yoga
- Die Aufrechterhaltung eines stabilen Blutzuckerwerts
- Magnesium
- Zink
- B-Komplex
- Rhodiola (Rosenwurz)

Checkliste für PCOS der Nebenniere

- Stress reduzieren.
- Ergänzungen zur Regulierung der HPA-Achse in Erwägung ziehen.
- Eine zusätzliche antiandrogene Ergänzung in Erwägung ziehen, die wir noch besprechen werden.

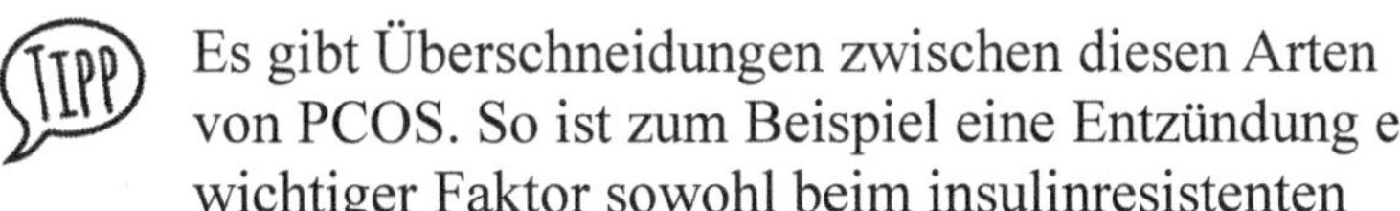

Es gibt Überschneidungen zwischen diesen Arten von PCOS. So ist zum Beispiel eine Entzündung ein wichtiger Faktor sowohl beim insulinresistenten PCOS als auch beim PCOS der Nebenniere.

Noch immer verwirrt?

Was tun, wenn dir gesagt wurde, dass du PCOS hast, aber du keine der obigen Kriterien erfüllst? Du hast keine Insulinresistenz. Du hast nicht nach der Pille PCOS entwickelt. Du hast keine offensichtlichen Anzeichen einer Entzündung oder der Aussetzung von Umweltgiften.

Zurück zum Ausgangspunkt der Diagnosefindung. Zuallererst: Hast du wirklich PCOS? Hast du entweder hohe Androgene bei einem Bluttest oder klare Anzeichen für einen Androgenüberschuss?

Wenn du *keinen* Androgenüberschuss hast, und dein *einziges* Symptom das Ausbleiben deiner Periode ist (und vielleicht noch Akne), dann könntest du hypothalamische Amenorrhö haben, die weiter unten besprochen wird. Erinnere dich daran, dass der Befund von polyzystischen Eierstöcken bei einem Ultraschall nicht ausreicht, um PCOS zu diagnostizieren.

Wenn du *tatsächlich* PCOS hast, aber keine der obigen Kriterien erfüllst, dann könnten deine Probleme von etwas stammen, das etwas weniger offensichtlich ist. Bevor wir das Thema PCOS hinter uns lassen, möchte ich noch einige der *verborgenen Treiber* von PCOS loswerden, die ich in manchen meiner Patientinnen sehe. Verborgene Treiber sind jene Dinge, die – sobald sie korrigiert sind – den Androgenüberschuss verbessern oder umkehren.

Verborgene Treiber von PCOS

Vieles kann den Eisprung stören und überschüssige Androgene fördern. Dazu zählen:

Zu viel Soja oder andere Phytoöstrogene, weil sie den Eisprung unterdrücken können. Ein Anzeichen für hohe Phytoöstrogeneinnahme ist ein hoher SHBG-Wert bei einem Bluttest.

Schilddrüsenerkrankung, weil Schilddrüsenunterfunktion den Eisprung erschwert und Insulinresistenz verschlechtert[214].

Mangel an Vitamin D, weil deine Eierstöcke Vitamin D brauchen.

Mangel an Zink, weil deine Eierstöcke Zink brauchen.

Jodmangel, weil deine Eierstöcke Jod brauchen.

Vegetarische Ernährung, entweder indem sie zu viele Phytoöstrogene beinhaltet oder indem sie Mangelernährung verursacht.

Erhöhtes Prolaktin, weil es DHEA erhöht.

Zu wenig Nahrung oder zu wenige Kohlenhydrate, weil dein Körper Kohlenhydrate braucht, um einen Eisprung zu haben. Wenn du zu wenig isst, kannst du in die hypothalamische Amenorrhö rutschen, wie weiter unten genauer besprochen wird.

Das Tolle am Identifizieren eines *verborgenen Auslösers* ist, dass, sobald dieser korrigiert wurde, sich die Symptome relativ schnell verbessern werden.

Behandlung von Gesichtsbehaarung, Akne und androgenetischer Alopezie (Haarausfall bei Frauen)

Gesichtsbehaarung, Akne und androgenetische Alopezie (Haarausfall bei Frauen) sind lauter gewöhnliche Symptome bei PCOS, aber sie können auch aus anderen Gründen auftreten.

In diesem Abschnitt geht es um die Behandlung dieser Symptome, unabhängig davon, ob du PCOS hast oder nicht.

Behandlung von Gesichtsbehaarung (Hirsutismus)

Zu den **konventionellen Behandlungsmethoden** zählen die Pille oder die antiandrogenen Medikamente Cyproteron (Androcur®) und Spironolacton (Aldactone®).

Die natürliche Behandlung ist die Behandlung von PCOS (wenn du es hast) und etwas von der Liste an Ergänzungen auszuwählen, die weiter unten im Kapitel im Abschnitt zu natürlichen Antiandrogenen besprochen werden.

Du wirst auch manuelle Haarentfernungsmethoden wie zupfen, wachsen, Laser oder Elektrolyse benötigen.

Gesichtshaare sind ein frustrierendes Symptom, weil es selbst mit der besten Behandlung zwölf Monate dauern kann, bis sich eine Verbesserung einstellt.

Behandlung von Akne

Zu den **konventionellen Behandlungen** zählen die Pille, Spironolakton (Aldactone®) und Isotretinoin (Accutane®), was furchtbar ist. Der Wirkungsmechanismus von Isotretinoin besteht darin, die DNA-Aktivierung zu verändern. Es kann auch ernsthafte Nebenwirkungen wie Depression[215], chronisch-entzündliche Darmerkrankungen und Osteoporose[216] verursachen. Ich flehe euch an, das nicht zu nehmen.

Zu den **natürlichen Behandlungen** zählen die folgenden:

- Behandle dein PCOS, wenn du PCOS hast
- Such dir eine der Ergänzungen aus dem Abschnitt zu natürlichen Antiandrogenen aus
- Wähle eine oder mehrere der folgenden Behandlungsarten von Akne

Behandlung von Akne

Die folgenden Behandlungen sind effektiv bei Akne, unabhängig von der Ursache von PCOS, also unabhängig davon, ob es PCOS nach der Pille ist oder eine andere Art.

Hör mit Zucker auf, um ein Hormon namens Insulinähnlicher Wachstumsfaktor oder IGF-1 zu reduzieren. IGF-1 ist wie eine Verkettung unglücklicher Umstände, weil es Talg, Keratin und Entzündungen fördert[217].

Vermeide Kuhmilchprodukte, um Entzündungen und das IGF-1 Hormon zu reduzieren. Laut der „Nurses' Health Studie" von 2005 haben Frauen, die weniger Milch trinken, mit einer geringeren Wahrscheinlichkeit Akne[218]. Du kannst nach wie vor nicht-entzündungsfördernde Milchprodukte wie Ziegen-, Schaf- und Jerseymilch zu dir nehmen. Siehe dazu den Abschnitt über Milchprodukte in Kapitel 6.

Behandle Verdauungsprobleme, weil Akne von einem Magensäuremangel und SIBO und anderen Verdauungsproblemen verursacht werden kann. Lies dazu den Abschnitt „Verdauungsgesundheit" in Kapitel 11.

Behandle Histaminintoleranz, also die Krankheit exzessiven Histamins, die wir im letzten Kapitel besprochen haben. Zu den Lebensmitteln, die reich an Histaminen sind, zählen fermentierte Lebensmittel und würziger Hartkäse. Sie können Akne verschlimmern.

Zink hat bei klinischen Studien als gut wirksam gegen Akne abgeschnitten[219]. Zink funktioniert, indem es Keratin reduziert und so die Poren offenhält. Zink tötet auch Bakterien, reduziert Entzündungen und hemmt die Androgenbildung.

Berberin ist ein natürliches Antibiotikum und tötet so die Bakterien, die Akne verursachen können. Es reduziert auch Entzündungen und IGF-1. In einer klinischen Studie zeigten nur vier Wochen der Berberineinnahme eine Verbesserung von Akne um 45 Prozent[220].

DIM (Diindolylmethan) ist ein Photonutrient, das aus Gemüse wie Brokkoli bezogen wird. Es wird im Abschnitt über Antiandrogene weiter unten besprochen.

Selbst mit der besten Behandlung kann Akne sechs Monate brauchen, um sich zu verbessern. Erinnere dich auch daran, dass deine Haut etwa sechs Monate nach dem Absetzen der Yasmin® an ihrem schlimmsten Punkt sein wird (gerade dann, wenn du bereit bist, aufzugeben und wieder mit der Pille anzufangen). Bitte lies dazu den Abschnitt zu „Post-Pillen-Akne" in Kapitel 2.

Behandlung von androgenetischem Haarausfall bei Frauen

Androgenetischer Haarausfall bei Frauen oder Androgenetische Alopezie ist die langfristige haarverdünnende Art von Haarausfall, die von männlichen Hormonen verursacht wird. Er unterscheidet sich vom vorübergehenden Haarausfall, der von einem Eisen- oder Schilddrüsendefizit verursacht wird. (Im Abschnitt Haarausfall in Kapitel 11 besprechen wir alle Arten von Haarausfall.)

Zu den **konventionellen Behandlungen** zählen die Pille, Cyproteron (Androcur®), Spironolakton (Aldactone®) und der örtlich aufzutragende Arzneistoff Minoxidil oder Rogaine®.

Zu den **natürlichen Behandlungen** zählen die Folgenden:

- Behandle PCOS, wenn du PCOS hast
- Wähle eine der Ergänzungen aus der Liste im Abschnitt über natürliche Antiandrogene weiter unten im Kapitel
- Wähle eine der folgenden äußerlich anzuwendenden Behandlungen

Äußerliche Behandlungen für androgenetische Alopezie

Rosmarin verhindert 5α-Reduktase und damit das Enzym, das Testosteron in das stärkere Hormon Dihydrotestosteron (DHT) umwandelt[221]. Für die äußerliche Anwendung werden vier Tropfen ätherisches Rosmarinöl in einen Esslöffel Basisöl (z.B. Jojobaöl) gegeben. Massiere die Ölmixtur 30 Minuten vor der Haarwäsche sanft in die Kopfhaut ein. Dreimal pro Woche anwenden.

Melatonin reduziert den oxidativen Stress an den Haarfollikeln und fördert das Haarwachstum[222]. Wende eine 0,1-prozentige Lösung auf der betreffenden Stelle einmal täglich vor dem Schlafengehen an.

Selbst mit der besten Behandlung kann es bei androgenetischer Alopezie Monate oder selbst Jahre dauern, bis es zu einer Verbesserung kommt.

Antiandrogene Behandlungen

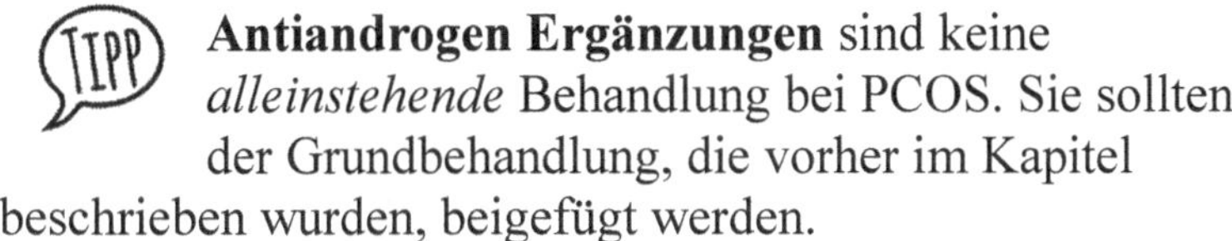

Antiandrogen

Antiandrogene (auch als Androgen-Antagonisten oder Testosteronblocker bekannt) sind Medikamente oder Ergänzungen, die Androgene reduzieren oder ihre Effekte blockieren.

Du brauchst diesen Abschnitt wenn du:

- PCOS hast und mit der *Grundbehandlung* für deine Art von PCOS bereits begonnen hast.
- Aus anderen Gründen Androgensymptome hast – wie zum Beispiel dem Androgenanstieg nach dem Absetzen der Pille.

Antiandrogen Ergänzungen sind keine *alleinstehende* Behandlung bei PCOS. Sie sollten der Grundbehandlung, die vorher im Kapitel beschrieben wurden, beigefügt werden.

Zu den **konventionellen Antiandrogen-Behandlungen** zählen die Medikamente Cyproteron (Androcur®) und Spironolakton (Aldactone®).

Zu den **natürlichen Antiandrogen-Behandlungen** zählen die folgenden:

Zink, das in einer neuen klinischen Studie bei der Verbesserung von Hirsutismus innerhalb von nur acht Wochen gute Ergebnisse gezeigt hat[223]. Zink funktioniert, indem es Hormone *normalisiert.* Es wird den Testosteronspiegel nicht unter einen normalen Wert drücken.

Die Kombination aus Pfingstrose und Süßholz reduziert das Serumtestosteron. Ich verschreibe es hauptsächlich bei PCOS.

DIM (Diindolylmethan) ist ein Phytonährstoff, der aus

Gemüse wie Brokkoli, Kohlsprossen, Kraut und Kohl bezogen wird. Er blockiert die Androgenrezeptoren[224]. Er verhindert auch das Enzym Aromatase und kann so auch den ungewollten Effekt haben, Östrogen zu reduzieren. Ich verschreibe DIM regelmäßig bei Akne und Hirsutismus. Ich empfehle 100 mg pro Tag.

Mikronisiertes oder natürliches Progesteron verhindert 5α-Reduktase und blockiert die Androgenrezeptoren. Der beste Weg, Progesteron zu beziehen, ist einen Eisprung zu haben und *dein körpereigenes Progesteron zu produzieren*. Du kannst es auch als Ergänzung einnehmen.

Reishi-Pilz (*Ganoderma lucidum*) verhindert die 5α-Reduktase[225]. Reishi hat viele andere gesundheitliche Nutzen, darunter auch die Immunstärkung und Stabilisierung der HPA-Achse.

Vitex agnus-castus **(Mönchspfeffer)** vermindert Prolaktin, verbessert prolaktininduzierten Androgenüberschuss und Hirsutismus. Hohes Prolaktin ist bei PCOS nicht typisch, weshalb ich für gewöhnlich bei PCOS auch kein *Vitex* verschreibe. Ich verschreibe es aber für hypothalamische Amenorrhö, wie weiter unten besprochen wird.

Sägepalme (Serenoa repens) verhindert die 5α-Reduktase und hat bei jüngeren klinischen Studien, in denen es mit grünem Tee, Vitamin D, Melatonin und Soja kombiniert wurde, gute Wirkung gezeigt[226]. Wie DIM hat Sägepalme womöglich den unerwünschten Nebeneffekt, das Östrogenlevel zu reduzieren. Ich verschreibe Sägepalme nie als erstes, weil ich andere Behandlungen wie Zink und die Kombination aus Pfingstrose und Süßholz bevorzuge.

Du brauchst nicht *alle* diese Ergänzungen, die in diesem Kapitel besprochen werden. Beginne mit der Grundbehandlung für dein PCOS, wie zum Beispiel mit dem *Verzicht auf Zucker* und der Einnahme von Magnesium, und wähle dann eine zusätzliche Antiandrogen-Behandlung wie Zink.

Hypothalamische Amenorrhö (HA)

Hypothalamische Amenorrhö wird auch *funktionelle hypothalamische Amenorrhö (FHA)* genannt. Davon spricht man, wenn die Periode für länger als sechs Monate ausbleibt und *keine medizinische Diagnose festgestellt werden kann.*

Dass „keine medizinische Diagnose festgestellt werden kann" ist wichtig. Das bedeutet, dass deine Ärztin andere Krankheiten wie eine Schilddrüsenerkrankung, Zöliakie, PCOS, hohes Prolaktin und andere ausschließen konnte.

Amenorrhö nach der Pille

Wenn du gerade die Pille abgesetzt hast, brauchst du womöglich etwas mehr Zeit, wie auch bei meine Patientin Christine in Kapitel 1. Oder du könntest von einigen der Behandlungen, die in diesem Abschnitt besprochen werden, profitieren. Bitte lies auch den Abschnitt in Kapitel 11 über „Wie hormonelle Verhütung abzusetzen ist".

Die Weisheit des Hypothalamus

Wenn es keinen Grund dafür gibt, dass du deine Periode nicht bekommst, liegt es daran, dass dein Hypothalamus (deine primäre hormonelle Schaltstelle) beschlossen hat, dass du keinen Eisprung haben wirst. Wie kommt es zu dieser Entscheidung? Dein Hypothalamus ist nicht gemein zu dir. Es ist sein Versuch, zu *helfen*, weil er feststellt, dass etwas in deiner Welt nicht stimmt. Du bist entweder gestresst oder bekommst nicht ausreichend zu essen, weshalb dein Hypothalamus versucht, dich von den Anstrengungen eines Babys abzuhalten. Er schraubt die Reproduktion vorübergehend zurück – bis die Lage sich verbessert.

Was aber, wenn du kein Baby, sondern lediglich deine Periode willst? Aus der Sicht deines Hypothalamus ist das dasselbe. Wenn du gesund genug bist, ein Baby auszutragen, bist du auch gesund genug, eine Periode zu bekommen.

 **Hypothalamische Amenorrhö** ist keine Störung. Es ist eine *normale* Reaktion auf Unterernährung oder Stress.

Betrachten wir nun die beiden Hauptgründe für hypothalamische Amenorrhö: Mangelernährung und Stress.

Mehr essen

Wenn du meine Patientin wärst, würde ich mit einer simplen Frage beginnen:

> Hast du das Gefühl, ausreichend zu essen? Gestern zum Beispiel – war da dein Hunger *befriedigt*?

Ich mag diese Frage, weil sie die Nachricht überbringt, dass du es *verdienst*, dich satt und vollständig ernährt zu fühlen. Als Frau brauchst du mehr Nahrung, als man dir vormachen will.

Mangelernährung kann dazu führen, dass du deine Periode verlierst, und wie wir in Kapitel 5 gesehen haben, musst du dafür nicht untergewichtig sein. Mangelernährung kann auch ein Problem bei normalem Gewicht oder selbst bei *Über*gewicht sein. Deinem Hypothalamus geht es weniger um dein Körpergewicht und mehr darum, ob du ausreichend isst, um mit deinem Aktivitätenlevel mitzukommen.

 **Du kannst dich unbegrenzt bewegen**, solange du *genug isst*.

Um eine Periode zu bekommen, musst du in *jeder Hinsicht* vollständig ernährt sein. Das bedeutet ausreichend Kalorien und ausreichend Mikronährstoffe wie Zink und Jod zu dir zu nehmen. Das bedeutet auch, *alle* die Makronährstoffe zu essen wie Proteine, Fette und *Kohlenhydrate*.

Ein Mangel an Kohlenhydraten kann das hypothalamische Signal schwächen und Amenorrhö verursachen – selbst dann, wenn du genügend Kalorien zu dir nimmst[227].

Wenn es dir mit einer kohlenhydratarmen Ernährung besser geht, solltest du dich fragen:

- Liegt es daran, dass du kein Weizen mehr isst? Wenn dem so ist, ist die bessere Strategie, zwar Weizen zu vermeiden, aber weiterhin Reis, Kartoffeln und Hafer zu dir zu nehmen.
- Liegt es daran, dass du ein Verdauungsproblem gelöst hast? Wenn dem so ist, ist die bessere Strategie, deine Verdauung in Ordnung zu bringen. Lies dazu Kapitel 11.

Essstörung

Wenn du denkst, dass du womöglich eine Essstörung haben könntest, dann glaube mir, dass du damit nicht alleine bist. Die Mehrheit (63 Prozent) aller jungen Frauen mit Amenorrhö werden in weiterer Folge mit einer Essstörung diagnostiziert[228].

Geh mit Selbstliebe und Selbstvergebung an die Sache heran und *such dir professionelle Hilfe*. Ich habe die Namen seriöser Organisationen im Quellenabschnitt aufgeführt.

Zusätzlich zum Aufsuchen einer professionellen Gynäkologin hier noch ein paar einfache Ideen:

- Stelle jegliche Inhalte in den sozialen Medien, in denen Mangelernährung oder dünne Körper glorifiziert werden, auf *Nicht mehr Folgen*
- Verbringe Zeit mit Menschen, die gerne essen und eine gute Beziehung zu Essen haben
- Vermeide die Wörter „schlecht" oder „sauber" („clean"), wenn du dich auf Essen beziehst
- Lass die Vorstellung los, irgendetwas perfekt machen zu müssen – inklusive deiner Ernährung

Auch wenn du beginnst, mehr zu essen, wirst du zumindest vier Monate warten müssen, um wieder eine Periode zu bekommen. Warum ist das so? Weil deine Follikel so lange brauchen, um bis zum Eisprung zu reifen.

> **Wenn du nicht zunehmen kannst**, unabhängig davon, wieviel du isst, hast du womöglich Zöliakie oder eine Glutenempfindlichkeit. Bitte sprich mit einer Ärztin.

Stress dich weniger

Der beste Weg, um Stress zu reduzieren, ist den Hinweisen in Kapitel 6 über die Dysfunktion der HPA-Achse zu folgen.

Konventionelle Behandlung der hypothalamischen Amenorrhö

Bei der Hypothalamischen Amenorrhö sind die konventionellen und die natürlichen Behandlungsempfehlungen dieselben: Iss mehr und stress dich weniger.

Womöglich empfiehlt deine Ärztin auch die Pille, aber sie wird nichts ausrichten können. Erinnere dich daran, dass Pillenblutungen keine richtigen Menstruationsblutungen sind. Und die Pille *beeinträchtigt* nachweislich die *Verbesserung von Hypothalamischer Amenorrhö* [229].

Ergänzungen und Kräutermedizin bei Hypothalamischer Amenorrhö

Das Wichtigste bei der Hypothalamischen Amenorrhö ist es, *mehr zu essen*. Solange du das nicht tust, kann keine der folgenden Ergänzungen etwas bewirken.

Magnesium ist „das" Wundermineral für Perioden

Wie es funktioniert: Es hilft beim Umgang mit Stress und reguliert deinen Hypothalamus.

Schlafbeere (*Withania somnifera*) ist eine Kräutermedizin, die seit Tausenden von Jahren in der Ayurvedatradition Indiens verwendet wird. Sie wird traditionellerweise als Energie- und Reproduktionstonikum verabreicht. Sie hilft dir beim Umgang mit Stress.

Wie es funktioniert: Es reduziert Angst und Beklemmungsgefühle und wirkt den längerfristigen Effekten von Stress wie Blutzuckerinstabilität, Schlaflosigkeit, Depression und Unterdrückung des Hypothalamus entgegen.

Was du sonst noch wissen solltest: Die genaue Menge des Gewächses hängt von der Konzentration in der Rezeptur ab, also verwende sie bitte so, wie auf dem Produkt ausgewiesen. Schlafbeere kann als Tee, als Lösung oder als Tablette eingenommen werden. Es handelt sich um ein sicheres Gewächs ohne Gegenindikationen oder Wechselwirkungen. Um den vollen Nutzen zu beziehen, nimm es bitte zweimal täglich über mindestens drei Monate hinweg. Es kann langfristig verwendet werden.

Vitex agnus-castus (Mönchspfeffer) ist eine Medizin, die aus den Beeren eines großen mediterranen Baums gewonnen wird. Früher wurde er angeblich verwendet, um die Libido der Mönche zu unterdrücken (daher auch der Name). Glücklicherweise hat er bei Frauen nicht diesen Effekt.

Wie es funktioniert: Mönchspfeffer fördert den Eisprung, indem er deinen Hypothalamus vor chronischem Stress schützt und deine Hirnanhangdrüse daran hindert, zu viel Prolaktin zu bilden. *Vitex* beinhaltet auch opioidartige Bestandteile, die dein Nervensystem beruhigen[230].

Was du sonst noch wissen solltest: Ich empfehle eine kleine Dosis (200 mg) eines standardisierten Extrakts, was der Dosierung in klinischen Studien entspricht[231]. Weniger hochkonzentrierte Rezepturen (getrocknete Kräuter im Gegensatz zum Extrakt) müssen in einer höheren Dosis zwischen 1000 bis 2000 mg genommen werden.

Um den besten Effekt zu erzielen, nimm *Vitex* als Einzeldosierung als allererstes nach dem Aufstehen und vor dem Frühstück, weil deine Hirnanhangdrüse da am aufnahmefähigsten ist. Stoßdosiere, indem du jeden Monat an ein paar Tagen aussetzt. Bei Amenorrhö empfehle ich für gewöhnlich 25 Tage der Einnahme und dann 5 Tage Auszeit. Wenn du deine Periode bekommst (aber es gegen PMS nehmen willst), empfehle ich dir, an den fünf Tagen am Anfang jeder Periode auszusetzen.

Vitex ist ein kraftvolles Gewächs, und es gibt einige Vorsichtshinweise. Nimm es nicht in Kombination mit Fruchtbarkeitsmedikamenten. Nimm es nicht, wenn du jünger als 18 Jahre alt bist (weil sich die Kommunikation zwischen deiner Hirnanhangsdrüse und Ovarien da noch entwickelt). Beginne nicht damit, bevor du die Pille nicht bereits vor mindestens drei Monaten abgesetzt hast (andernfalls könnte es deinen Eisprung beeinträchtigen). Nimm es nicht länger als sechs Monate durchgehend (weil sich seine Auswirkung auf die Hirnanhangdrüse mit der Zeit *abschwächen* kann). Wie die bereits besprochene Kräutermedizin Pfingstrose solltest du *Vitex* nicht länger als sechs Monate lang benötigen. Wenn es die richtige Behandlung ist, wird sich innerhalb von vier Monaten seine Wirkung zeigen. Deine Periode sollte dann regelmäßig kommen, auch nachdem du mit der Einnahme aufgehört hast. Wenn du Zweifel hast, such dir bitte professionelle Hilfe.

Pass mit *Vitex* auf, wenn du PCOS hast, weil es das LH erhöhen und damit die Krankheit verschlimmern kann.

Vitex ist auch eine großartige Behandlung beim Prämenstruellen Syndrom (PMS), das in Kapitel 8 besprochen wird.

> **TIPP** **Pass auf mit Soja** und anderen Phytoöstrogenen wie Leinsamen und Hülsenfrüchten, weil sie FSH hemmen und Amenorrhö verursachen können[232]. Ein Anzeichen für eine hohe Phytoöstrogen-Einnahme ist ein hoher Wert an SHBG bei einem Bluttest.

Erhöhtes Prolaktin

Prolaktin ist ein Hypophysenhormon, das die Laktation (Milchbildung) fördert und Hormone reguliert. Zu viel Prolaktin verhindert den Eisprung.

Stark erhöhtes Prolaktin ist ein ernsthaftes medizinisches Problem, das Perioden ganz und gar zum Stillstand kommen lassen kann.

Leicht erhöhtes Prolaktin kann unregelmäßige Perioden, Brustspannen, Libidoverlust und Androgenüberschuss verursachen.

Prolaktin kann auf zwei Arten einen Androgenüberschuss verursachen:

- Durch Erhöhung des Nebennierenandrogens DHEA.[233]
- Durch die Hochregulierung der 5α-Redukatase, die zu mehr Dihydrotestosteron (DHT) führt.[234]

Erhöhtes Prolaktin ist mit einem einfachen Bluttest leicht zu diagnostizieren.

Was verursacht erhöhtes Prolaktin?

Sehr hohes Prolaktin (höher als 1000 mIU/l oder 50 ng/ml) ist für gewöhnlich das Resultat eines gutartigen Hypophysentumors namens Prolaktinom. Er erfordert eine medizinische Diagnose und Handhabung. Deine Ärztin wird vermutlich ein bildgebendes Verfahren wie eine Magnetresonanztomographie anordnen und dich mit dem Medikament Bromocriptin behandeln, das Prolaktin reduziert. Es gibt keine natürliche Behandlung für ein aktives Prolaktinom.

Moderat hohes Prolaktin (höher als 480 mIU/l oder 23 ng/ml) kann von einem Prolaktinom, einer Schilddrüsenerkrankung, Alkohol oder Medikamenten wie hormoneller Verhütung, Magensäuretabletten und manchen Arten psychiatrischer und blutdruckregelnder Medikamente kommen. Es erfordert eine medizinische Diagnose und Behandlung.

Leicht erhöhtes Prolaktin (bis 480 mIU/L oder 23 ng/mL) ist häufig und kann nicht durch einen einzigen Wert diagnostiziert werden. Warum nicht? Weil dein Prolaktin womöglich *vorübergehend* erhöht ist aufgrund eines der folgenden Faktoren:

- Sex
- Bewegung
- Alkohol
- Essen

- Schlaf
- Dehydrierung
- Stress
- Lutealphase (nach dem Eisprung)
- Leichte Schilddrüsenerkrankung
- Hormonelle Verhütung

Der Genauigkeit zuliebe solltest du dein Prolaktin unter Beachtung aller Voraussetzungen noch einmal testen:

- während der Follikelphase,
- zwischen 8 Uhr morgens und 12 Uhr mittags,
- fastend,
- hydriert,
- nicht unmittelbar nach dem Sport oder Sex,
- entspannt und
- nicht unter hormoneller Verhütung

Leicht erhöhtes Prolaktin kommt *manchmal* sowohl bei Hypothalamischer Amenorrhö als auch bei PCOS vor.

Sobald deine Ärztin eine medizinische Erklärung für dein erhöhtes Prolaktin ausgeschlossen hat, kannst du natürliche Behandlungen in Erwägung ziehen.

Ernährung und Lebensstil, um Prolaktin zu verringern

Reduziere Alkohol, allen voran Bier, weil Gerste die Prolaktinbildung stimuliert. Darum wurde Bier traditionellerweise verschrieben, um die Produktion von Muttermilch zu erhöhen. Trinke aber nicht mehr als vier alkoholische Getränke pro Woche.

Reduziere Stress mit Yoga, Meditation und langen, langsamen Spaziergängen.

Kräutermedizin zur Reduzierung von Prolaktin

Vitex ist die beste natürliche Behandlung, um Prolaktin zu verringern. Für Dosierungshinweise lies bitte den Abschnitt zu

Vitex weiter oben.

Noch ein letztes Wort über unregelmäßige Perioden

Eine unregelmäßige Periode kann frustrierend sein. Es ist schwierig, eine genaue Diagnose zu bekommen – und selbst wenn du eine hast, stehen so viele verschiedene natürliche Behandlungen zur Auswahl.

Meine Erfahrung mit Tausenden von Patientinnen ist, dass das Mysterium einer unregelmäßigen Periode im Endeffekt immer gelöst werden kann. Gehe etwas tiefer bei deiner Diagnose. Versuche, zu eruieren, *warum* du keinen Eisprung hast. Beziehe deine Ärztin mit ein, dir mithilfe der Fragen im Abschnitt „Wie spreche ich darüber mit meiner Ärztin" in Kapitel 11 dabei zu helfen.

Sobald du eine Behandlung ausgewählt hast, bleib bitte *mindestens drei Monate* lang dabei. Solange wirst du mindestens warten müssen, bis du irgendein Ergebnis siehst, weil es so lange dauert, bis deine Follikel zum Eisprung heranreifen.

Fasse Mut. Bleib dabei und erinnere dich: Dein Körper *will* eine regelmäßige Periode haben.

Kapitel 8

Die Lösung bei PMS

Auf dieses Kapitel haben viele von euch gewartet. Was kann bloß getan werden, um prämenstruelle Reizbarkeit, Brustspannen, Akne, Kopfschmerzen und andere Symptome zu lindern?

Ich sage es geradeheraus: Für die meisten von euch kann das prämenstruelle Syndrom (PMS) bald *der Vergangenheit angehören*. Ich meine es ernst. PMS reagiert gut auf natürliche Behandlung, und es reagiert auch schnell. Es wird das erste sein, das sich in deinem Gesundheits-Check verändert.

Ich liebe es, wenn Patientinnen sagen: „Ich war überrascht, als meine Periode einfach kam. Ich spürte sie gar nicht kommen."

Keine Reizbarkeit. Keine Kopfschmerzen. Kein Heißhunger. Es *ist* möglich.

Überrascht dich das? Achtzig Prozent aller Frauen berichten von manchen körperlichen und emotionalen Veränderungen in der zweiten Hälfte ihres Zyklus. Zwanzig Prozent erleben Anzeichen, die so schwerwiegend sind, dass sie deswegen zu Medikamenten greifen.

Kein Wunder also, dass PMS weitestgehend als naturgegeben und unvermeidlich dargestellt wird. Dennoch kann ich mit aller

Deutlichkeit sagen, dass das nicht so sein muss. Dazu stehe ich. PMS ist *häufig*, aber es ist nicht unheilbar. Tatsächlich ist PMS heilbar. Daher habe ich ein ganzes Kapitel der *Perioden-Werkstatt* einer Lösung für PMS gewidmet.

Eine kontroverse Diagnose

PMS wurde zum ersten Mal in den frühen 1980er Jahren beschrieben und seitdem kontrovers diskutiert. Es ist aus mehreren Gründen kontrovers.

Zuallererst wird der Begriff PMS falsch verwendet. Zu oft wird er zur Trivialisierung jeglicher und aller Gefühle bei Frauen verwendet, was ein Problem darstellt. Als Frau (und als Mensch) hast du das *Recht* auf Gefühle. Deine Gefühle sollten von deiner Familie oder deinem Partner nicht schlichtweg als „hormonell" abgetan werden. Tatsächlich lehne ich das Wort *hormonell* ab, wenn es als Adjektiv zur Beschreibung einer Frau verwendet wird. Mir kommt es verrückt vor, dass *hormonell* zur Beleidigung verkommen ist. Das impliziert, dass weibliche Hormone selbst für die Stimmung negativ sind, was schlichtweg nicht der Fall ist, wie wir an späterer Stelle im Kapitel sehen werden, .

Der zweite Grund, weshalb PMS kontrovers ist, ist weil er sich nicht auf eine Sache, sondern auf ein großes und variierendes Set von Symptomen bezieht. In seiner breitesten Interpretation kann PMS sich auf *nahezu jedes* Symptom beziehen, dass du in zwei von vier Wochen haben könntest.

PMS Symptome

Trotz dieser Kontroverse bin ich davon überzeugt, dass PMS real ist. Um sich als PMS zu qualifizieren, müssen die Symptome während der zehn Tage *vor* deiner Periode auftauchen und dann während oder kurz nach deiner Blutung verschwinden.

Die am häufigsten berichteten emotionalen Symptome sind Reizbarkeit, Angst und Beklemmungsgefühle, Depression und Weinerlichkeit. Häufig beschriebene körperliche Symptome sind Schlafstörungen, Flüssigkeitseinlagerungen, Blähungen,

Herzklopfen, Gelenkschmerzen, Kopfschmerzen, „Brain Fog" (vernebeltes Denken), Heißhunger, Brustschmerzen und Pickel. Prämenstruelle Magnifikation (PMM)

Wenn deine PMS-Symptome eine vorübergehende *Verschlimmerung* von Symptomen sind, zu denen du ohnehin tendierst (z.B. Kopfschmerzen, Verdauungsprobleme, Akne und Heißhunger auf Zucker), dann ist es kein PMS, sondern es ist *prämenstruelle Magnifikation.*

Am Ende deiner Lutealphase gibt es einen natürliche Tendenz zu einer Entzündung, und diese verschlechtert dann eine bereits bestehende Krankheit. Prämenstruelle Magnifikation ist ein wenig anders als das prämenstruelle Symdrom, weil deine beste Strategie darin besteht, deine *darunterliegende Krankheit* zu behandeln. Du könntest auch Vorteile aus einigen der Strategien beziehen, die in diesem Kapitel besprochen werden.

Was verursacht PMS?

Deine Hormone selbst *sind nicht an deinem PMS schuld.* Weder Östrogen noch Progesteron sind an sich schlecht für die Stimmung oder für irgendetwas anderes. Weit davon entfernt. Deine Hormone sind *nützlich.*

Erinnere dich an vorige Kapitel und daran, dass sowohl Östrogen als auch Progesteron kraftvolle Verbesserer für Stimmung und Stoffwechsel sind.

Zum Beispiel, wenn Östrogen während deiner Follikelphase ansteigt, wirst du dich großartig fühlen, weil Östrogen die Serotoninproduktion anregt und dir stärkere Muskeln und eine bessere Insulinempfindlichkeit verschafft. Bis zu einem gewissen Punkt ist das wunderbar. Wenn dein Östrogenspiegel zu hoch wird, wirst du dich allerdings weniger wunderbar fühlen.

Die Auf-und-Abs von Östrogen

Östrogen ist wie eine interessante und charismatische Freundin. Es ist toll, in ihrer Nähe zu sein, aber sie kann mit der Zeit etwas überwältigend werden. Etwas Östrogen ist *großartig.* Zu viel

Östrogen ist *überstimulierend* und kann Brustschmerzen, Flüssigkeitsablagerungen, Reizbarkeit und Kopfschmerzen verursachen.

Das Abfallen des Östrogenspiegels kann ebenso Symptome verursachen. Dein Östrogen kann nicht für immer hoch bleiben, und das würdest du auch nicht wollen. Östrogen muss am Ende deines Zyklus fallen, und wenn das geschieht, zieht es Serotonin und Dopamin mit sich hinunter. Je höher dein Östrogen war, desto höher ist dann der Fall. Der *Entzug* von Östrogen kann Müdigkeit, nächtliches Schwitzen und Migräne verursachen.

Progesteron zur Hilfe

Während Östrogen aufsteigt und abfällt, sollte dir Progesteron zur Hilfe kommen. Wenn du genug Progesteron herstellen kannst, wird es dich beruhigen und gegen die Auf-und-Abs von Östrogen abschirmen.

Erinnere dich aus Kapitel 4 daran, dass Progesteron *ein Gegengewicht* zu Östrogen bildet. Progesteron hat andere *Superkräfte* wie die Umwandlung in das Neurosteroid *Allopregnanolon,* das wie der Neurotransmitter GABA das Gehirn beruhigt.

Wenn du genug Progesteron produzierst und ausreichend *empfindlich* dafür bist, wirst du von Allopregnanolon auf dem ganzen Weg bis zu deiner Blutung *beruhigt* werden. Wenn du allerdings nicht genug Progesteron bildest oder dein Progesteron zu früh abfällt, hast du womöglich Angstgefühle[235].

Der konventionelle Zugang

Der schulmedizinische Therapieansatz bei PMS und hormonellen Schwankungen besteht darin, Hormone mittels hormoneller Verhütung stillzulegen. Ja, das stabilisiert die Dinge, aber nicht auf eine gute Art. Du wirst zwar keine hormonellen Schwankungen haben, aber nur, weil du keine Hormone mehr bildest. Dabei schießt du weit über das Ziel hinaus.

Hormonelle Verhütung kann auch Symptome verursachen, aber es sind *medikamentöse Nebenwirkungen* – kein PMS[236].

Hormonelle Widerstandsfähigkeit

Der natürliche Zugang zu hormonellen Schwankungen ist ein anderer. Er dreht hormonelle Schwankungen nicht einfach ab. Stattdessen erkennt er die Veränderungen als einen normalen und nützlichen Prozess an. Dein Hormonspiegel schwankt, weil du ihn in einem zyklischen Rhythmus mit dem Eisprung herstellst. Das ist der einzige Weg, *überhaupt Hormone* zu produzieren.

Mit anderen Worten: Wer Hormone hat, hat schwankende Hormone.

Du musst deine Hormone nicht abschalten. Du musst dich ihren Auf-und-Abs nur *anpassen* können. Diese Fähigkeit, sich an Hormonschwankungen anzupassen, nenne ich hormonelle Widerstandsfähigkeit.

Aus neuer Forschung geht hervor, dass es eine genetische Komponente bei hormoneller Widerstandsfähigkeit geben könnte. Die Zellen von Frauen mit prämenstrueller dysphorischer Störung (PMDS) reagieren unterschiedlich auf Hormone im Vergleich zu Frauen ohne die Krankheit[237].

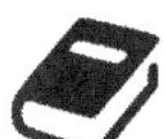

PMDS

Prämenstruelle dysphorische Störung ist ein Zustand schwerer prämenstrueller Depression, Reizbarkeit oder Angst. Etwa 1 von 20 Frauen ist davon betroffen.

Du zählst womöglich zu den Glücklichen, die mit Genen geboren wurden, die dich vor dem prämenstruellen Syndrom beschützen. Wenn nicht, kannst du dich selbst schützen, indem du deine *hormonelle Widerstandsfähigkeit* in drei einfachen Schritten *förderst:*

1. Erhöhe Progesteron und GABA
2. Stabilisiere Östrogen und verstoffwechsele es richtig
3. Reduziere *Entzündungen,* um deine Hormone und Neurotransmitterrezeptoren zu beruhigen

Hast du den dritten Punkt bemerkt? Entzündungen reduzieren. Warum ist das wichtig bei PMS?

Die Rolle von Entzündungen

Inflammatorische Cytokine setzen dich einem höheren Risiko für PMS aus[238]. Warum? Weil eine *chronische Entzündung die hormonelle Kommunikation verzerrt,* wie wir in Kapitel 6 gesehen haben.

Um genau zu sein, schädigen Entzündungen die Bildung von Progesteron und die Empfindlichkeit der Progesteronrezeptoren. Am Ende brauchst du *mehr* Progesteron, um seinen beruhigenden Effekt zu spüren.

Eine Entzündung dreht auch die GABA-Rezeptoren herab, was deiner Reaktion auf Progesteron weiter schadet und PMS noch verschlimmert.

Letztlich beeinträchtigen Entzündungen auch die Östrogenentgiftung und machen dich *hypersensibel* für Östrogen.

Zusammengefasst kann eine Entzündung 1) weniger Progesteron und weniger GABA und 2) mehr Östrogen verursachen.

Eine Entzündung ist der Beginn einer *Verkettung unglücklicher Umstände bei PMS.*

Zum Glück kannst du eine Entzündung mithilfe der entzündungshemmenden Behandlungsstrategien reduzieren, die wir in Kapitel 6 besprochen haben. Du kannst auch die natürlichen entzündungshemmenden Effekte von *Progesteron* nutzen[239].

Beginnen wir mit Progesteron.

Progesteron und GABA erhöhen

Progesteron ist der zentrale Punkt bei PMS, weil es dich von den Auf-und-Abs des Östrogenspiegels abschirmt. Es reduziert auch Entzündungen und beruhigt deine Stimmung, indem es den Neurotransmitter GABA in die Höhe treibt.

Du willst also mehr Progesteron *und* mehr GABA, damit du einen größeren Nutzen von Progesteron beziehen kannst. Dieser Abschnitt wird dir Behandlungsempfehlungen sowohl für mehr Progesteron als auch für mehr GABA geben.

Mehr Progesteron und mehr GABA können zu *weniger* PMS führen[240].

Woher sollst du wissen, ob du ausreichend Progesteron hast?

Zu den Symptomen eines niedrigen Progesteronspiegels zählen PMS, Zervixschleim während der prämenstruellen Phase, prämenstruelle Blutungen oder Schmierblutungen sowie verlängerte oder starke Periodenblutungen.

Du kannst Progesteron mittels eines Bluttests in der Mitte deiner Lutealphase messen oder indem du deine Temperatur verfolgst. Erinnere dich daran, dass du dabei nach einem nachhaltigen Anstieg der Temperatur in deiner Lutealphase suchen musst. Siehe dazu den Abschnitt „Progesteronmangel" in Kapitel 5.

Wie wir in vorigen Kapiteln gesehen haben, ist Progesteron schwierig zu produzieren und das Progesteronlevel schwer aufrecht zu erhalten. Es ist also kein Wunder, dass prämenstruelle Symptome so häufig vorkommen!

Ernährung und Lebenswandel, um Progesteron und GABA zu erhöhen

Wie wir im Abschnitt „Der Weg zu Progesteron" in Kapitel 4 gesehen haben, ist dein Progesteron in jedem Zyklus das Resultat der Gesundheit deines *Gelbkörpers*, was wiederum das Resultat der Gesundheit deines Follikels während seines hunderttägigen Reifungsprozesses zum Eisprung ist.

Progesteron zu erhöhen ist ein längerfristiges Projekt.

Entzündungsfördernde Lebensmittel reduzieren

Indem du entzündungsfördernde Lebensmittel wie Zucker, Weizen und Kuhmilchprodukte weglässt, unterstützt du Progesteron auf zwei Arten.

1. Weniger Entzündung führt zu einem besseren Eisprung und damit zu mehr Progesteron.
2. Weniger Entzündung fördert die Empfindlichkeit sowohl von den Progesteron-Rezeptoren als auch der GABA-Rezeptoren.

Von all den entzündungsfördernden Lebensmitteln scheinen Kuhmilchprodukte bei PMS die signifikantesten zu sein, womöglich weil sie die Freisetzung von Histamin auslösen können.

Spezialthema: Die kuriose Verbindung zwischen PMS und Histamin

Wenn zu deinen PMS-Symptomen Kopfschmerzen, Angst oder „Brain Fog" (Unkonzentriertheit) zählen, leidest du womöglich an *Histaminintoleranz*. Wie du dich vielleicht aus dem Abschnitt zu Histaminintoleranz in Kapitel 6 erinnern kannst, ist Histamin ein normaler Teil deines Immunsystems, aber zu viel Histamin kann diese Symptome verursachen.

Histaminintoleranz ist oft kurz vor der Periode am schlimmsten, weil *Östrogen die Histaminausschüttung erhöht* und *Histamin den Östrogenwert erhöht*. Progesteron wiederum *senkt Histamin*, was einer der Wege ist, in denen sich Progesteron lindernd auf PMS auswirkt.

Behandlung bei Histaminintoleranz:

- Erhöhe Progesteron oder nimm Progesteron ein

- Reduziere *histaminstimulierende* Lebensmittel wie

Kuhmilchprodukte und Alkohol [241]

- Reduziere *histaminhaltige* Lebensmittel wie Rotwein, Käse, Bouillon und fermentierte Lebensmittel

- Nimm Vitamin B6 ein, welches das DAO-Enzym hochreguliert, das Histamin aufspaltet[242]

Histaminintoleranz kann auch bei Periodenschmerzen und Ovarialzysten ein Faktor sein, was wir in Kapitel 9 besprechen werden.

Histaminvermeidung ist ein großer Teil dessen, weshalb Vitamin B6 und natürliches Progesteron bei PMS und anderen Erkrankungen so gut helfen.

Alkohol reduzieren

Alkohol reduziert Allopregnanolon[243] und beeinträchtigt den beruhigenden Effekt von Progesteron. Alkohol kann auch die Histaminintoleranz verschlimmern. Du kannst vermutlich das gelegentliche Glas Wein oder Bier vertragen, aber deinem Progesteron und PMS zuliebe solltest du nicht mehr als vier Gläser pro Woche trinken.

Stress reduzieren

Stress hat riesige Auswirkungen auf PMS. Ein hohes Level an wahrgenommenem Stress verdoppelt das Risiko für starkes PMS[244]. Dabei treten eine Reihe von Reaktionen auf. Zuerst blockiert Adrenalin direkt die Progesteronrezeptoren und braucht das GABA auf. Das alleine kann bereits PMS verursachen.

Längerfristig schadet Stress auch dem Eisprung und verbraucht Progesteron. Letztlich kann ein niedriger Progesteronspiegel auch einen weiteren destabilisierenden Effekt auf deine Stressreaktion oder HPA-Achse[245] haben. Daher kann Stress einen etwas verspäteten Effekt haben. *Jetzt* Stress zu haben, kann Wochen später zu PMS führen.

Stressreduktion ist ein *notwendiger Bestandteil der hormonellen Widerstandsfähigkeit.* Wenn du an PMS leidest, hast du ab jetzt einen Grund, zu sagen:

> „Um meine Hormone auszugleichen, muss ich diesen Spaziergang machen oder einen Massagetermin buchen oder den ganzen Nachmittag damit verbringen, einen Roman zu lesen."

Bewegung

Bewegung hilft bei PMS[246] weil sie sowohl Stress als auch eine Entzündung reduziert.

Nahrungsergänzungen und Kräutermedizin, um Progesteron und GABA zu erhöhen

Magnesium ist meine erste Wahl bei der Behandlung von PMS. Es verbessert prämenstruelle Symptome derart dramatisch[247], dass manche Wissenschaftler vorgeschlagen haben, dass Magnesiummangel die Haupt*ursache* von PMS darstellen könnte[248].

Wie es funktioniert: Magnesium reduziert Entzündungen, reguliert die Stressreaktion und erhöht die Aktivität von GABA. Magnesium hilft auch bei der Herstellung der Steroidhormone, inklusive Progesteron.

Was du sonst noch wissen solltest: Zu den Lebensmittelquellen von Magnesium zählen Nüsse, Samen und dunkles Blattgemüse, aber diese Lebensmittel reichen bei Magnesium oft nicht aus. Ich empfehle eine Ergänzung von 300 mg Magnesiumglycinat pro Tag. Bitte lies den Abschnitt zu Magnesium in Kapitel 6.

Vitamin B6 ist die zweitbeste Behandlungsmethode bei PMS. Eine Studie im British Medical Journal befand es in Fällen von PMS und der schwereren Erkrankung der prämenstruellen dysphorischen Störung (PMDS) als effektiv[249].

Wie es funktioniert: Vitamin B6 (auch Pyridoxal-5-Phosphat oder P5P genannt) funktioniert für fast jeden Aspekt von

PMS. Es ist für die Synthese sowohl von Progesteron als auch von GABA essenziell. Es reduziert Entzündungen und hilft bei der gesunden Entgiftung von Östrogen. Letztlich ist Vitamin B6 ein natürlicher Harntreiber und lindert Histaminintoleranz.

Was du sonst noch wissen solltest: Ich empfehle 20 bis 150 mg pro Tag an Vitamin B6 in über den Tag verteilten Dosen (z.B. 50 mg zweimal täglich). Du kannst damit rechnen, innerhalb einer Stunde den Nutzen zu spüren. Vitamin B6 funktioniert gut *in Verbindung mit* Magnesium, wie wir in Amys Geschichte in Kapitel 6 gesehen haben. Eine langfristige Ergänzung mit mehr als 200 mg kann Nervenschäden verursachen.

Magnesium plus Vitamin B6 ist meine Lieblingsbehandlung bei PMS.

Vitex agnus-castus oder Mönchspfeffer. Wir haben die Kräutermedizin *Vitex* im letzten Kapitel als Behandlung bei hypothalamischer Amenorrhoe kennengelernt. *Vitex* ist auch sehr effektiv bei PMS und hat in großen klinischen Versuchen gut abgeschnitten[250]. Die meisten Versuche wurden in Deutschland durchgeführt, wo *Vitex* routinemäßig gegen PMS verschrieben wird. Es lindert die Stimmung, ist gut gegen Flüssigkeitsablagerungen und Brustspannen. Wir werden uns später im Kapitel detailiert mit Brustspannen beschäftigen.

Wie es funktioniert: Mönchspfeffer hemmt das Hypophysenhormon Prolaktin, wodurch es den Eisprung und Progesteron antreibt. *Vitex* enthält auch opiatähnliche Bestandteile, die das Nervensystem beruhigen[251].

Was du sonst noch wissen solltest: Ich empfehle eine niedrige Dosis (200 mg) eines standardisierten Extrakts, weil das die Dosis ist, die in mehreren klinischen Studien verwendet wurde[252]. Bei weniger stark konzentrierten Formeln (getrockneten Kräutern im Gegensatz zum Extrakt) wird eine viel höhere Dosierung von 1000 bis 2000 mg benötigt.

Für die beste Wirkung nimm *Vitex* bitte als Einzeldosierung morgens vor dem Frühstück, weil deine Hypophyse da am aufnahmefähigsten ist. Setze an jeweils fünf Tagen zu Beginn deiner Periode aus. Für eine genaue Anleitung lies bitte den Abschnitt Vitex in Kapitel 7.

Selen ist ein Schlüsselnährstoff für die Progesteronproduktion.

Wie es funktioniert: Selen ist für die Bildung und die Entwicklung des Gelbkörpers essenziell.

Was du sonst noch wissen solltest: Zu den Nahrungsmitteln, die Selen enthalten, zählen Meerestiere, Innereien und Paranüsse. In einer Portion Lachs sind zum Beispiel 40 mcg Selen enthalten. Wenn du dich für eine Ergänzung entscheidest, nimmt bitte nur 100 bis 150 mcg pro Tag, um etwas Spielraum für die Selenaufnahme mit dem Essen zu lassen. Die sichere Obergrenze für Selen aus allen Quellen liegt bei 200 mcg pro Tag.

Mikronisiertes Progesteron oder natürliches Progesteron ist etwas, das du in Erwägung ziehen kannst, nachdem du einige der anderen Behandlungen bereits probiert hast.

Wie es funktioniert: Es handelt sich um das Hormon Progesteron und ist damit eine Art von Hormonersatz. Progesteron lindert PMS, weil es sich in das beruhigende Neurosteroid Allopregnanolon verwandelt und weil es beim gesunden Abbau von Histamin assistiert.

Was du sonst noch wissen solltest: Nimm es während deiner Lutealphase als örtliche Creme oder in Kapselform. Für mehr Informationen über natürliches Progesteron und bioidentische Hormone lies bitte den Abschnitt zu bioidentischen Hormonen in Kapitel 10.

Checkliste für Progesteron und GABA:
- Halte deine Follikel während ihrer hunderttägigen Reifung zum Eisprung gesund.
- Reduziere Stress.
- Ziehe die Einnahme von Magnesium, Vitamin B6 und *Vitex* in Erwägung.

> **TIPP** **Natürliche Behandlungen funktionieren** bei der *Vermeidung* von PMS am besten. Bitte befolge die Hinweise während aller Tage deines Zyklus – nicht nur, in der prämenstruellen Phase.

Stabilisiere den Östrogenspiegel und verstoffwechsle Östrogen

Wie wir weiter vorne im Kapitel gesehen haben, ist Östrogen eine nützliche und charismatische Freundin, auf die du ein bisschen Acht geben solltest. Indem du auf dein Östrogen achtest wirst du Symptome von *Östrogenüberschuss* wie prämenstruelle Reizbarkeit und Brustspannen vermeiden können. Du wirst auch die Depression vermeiden können, die auftreten kann, wenn Östrogen von einem hohen zu einem tiefen Wert abstürzt.

Ernährung und Lebenswandel für einen gesunden Östrogenstoffwechsel

Alkohol reduzieren

Reduziere Alkohol, um den Östrogenstoffwechsel oder die Entgiftung zu verbessern. Erinnere dich daran, dass schon zwei Gläser pro Tag ausreichen können, um deine Empfindlichkeit gegenüber Östrogen zu *verdoppeln*[253].

Erhalte gesunde Darmbakterien

Gesunde Darmbakterien leiten Östrogen sicher aus deinem Körper aus. Ungesunde Darmbakterien tun das Gegenteil. Sie schaden dem Östrogenstoffwechsel und verursachen die Aufnahme von Östrogen in deinen Körper. Einer der besten Wege, ein gesundes Mikrobiom zu erhalten, besteht in der Vermeidung von Antibiotika, da diese die Darmflora schädigen können.

Erhalte ein gesundes Körpergewicht

Erhalte ein gesundes Körpergewicht, weil dein Körperfett eine Art von Östrogen namens Estron herstellt.

Vermeide endokrin aktive Chemikalien

Endokrin aktive Chemikalien wie Plastik und Pestizide schaden deiner Fähigkeit, den Östrogenspiegel im Gleichgewicht zu halten. Sie können auch deine Östrogenrezeptoren hyperstimulieren. Siehe dazu den Abschnitt Umweltgifte in Kapitel 11.

Reduziere entzündungsfördernde Lebensmittel

Indem du entzündungsfördernde Lebensmittel wie Zucker, Weizen und Kuhmilchprodukte reduzierst, unterstützt du die gesunde Entgiftung von Östrogen. Entzündungen zu reduzieren, reduziert auch Histamin, was wiederum den Östrogenüberschuss reduziert und so PMS-Symptome lindert.

Iss Phytoöstrogene

Phytoöstrogene sind natürliche östrogenartige Substanzen aus Hülsenfrüchten, Leinsamen, Körnern und Gemüse. Sie sind nützlich bei PMS, weil sie sich schwach an deine Östrogenrezeptoren binden und die Auf-und-Abs des stärkeren Östrogens Östradiol abdämpfen.

Phytoöstrogene reduzieren die Östrogenwirkung, weil sie die Östrogenrezeptoren blockieren und den Östrogenstoffwechsel beschleunigen[254].

Ergänzungen und Kräutermedizin, um den Östrogenspiegel zu stabilisieren und Östrogen abzubauen

Jod ist hilfreich bei PMS und insbesondere bei Brustspannen, was wir weiter unten besprechen werden.

Wie es funktioniert: Jod stabilisiert und reguliert deine

Östrogenrezeptoren auf ein niedrigeres Level.

Was du sonst noch wissen solltest: Bitte pass mit Jod auf, falls du eine Schilddrüsenerkrankung hast. Sieh dazu den Abschnitt „Jod" in Kapitel 6.

Probiotische Ergänzungen können bei der Förderung von gesunden Darmbakterien helfen.

Wie es funktioniert: Gesunde Darmbakterien leiten Östrogen aus deinem Körper aus.

Was du sonst noch wissen solltest: Bitte lies den Abschnitt „Verdauungsgesundheit" in Kapitel 11 für Ratschläge zu Probiotika.

Calcium D-Glucarat ist ein effektiver Phytonährstoff bei PMS. Der aktive Teil ist das *Glucarat* (nicht das Calcium). Glucarat wird im Normalfall von deinem Körper in kleinen Mengen hergestellt. Es kann auch aus Lebensmitteln wie Orangen oder Brokkoli bezogen werden.

Wie es funktioniert: Glucarat assistiert bei der Östrogenentgiftung auf zwei Arten. Zuerst bindet es sich an Östrogen in der Leber und deaktiviert es. Zweitens verhindert es *Beta-Glucuronidase,* ein Enzym, das von Darmbakterien hergestellt wird und Östrogen dazu bringt, resorbiert zu werden. Bitte lies dazu auch Kapitel 5.

Was du sonst noch wissen solltest: Ich empfehle 1000 bis 1500 mg pro Tag nach dem Essen. Es könnte auch bei der Vemeidung von Brustkrebs helfen[255].

Checkliste für den Östrogenstoffwechsel:
- Reduziere Alkohol.
- Erhalte gesunde Darmbakterien.
- Ziehe Histaminintoleranz in Erwägung.
- Ziehe in Erwägung, Calcium-D-Glucarat und niedrigdosiertes Jod zu nehmen.

Entzündungen reduzieren

Wie bereits an früherer Stelle im Kapitel besprochen wurde, *verzerren chronische Entzündungen die hormonelle Kommunikation.* Indem sie die Produktion von Hormonen und die Hormonrezeptoren beeinträchtigen, ist eine Entzündung einer der wichtigsten Gründe für PMS.

Wie kannst du also Entzündungen reduzieren?

Ernährung und Lebensstil, um Entzündungen zu reduzieren

Entzündungsfördernde Lebensmittel reduzieren

Milchprodukte aus deiner Ernährung zu verbannen, kann dein PMS drastisch verbessern, wie wir bei Nina in Kapitel 6 gesehen haben. Zu den Lebensmittelempfindlichkeiten, die PMS verursachen könnten, zählen Weizen, Zucker, Pflanzenöl und Lebensmittel mit hohem Histamingehalt (wie weiter oben besprochen).

Lebensmittelempfindlichkeiten können PMS verursachen.

Ergänzungen und Kräutermedizin, um eine Entzündung zu reduzieren

Magnesium plus **Vitamin B6** ist meine erste Wahl bei der Behandlung von PMS. Beide Nährstoffe haben viele nützliche Effekte, zu denen das Abklingen von Entzündungen gehört.

Zink ist eine der stärksten entzündungshemmenden Nahrungsergänzungen und hat in einer neueren klinischen Studie zu PMS gut abgeschnitten[256].

Wie es funktioniert: Zink reduziert Entzündungen und senkt den Histaminspiegel, außerdem *erhöht es* Progesteron und GABA. Wenn du an Zinkmangel leidest, leidest du auch mit höherer Wahrscheinlichkeit an PMS[257].

Was du sonst noch wissen solltest: Ich empfehle 20 bis 50 mg pro Tag *direkt* nach dem Abendessen einzunehmen (weil das Abendessen für gewöhnlich die größte Mahlzeit ist). Bitte nimm Zink nicht auf einen leeren Magen, da es so Übelkeit verursachen kann.

Fortgeschrittene Behandlung von PMS

Bis jetzt haben wir einen allgemeinen Behandlungsplan bei PMS ausgelegt, der bei den meisten prämenstruellen Symptomen, inklusive jenen, die in diesem Abschnitt besprochen werden, effektiv wirken sollte.

Zur Wiederholung erneut die effektivsten Behandlungen bei PMS:

- Entzündungsfördernde Lebensmittel und histaminreiche Lebensmittel (für gewöhnlich Milchprodukte) vermeiden
- Magnesium
- Vitamin B6
- Zink

Du könntest innerhalb des ersten Monats der Behandlung bereits Ergebnisse sehen, aber es könnte auch etwas länger dauern. Gib dir zumindest drei Monate, bevor du etwas anderes ausprobierst.

Hier sind einige zusätzliche Behandlungsideen, die *gemeinsam mit* Magnesium und Vitamin B6 probiert werden können.

PMS bei Depression und Angst

Stimmungssymptome sind bei PMS häufig. Wenn sie stark genug sind, können sie dich für die medizinische Diagnose des *prämenstruellen dysphorischen Syndroms* oder PMDS qualifizieren, wovon etwa eine von zwanzig Frauen betroffen ist. Die übliche Behandlung bei PMDS sind Antidepressiva.

Prämenstruelle Stimmungssymptome sollten sich mit den Behandlungen, die weiter vorne im Kapitel angeboten wurden, insbesondere mit **Magnesium, B6 und *Vitex*** verbessern lassen.

All diese Ergänzungen lassen sich sicher mit einem gewöhnlichen Antidepressivum kombinieren.

> *Vitex* **schneidet** beim prämenstruellen dysphorischen Syndrom (PMDS) **besser ab als Antidepressiva**[258].

Du kannst auch eine der folgenden Behandlungen in Betracht ziehen.

SAM-e (S-Adenosylmethionin) ist ein starker Stimmungsverstärker. Es wirkt schon innerhalb von wenigen Tagen, sodass du es kurzfristig und nach Bedarf verwenden kannst.

Wie es funktioniert: SAM-e ist ein Derivat der Aminosäure Methionin. Es kommt auf natürliche Weise in deinem Körper vor und hat viele verschiedene Funktionen, inklusive der Herstellung von Serotonin und Dopamin. Es senkt auch den Histaminwert.

Was du sonst noch wissen solltest: Ich empfehle 200 mg pro Tag. Kombiniere es nicht mit anderen Antidepressiva, außer unter medizinischer Beobachtung.

Johanniskraut (*Hypericum perforatum*) ist eine Kräutermedizin mit einer langen Tradition in der Verwendung bei Depressionen und Angst. In den letzten Jahren wurden einige klinische Studien darüber gemacht. In einer Studie nahm eine Gruppe von 35 PMS-Patientinnen für zwei Zyklen Johanniskraut und berichteten von einer signifikanten Reduktion aller emotionaler und physischer Symptome, inklusive Angst[259].

Wie es funktioniert: Johanniskraut kurbelt die Bildung von Serotonin, Dopamin und GABA an. Es reduziert auch Entzündungen. Die Wissenschaft sucht noch nach der vollständigen Erklärung für die heilende Wirkung von Johanniskraut.

Was du sonst noch wissen solltest: Ich empfehle eine Standarddosis von 300 mg zweimal täglich. Für den besten Effekt nimmst du es jeden Tag für mindestens zwei Monate.

Nimm es nicht in Kombination mit anderen Antidepressiva, außer unter medizinischer Aufsicht. Nimm es nicht in Kombination mit der Pille, weil es die Effizienz der Pille als Verhütungsmittel reduzieren kann[260].

Rosenwurz (*Rhodiola rosea).* Wir haben die Kräutermedizin *Rosenwurz* in Kapitel 6 als Behandlung zur Regulierung der Stressreaktion kennengelernt.

Wie es funktioniert: *Rosenwurz* reguliert die Stressreaktion oder die HPA-Achse. Es reduziert auch Angst.

Was du sonst noch wissen solltest: Ich empfehle 150-300 mg pro Tag (einer standardisierten Mischung mit 2% des aktiven Bestandteils Rosavin). Um die besten Ergebnisse zu erzielen, nimm *Rosenwurz* bitte zweimal täglich über mindestens drei Monate hinweg.

PMS mit Brustschmerzen

Zyklische Brustschmerzen (auch *zyklische Mastalgie* oder *fibrozystische Brustschmerzen*) kommen häufig bei PMS vor. Zu den Symptomen zählen Brustvergrößerung, Schmerzen, Knötchenbildung, Zysten, Wärme, offene Brustwarzen und manchmal Brustwarzenausfluss. Fibrozystische Knötchenbildung in der Brust kann angsterregend sein, führt aber nicht direkt zu Brustkrebs. Die größte Gefahr besteht darin, dass sie andere Arten von Knoten verdeckt und sollte daher von einer Ärztin untersucht werden.

Jod ist die beste Behandlung bei Brustschmerzen.

Wie es funktioniert: Wie wir im Abschnitt über Jod in Kapitel 6 gesehen haben, stabilisiert und reguliert Jod die Östrogenrezeptoren. Im Brustgewebe sind viele Östrogenrezeptoren, daher brauchen Brüste viel Jod. Eine Jodergänzung reduziert fibrozystische Brustveränderungen signifikant[261] und reduziert das Risiko für Brustkrebs[262]. Es hat auch einen guten harntreibenden Effekt und kann so prämenstruelle Flüssigkeitsablagerungen lindern.

Was du sonst noch wissen solltest: Die beste Art von Jod für die Brust ist elementares Jod oder J2. Im Vergleich zu Jodid wird elementares Jod *langsamer* in der Schilddrüse absorbiert und *schneller* in der Brust[263]. Das macht elementares Jod sicherer für die Schilddrüse und besser gegen Brustschmerzen. Nichtsdestotrotz kann jede Art von Jod schädlich für die Schilddrüse sein, daher nimm bitte nicht mehr als 500 mcg (0,5 mg), außer unter professioneller Betreuung. Zu viel Jod kann Akne verschlechtern.

June: Jod bei Brustschmerzen

June erzählte mir, dass im Vorfeld ihrer Periode ihre Brüste derart schmerzen, dass sie Schmerzen hat, wenn sie Treppen absteigt. Ihre Brüste zeigten auch Knötchen bzw. Verhärtungen, was laut ihrer Ärztin eine harmlose Brustkrankheit und kein Grund zur Sorge war.

June machte sich keine *Sorgen*, aber sie hatte Schmerzen. Sie brauchte Hilfe.

„Lass uns deine Schilddrüse ansehen", sagte ich. „So können wir entscheiden, ob es sicher für dich ist, Jod zu nehmen."

June machte einen normalen Schilddrüsenfunktionstest (TSH) und war negativ bei *Schilddrüsenantikörpern*, was aus meiner Sicht der wichtigste Test vor der Gabe von Jod ist. Wäre sie positiv auf Schilddrüsenantikörper getestet worden, hätte ich ihr nicht mehr als 300 mcg Jod verschrieben.

Ich testete June nicht auf Jod, weil Jod nicht einfach zu testen ist, wie wir in Kapitel 6 gesehen haben. Für mich als Klinikerin ist das Symptom der Brustschmerzen ausreichend, um einen Jodmangel auszumachen.

Ich bat June pro Tag eine Tablette Jod der Marke Violet® einzunehmen, die 3000 mcg (3 mg) elementares Jod bietet. Sie nahm auch Magnesium plus Vitamin B6, was ich bei fast jeder Patientin mit PMS empfehle.

Nach drei Monaten hatte June fast keine Brustschmerzen

mehr.

Ich bat June dann darum, ihre Jodeinnahme auf eine Tablette jeden zweiten Tag zu *reduzieren*, weil ich erwartete, dass sie den Jodvorrat ihres Körpers aufgefüllt hatte und daher mit der Zeit weniger brauchen würde. Schlußendlich nahm sie nicht mehr als eine Erhaltungsdosis von einer Tablette pro Woche, was 428 mcg pro Tag ausmacht.

Vitex ist eine weitere verlässliche Behandlung bei prämenstruellen Brustschmerzen. Es kann Knoten und Schmerzen innerhalb von nur zwei Zyklen reduzieren[264]. Für Dosierungshinweise wende dich bitte an den Abschnitt über *Vitex* weiter oben in diesem Kapitel.

Vitamin E kann Brustschmerzen lindern. In einer doppelblinden Studie (wo weder Arzt noch Patient wissen, ob sie es mit dem Wirkstoff oder einem Placebo zu tun haben) aus dem Jahr 2009 mit 150 Frauen lösten Vitamin-E-Ergänzungen (200 IU) die Brustschmerzen bei der Mehrheit (70 Prozent) der Teilnehmerinnen nach zwei Monaten auf[265].

PMS mit Akne

Sowohl Östrogen als auch Progesteron sind generell gut für die Haut. Deswegen hast du klarere Haut in der Mitte deines Zyklus, wenn diese Hormone hoch sind. Dann hast du womöglich auffällig stärkere Akne während deiner prämenstruellen Zeit, wenn diese Hormone abfallen. Du kannst Akne *etwas* verbessern, indem du Progesteron unterstützt und Östrogen mit den Behandlungen, die in diesem Kapitel besprochen werden, stabilisierst.

Ich sage „etwas" weil es bei Akne fast niemals um Östrogen oder Progesteron geht. Stattdessen geht es fast immer um die zugrundeliegenden Themen wie Insulinresistenz und Entzündung. Die *besten* Behandlungen sind die, die jene Ursachen behandeln. Und das bedeutet meistens, sowohl

Milchprodukte als auch Zucker aus der Ernährung zu verbannen sowie auch die Einnahme von Zink und eines Ergänzungsmittels bei Akne wie jene, die im Abschnitt „Akne-Behandlung" in Kapitel 7 besprochen werden.

PMS mit Migräne oder Kopfschmerzen

Migräne wird von einem *Abfall deines Östrogens* ausgelöst[266], weshalb die prämenstruelle Phase eine gefährliche Zeit für Migräne darstellt. Siebzig Prozent der Migränepatientinnen berichten von einer Verschlimmerung kurz vor oder während der Periode. Melatoninmangel während der Periode könnte auch eine Rolle spielen[267].

Die konventionelle Behandlung ist die hormonelle Verhütung, aber sie ist nicht effektiv, weil die meisten Arten von hormoneller Verhütung Migräne verschlimmern. Hormonelle Verhütung birgt auch ein *höheres Schlaganfallrisiko* bei Migränepatientinnen als bei anderen Frauen[268].

Vermeide Weizen, weil es ein häufiger Verursacher von Migräne ist. Laut einer Studie schafft die Vermeidung von Weizen für 89 Prozent der Migräne-Patientinnen ihr Leiden aus der Welt[269].

Magnesium ist schon lange ein Favorit in der Migränevermeidung, was sich auch damit erklären lässt, dass fünfzig Prozent aller Migränepatientinnen einen Mangel an dem Mineral haben. Der prominente Neurologe Dr. Alexander Mauskop vom New Yorker Zentrum für Kopfschmerzen (New York Headache Center) empfiehlt *allen Migränepatientinnen die Behandlung mit Magnesium*[270]. Magnesium schnitt vor kurzem in einer Meta-Analyse zu Migräne gut ab.

Wie es funktioniert: Es beruhigt dein Nervensystem, reduziert Entzündungen und stabilisiert die Serotoninrezeptoren. Magnesium verhindert auch die Freigabe von *Substanz P*, einem schmerzfördernden Neurotransmitter, der bei Migräne involviert ist.

Was du sonst noch wissen solltest: Ich empfehle 300 mg

Magnesiumglycinat. Du kannst eine extra Dosis an Magnesium nehmen, wenn du den Ansatz einer Migräne spürst. Es funktioniert gut in Kombination mit 100 mg Vitamin B6.

Melatonin-Ergänzungen reduzieren die Häufigkeit menstrueller Migräne. Es übertraf konventionelle Migränemedikamente in zumindest einer klinischen Studie[271].

Wie es funktioniert: Es reduziert die Entzündung und stabilisiert das Level der Neurotransmitter Serotonin und GABA.

Was du sonst noch wissen solltest: Es funktioniert präventiv und sollte daher jede Nacht während der Lutealphase eingenommen werden. Ich empfehle 0,5 bis 3 mg zur Schlafenszeit.

Vitamin B2 (Riboflavin) reduziert die Häufigkeit von Migräne um 50 Prozent[272].

Wie es funktioniert: Es normalisiert die Produktion von Serotonin und verbessert die Funktion eines Gens namens MTHFR, das in Verbindung mit Migräne gebracht wurde.

Was du sonst noch wissen solltest: Ich empfehle 200 mg zweimal täglich.

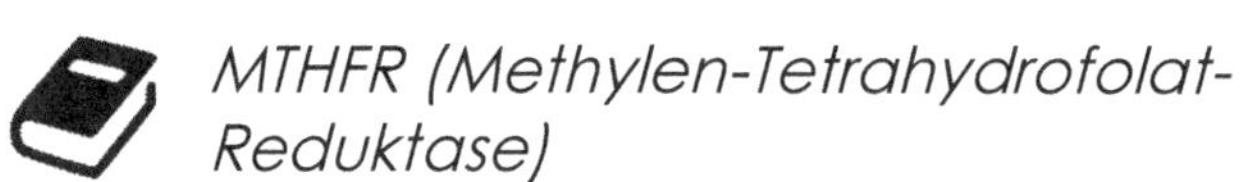

MTHFR (Methylen-Tetrahydrofolat-Reduktase)

MTHFR ist ein Enzym das Folat (Folsäure) in seine aktive Form verwandelt. Etwa eine von drei Personen hat eine Genvariante, die das Enzym herstellt. Die MTHFR-Genmutation kann mit einem einfachen Bluttest festgestellt werden. Wenn du die Genvariante hast, benötigst du womöglich eine höhere Dosis an B-Vitaminen.

Mikronisiertes Progesteron oder natürliches Progesteron ist hocheffektiv bei prämenstrueller Migräne. Ich habe bereits gesagt, dass ich empfehle, zuerst andere Behandlungen auszuprobieren, bevor du Progesteron nimmst. Prämenstruelle Migräne ist die Ausnahme. Wenn eine Patientin mit Migräne zu mir kommt, empfehle ich oft bereits beim ersten Termin Progesteron.

Wie es funktioniert: Progesteron beruhigt dein Nervensystem und das Gehirn.

Was du sonst noch wissen solltest: Ich empfehle eine Creme zum Auftragen oder eine Kapsel zum Einnehmen. Nimm Progesteron zur Schlafenszeit während deines Migräne-„Gefahrenfensters" (für gewöhnlich ab fünf Tagen vor deiner Periode bis zwei Tage währenddessen) ein. Wenn du spürst, dass du Migräne bekommst, nimm eine zweite Tagesdosis. Lies den Abschnitt über natürliches Progesteron in Kapitel 10. Und nur zur Erinnerung: In hormoneller Verhütung ist *kein* Progesteron enthalten.

Postmenstruelle Migräne

Forscher haben vor kurzem festgestellt, dass *postmenstruelle* Migräne nicht wie prämenstruelle Migräne durch Hormone ausgelöst wird. Stattdessen wird postmenstruelle Migräne von einer kurzen Anämie aufgrund eines menstruellen Blutverlusts ausgelöst[273]. Die richtige Behandlung ist, Eisen einzunehmen.

PMS mit Müdigkeit

Um prämenstruelle Müdigkeit zu behandeln, musst du zuerst herausfinden, *warum* sie auftritt.

Entzündungsbasierte Müdigkeit

Ein häufiger Grund für prämenstruelle Müdigkeit ist die Entzündung, wenn der Progesteronspiegel abfällt (erinnere dich, dass Progesteron entzündungshemmend wirkt). Bei dieser Art von Müdigkeit fühlst du dich womöglich wie zum Beginn einer Grippe, mit schmerzenden Muskeln und einem trockenen Hals. Die beste Behandlung sind entzündungshemmende Nährstoffe wie Magnesium, Vitamin B6 und Zink.

HPA-Achsen-Müdigkeit

Ein weiterer Grund für prämenstruelle Müdigkeit ist ein Problem mit deinem Stressreaktionssystem oder der HPA-(Nebennieren-) Achse. Am Ende deines Zyklus Progesteron zu verlieren, kann deine HPA-Achse destabilisieren und so Müdigkeit über die Nebenniere auslösen. Mit dieser Art von Müdigkeit fühlst du dich aufgelöst oder gestresst, bevor du deine Periode bekommst. Die beste Behandlung ist Magnesium plus Vitamin B6 plus einem *adaptogenen* Gewächs wie *Rosenwurz* oder Schlafbeere.

Schlafprobleme

Ein weiterer Grund für prämenstruelle Müdigkeit ist die Schlaflosigkeit, die du womöglich erlebst, wenn dein Östrogen und dein Progesteron wegfallen. Beide Hormone haben eine direkte schlaffördernde Wirkung[274] und sie zu verlieren kann den Schlaf stören.

Spezialthema: Der schlaffördernde Effekt von Progesteron

Der schlaffördernde Effekt von Progesteron ist so ausgeprägt, dass er auf einem EEG oder durch Gehirnwellen-Messung ausgemacht werden kann. In den Tagen unmittelbar nach dem Eisprung (wenn das Progesteron am höchsten ist), erleben Frauen zum Beispiel mehr Schlafpeaks, also Gehirnwellen die den Beginn des Tiefschlafs andeuten[275]. Im Gegenzug haben Frauen, die die Pille nehmen (und somit kein Progesteron haben) weniger Schlafpeaks und weniger erholsame Schlafzyklen[276].

Die beste Behandlung gegen prämenstruelle Schlaflosigkeit ist Magnesium, gefolgt von anderen progesteronfördernden Behandlungen, wie bereits im Kapitel besprochen. Mikronisierte Progesteronkapseln können auch sehr hilfreich sein[277].

Eisenmangel

Eine weitere Erwägung bei prämenstrueller Müdigkeit ist Eisen. Eisenmangel kommt häufig bei Frauen mit PMS vor[278]. Du bist besonders von Eisenmangel bedroht, wenn du unter starken Blutungen leidest.

Wenn du einen Eisenmangel vermutest, achte auf Symptome wie Atemlosigkeit und blaue Flecken. Bitte deine Ärztin darum, dein *Serum-Ferritin* zu testen.

Ferritin

Serum-Ferritin ist der Bluttest für gespeichertes Eisen.

Die Ärztin muss deine *tatsächlichen* Eisen- oder Ferritin-Werte testen. Es ist nicht ausreichend, lediglich ein Blutbild anzuordnen und dann anhand eines normalen Hämoglobinwerts auf einen guten Eisenwert zu schließen.

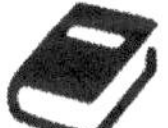

Blutbild

Das Blutbild ist ein Bluttest, um die Anzahl der Blutzellen und Hämoglobine festzustellen.

Hämoglobin

Hämoglobin ist das eisenhaltige Protein, das sich in den roten Blutkörperchen befindet.

Dein Serum-Ferritin sollte zwischen 50 und 200 ng/ml betragen.

Eisen ist der Schlüsselbaustein im Energiestoffwechsel.

Wie es funktioniert: Eisen transportiert Sauerstoff im Blut und unterstützt die Produktion von Schilddrüsenhormonen.

Was du sonst noch wissen solltest: Wenn du einen Mangel

hast, nimm 15 bis 50 mg an Eisen-Bisglycinat (eine sanfte und hochabsorbierbare Form von Eisen) direkt nach dem Essen. Zu den Lebensmittelquellen von Eisen zählen rotes Fleisch, Eier, Linsen und grünes Blattgemüse.

PMS mit Heißhunger auf Zucker

Prämenstrueller Heißhunger ist so häufig, dass er zu einer Art Witz der Gegenwartskultur geworden ist. Und dennoch, wie mit allen anderen prämenstruellen Dingen, musst du dich nicht damit abfinden.

Zuallererst ist es *normal*, vor der Periode mehr Hunger zu haben. Das liegt daran, weil sowohl der Östrogen- als auch Serotonin-Spiegel abfallen, die bis dahin in deinem Zyklus deine natürlichen Appetitunterdrücker waren. Jetzt stehst du mit relativ mehr Progesteron da, was ein Appetitstimulans ist. Die appetitfördernden Auswirkungen von Progesteron sind nichts, worüber man sich Sorgen machen muss, weil Progesteron auch die Stoffwechselrate erhöht und du daher wesentlich mehr Kalorien verbrennst.

Wenn du während deiner prämenstruellen Zeit hungriger bist, dann *iss bitte mehr*. Das ist normal und gewöhnlich. Wenn du Appetit auf einen Nachschlag verspürst, solltest du ihn essen. Iss hochkalorienhaltige Lebensmittel wie Nüsse oder gekochte Eier als Snacks.

Bitte vermeide aber Zucker, weil Zucker ein entzündungsförderndes Lebensmittel ist, dass dein PMS nur schlimmer machen wird.

Hier sind ein paar Ratschläge, wie du den Heißhunger loswerden kannst.

Ausreichend Schlaf

Schlaf normalisiert den Appetit, daher ist ausreichend Schlaf eine der besten Methoden, um prämenstruellen Heißhunger auf Zucker zu vermeiden.

Proteine essen

Proteine fördern Sättigung. Mit anderen Worten, Proteine geben dir das Gefühl, satt zu sein, was dich weniger anfällig für Heißhunger auf Zucker macht.

Mit Zucker aufhören

Wie wir im Abschnitt „Zucker" in Kapitel 7 gesehen haben, kann Zucker süchtig machen. Ja, womöglich hast du ein größeres Verlangen danach während du PMS hast, aber wenn du immer ein Verlangen danach hast, dann ist dein Heißhunger nur eine *prämenstruelle Verschlimmerung* eines größeren Problems.

Es ist Zeit, deine Zuckersucht zu durchbrechen. Ich kann dir versichern: Du solltest nicht nur „reduzieren". Ganz mit Zucker aufzuhören ist der einzige Weg, deinem Heißhunger permanent zu entkommen.

Die beste Ergänzung bei Heißhunger auf Zucker ist die Grundbehandlung von PMS mit Magnesium plus Vitamin B6. Zusammen beruhigen sie dein Nervensystem, reduzieren Entzündungen und verbessern die Insulinresistenz.

Andere Ergänzungen sind, unter anderem, SAM-e und Johanniskraut.

Wenn du während PMS Heißhunger auf Schokolade hast, ist es womöglich nur der Versuch deines Körpers, mehr Magnesium zu bekommen. Eine Tafel (100 g) dunkler Schokolade liefert etwa 200 mg Magnesium. Magnesium zu ergänzen ist eine einfache Möglichkeit, Heißhunger auf Schokolade zu lindern.

Gelegentliches PMS ist ein nützlicher Bestandteil deines Gesundheits-Checks

Dein PMS sollte sich schnell verbessern und du kannst Monate mit kaum oder gar keinen Symptomen erwarten. Dann und wann wird dein PMS zurückkommen. Das liegt nicht daran, dass die Behandlungen aufgehört haben, zu wirken. Es liegt daran, dass sich bei *dir* etwas verändert hat.

Womöglich hast du Stress in deiner Arbeit oder eine bevorstehende Reise. Womöglich hattest du eine Infektion und musstest Antibiotika nehmen. Oder womöglich sind Nachspeisen zurück in deinen Ernährungsplan gelangt.

Jedes dieser Dinge sowie alle davon können dir dein altes PMS zurückbringen.

Erinnere dich daran, dass deine Periode dein monatlicher Kalender ist. Deine prämenstruelle Zeit ist ein besonders empfindlicher Teil dieses Kalenders. Er zeichnet Dinge auf, die in eben diesem Monat passiert sind. Womöglich waren Arbeitswochen mit 50 Stunden einfach zu viel für dich. Womöglich solltest du wieder mit Zucker aufhören.

Du kannst dich bei deinem PMS dafür bedanken, dass es dich daran erinnert.

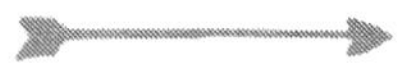

Kapitel 9

Easy Flow: Schluss mit den Schmerzen

Wir haben bereits über unregelmäßige Perioden und auch über die schwierige prämenstruelle Aufbauphase von Perioden gesprochen. Jetzt kommen wir zur wichtigsten Zeit – der Blutung selbst.

Lasst uns zuerst ansehen, was normal ist. Deine Menstruationsflüssigkeit sollte hauptsächlich flüssig sein, mit keinen großen Klumpen. Sie sollte hellrot sein. Deine Periode sollte dir keine Schmerzen bereiten.

Du solltest an allen Tagen deiner Periode insgesamt zwischen 25 bis 80 Milliliter (ml) verlieren. Darin ist viel Spielraum enthalten. So ist es zum Beispiel normal, eine dürftige Blutung, die nur zwei Tage dauert, zu haben. Es ist normal, lange, stärkere Blutungen zu haben, die sieben Tage dauern. Der durchschnittliche Blutverlust beträgt 50 ml, was 10 vollgesogenen, regulären Tampons entspricht oder fünf vollgesogenen Supertampons während der gesamten Dauer deiner Blutung. Erinnere dich, dass eine vollgesogene Binde oder ein Tampon 5 ml fassen. Ein halbvoll gesogener Tampon hält 2,5 ml, und ein vollgesogener Supertampon fasst 10 ml.

Starke Blutung

Etwa 25 Prozent aller Frauen sind von starken Menstruationsblutungen betroffen. Der medizinische Begriff ist Menorrhagie (was „menstrueller Ausbruch" bedeutet) und wird als Blutverlust definiert, der höher als 80 ml ist oder länger als sieben Tage dauert. Um das zu visualisieren: 80 ml entsprechen 16 vollgesogenen Tampons oder acht vollgesogenen Supertampons während der gesamten Dauer deiner Periode.

Es ist möglich, dass du viel, viel mehr als 80 ml verlierst. Diese Art furchterregender Periode kann während der Perimenopause vorkommen, wenn manche Frauen mehr als 500 ml (zwei Becher) in einer einzigen Periode verlieren. Dieses Phänomen werden wir in Kapitel 10 besprechen. Bitte lies diesen Abschnitt, bevor du zu Kapitel 10 blätterst.

Verlängerte Blutung

Wenn deine Blutung länger als sieben Tage andauert, hattest du mit großer Wahrscheinlichkeit einen *anovulatorischen Zyklus*. Das kann bei PCOS (Kapitel 7) oder der Perimenopause (Kapitel 10) vorkommen. Wenn du PCOS hast, ist deine Strategie, herauszufinden, welches PCOS du hast und es zu behandeln. Siehe dazu Kapitel 7. Vielleicht ziehst du auch mikronisiertes oder natürliches Progesteron in Erwägung.

Hol dir eine Diagnose

Falls du das noch nicht getan hast, sprich bitte mit einer Ärztin über deine starken Blutungen. Sie wird wahrscheinlich eine Beckenuntersuchung durchführen sowie Bluttests und einen Beckenultraschall anordnen. Dann wird sie wahrscheinlich sagen, dass deine starke Periode die Folge eines *hormonellen Ungleichgewichts* ist, womit sie zu viel Östrogen und nicht ausreichend Progesteron meint.

Progesteron erleichtert die Periode.

Deine Ärztin könnte auch einen *medizinischen Grund* für deine starken Blutungen feststellen. Die beiden häufigsten sind Gerinnungsstörungen und eine Schilddrüsenerkrankung. Sehen wir uns beide an.

Gerinnungsstörungen

Eine Gerinnungsstörung ist eine Störung der Fähigkeit des Körpers, Blut ordentlich gerinnen zu lassen. Es kann aus unterschiedlichen Gründen passieren, von denen der häufigste ist, dass du eine Genvariante eines der vielen Faktoren hast, die dabei eine Rolle spielen. Du hast womöglich von der Gerinnungsstörung Hämophilie gehört, aber es gibt eine Reihe von anderen, zu denen auch die häufige *von-Willebrand-Krankheit* zählt.

Wenn du bereits dein ganzes Leben starke Perioden hast, dann bitte deine Ärztin darum, dich auf von-Willebrand-Krankheit zu testen. Die Krankheit trifft bei zumindest 20 Prozent aller Fälle von starken Menstruationsblutungen zu[279], was bisweilen das einzige Symptom ist. Wenn deine Gynäkologin eine Gerinnungsstörung als Ursache ausschließt, liegt es daran, dass sie nicht weiß, wie wahrscheinlich sie ist[280].

Deine Ärztin kann eine Gerinnungsstörung mit einem einfachen Blutbild ausschließen. Wenn du positiv auf eine Gerinnungsstörung getestet wurdest, wird sie dich zu einer Hämatologin oder einer Blutspezialistin überweisen.

Schilddrüsenerkrankung

Eine Unterfunktion der Schilddrüse oder Hypothyreose ist eine häufige Ursache für starke Menstruationsblutungen und wird seit 1840 als solche anerkannt. Dennoch mag es deine Ärztin nicht in Erwägung ziehen. Ein führender Arzt schreibt darüber im Britischen Medizin Journal:

> „Hypothyreose ist als Ursache von Menorrhagie womöglich grob unterdiagnostiziert...und alle Frauen mit unerklärter Menorrhagie sollten auf die Schilddrüse getestet werden"[281].
>
> *Dr. Andrew Weeks*

Wie kann Hypothyreose starke Perioden verursachen? Zum einen, weil es den Follikeln das Schilddrüsenhormon entzieht, dass sie für einen Eisprung und die Herstellung von Progesteron brauchen. Und erinnere dich daran, dass Progesteron jenes Hormon ist, das deine Periode „erleichtert".

Hypothyreose vermindert auch Gerinnungsfaktoren[282], die deine Fähigkeit, Blut zu gerinnen, beeinträchtigen. Und schlußendlich erhöht Hypothyreose auch deine Exponierung gegenüber Östrogen, indem es den Östrogenstoffwechsel verlangsamt und ein „östrogenbindendes Protein" namens Sexualhormon-bindendes Globulin (SHBG) reduziert.

Wenn du eine Schilddrüsenerkrankung hast, dann ist ein Schilddrüsenhormon die beste Behandlung für deine starken Blutungen. Das mag *selbst dann stimmen, wenn deine Ärztin sagt, dass deine Schilddrüse in Ordnung ist*. Bitte lies den Abschnitt über Schilddrüsenerkrankung in Kapitel 11.

Andere medizinische Gründe für starke Perioden

Zu anderen medizinischen Gründen für starke Menstruationsblutungen zählen Lebererkrankungen, Beckenentzündung, Fehlgeburten, Gebärmutterpolypen, Myome, Adenomiose und Endometriose. Von diesen Wahrscheinlichkeiten sind Adenomyose und Endometriose die häufigsten. Wir werden diese beiden wichtigen Erkrankungen weiter unten im Kapitel besprechen.

Wann ist das Risiko am höchsten?

Du kannst in jedem Alter an starken Menstruationsblutungen leiden, aber du bist als Teenager und in deinen 40ern (Perimenopause) am gefährdetsten. In diesem Abschnitt geht es um starke Perioden in den Teenagerjahren, den 20ern und 30ern. Wenn du in deinen 40ern bist, lies bitte zuerst diesen Abschnitt und dann den Abschnitt über starke Perioden in Kapitel 10.

Die starken Perioden von Teenagern

Warum könntest du als Teenager an starken Perioden leiden? Aus zwei Gründen.

- Deine Östrogenrezeptoren gewöhnen sich erst an Östrogen und reagieren deshalb stärker. Diese Östrogenempfindlichkeit wird über ein oder zwei Jahre anhalten, während du dein „hormonelles Flussbett" formst, wie in Kapitel 1 beschrieben.
- Du bildest noch nicht ausreichend Progesteron, weil du noch keinen regelmäßigen Eisprung hast.

Mit der Zeit werden deine Östrogenrezeptoren sich an Östrogen anpassen und weniger empfindlich darauf reagieren. Du wirst auch beginnen, einen Eisprung zu haben und Progesteron zu produzieren – womit sich deine Perioden erleichtern sollten.

Wenn du ein Teenager bist, sind starke Perioden wahrscheinlich nichts Dauerhaftes. Du brauchst die Pille nicht. Stattdessen kannst du natürliche Behandlungen wie Eisen, Kurkuma und eine milchproduktfreie Ernährung (wie weiter unten beschrieben) einsetzen. Während du ein oder zwei Monate wartest, bis die natürlichen Behandlungen ihre Auswirkungen zeigen, kannst du den Fluss mit Ibuprofen im Griff behalten (siehe dazu den nächsten Absatz).

Konventionelle Behandlung von starken Perioden

Ibuprofen

Das konventionelle entzündungshemmende Medikament Ibuprofen (Advil oder Nurofen) reduziert den menstruellen Fluss *um die Hälfte*[283]. Es funktioniert, indem es die Prostaglandine senkt, die zu starkem Fluss beitragen. Nimm 200 mg alle sechs Stunden während des ersten Tags oder an den ersten beiden Tagen deiner Blutung.

Ibuprofen ist eine einfache und praktische Lösung bei starken Blutungen. Ja, es ist ein medizinisches Medikament, aber du nimmst es nur an ein paar Tagen pro Monat. In meinen Augen ist es eine wesentlich bessere Option als die hormonelle Verhütung.

Hormonelle Verhütung

Hormonelle Verhütung ist die Standardverschreibung bei starken

Perioden, aber aus Gründen, die ich in Kapitel 2 ausgeführt habe, ist es keine großartige Lösung.

Mirena® Spirale

Mirena® ist eine bessere Option als die anderen Arten hormoneller Verhütung. Sie gibt eine kleinere Dosis Progestin ab als die Pille und unterdrückt damit nicht komplett den Eisprung. Mirena® reduziert auch den Fluss um *90 Prozent,* was bei starken Blutungen eine große Erleichterung ist. Leider wird deine starke Blutung zurückkommen, wenn du die Mirena® absetzt.

Ich hoffe selbstverständlich, dass die natürlichen Behandlungen bei dir funktionieren werden, sodass du keine hormonelle Spirale benötigst. Wenn du dich aber für eine konventionelle Behandlung entscheiden *musst,* wie etwa die Pille oder die Mirena®, dann empfehle ich dir die Mirena®.

Ernährung und Lebensstil, um starke Perioden zu vermeiden

Natürliche Behandlungen funktionieren zur *Vermeidung* von starken Perioden. Sie können eine starke Periode nicht mehr vermeiden, sobald sie auf dem Weg ist.

Vermeide Kuhmilchprodukte

Meine klinische Beobachtung ist, dass *Milchprodukte die Perioden stärker machen.* Es gibt auch neuere Forschung, die ergab, dass Kuhmilchprodukte das Hormongleichgewicht verändern und den Eisprung beeinträchtigten könnten[284].

Milchprodukte zu vermeiden ist eine einfache und sichere Methode, um sie über einige Monate zu testen. Und erinnere dich, du kannst dennoch Ziegen- und Schafsmilchprodukte essen. Bitte lies dazu den Abschnitt über Milchprodukte in Kapitel 6.

Menschen haben kein nährstoffliches Erfordernis nach Tiermilch[285].

Eine milchproduktfreie Ernährung kann insbesondere bei starken Blutungen bei Teenagern gut funktionieren.

Insulin niedrig halten

Insulin ist ein Wachstumshormon und verdickt deine Gebärmutterschleimhaut. Und wie wir in Kapitel 7 gesehen haben, kann zu viel Insulin den Eisprung beeinträchtigen und einen Progesteronmangel verursachen. Du bist gefährdeter für starke Perioden, wenn du Insulinresistenz und insulinresistentes PCOS hast. Für Behandlungsvorschläge wende dich bitte an den Abschnitten zu „Insulinresistenz" in den Kapiteln 7 und 11 zu.

Bewegung

Bewegung verbessert die Insulinempfindlichkeit, reduziert Entzündungen und fördert die gesunde Entfernung von Östrogen durch Schweiß.

Erhalte gesunde Darmbakterien

Gesunde Darmbakterien leiten Östrogen sicher aus deinem Körper hinaus. Ungesunde Darmbakterien tun das Gegenteil. Sie verhindern den Östrogenstoffwechsel und verursachen die Resorption von Östrogen in deinen Körper. Einer der besten Wege, um ein gesundes Mikrobiom zu erhalten, ist Antibiotika, welche die Darmflora schädigen, soweit es geht zu vermeiden.

Phytoöstrogene essen

Phytoöstrogene kommen in pflanzlichen Lebensmitteln wie Nüssen, Hülsenfrüchten und Leinsamen vor. Sie reduzieren die Exponierung gegenüber Östrogenen, indem sie Östrogenrezeptoren blockieren und den gesunden Stoffwechsel von Östrogen fördern.

Ergänzungen und Kräutermedizin, um starke Perioden zu vermeiden

Eisen ist ein kritischer Nährstoff bei starken Perioden.

Wie es funktioniert: Eisen korrigiert den Eisenmangel, der von starken Perioden verursacht wird, aber es kann deine Periode auch *erleichtern*. Das liegt daran, dass Eisenmangel sowohl eine *Ursache* als auch ein *Effekt* von starken Blutungen ist[286]. Wir verstehen noch nicht eindeutig, *wie* Eisen die Blutungen erleichtert, aber ich habe genau das bei meinen Patientinnen festgestellt.

Was du sonst noch wissen solltest: Bitte deine Ärztin darum, „Serum-Ferritin" zu testen (siehe dazu den Abschnitt „Eisen testen" in Kapitel 8). Wenn du einen Mangel hast, nimm bitte 15 bis 50 mg einer sanften und leicht zu absorbierenden Form von Eisen namens Eisen-Bisglycinat. Zu den besten Lebensmittelquellen für Eisen zählen Tierprodukte, inklusive rotes Fleisch und Eier.

Dein Eisenspiegel lässt sich nicht steigern? Das könnte daran liegen, dass du zu viel Milchprodukte konsumierst. Milchprodukte verhindern die Aufnahme von Eisen.

Kurkuma ist das gelbe Gewürz, das für gewöhnlich in indischen Currys zum Einsatz kommt. Es beinhaltet den aktiven Bestandteil *Kurkumin*. Sowohl Kurkuma als auch Kurkumin sind als konzentrierte Kapseln erhältlich.

Wie es funktioniert: Es reduziert Entzündungen und Prostaglandine und reduziert dabei den Menstruationsfluss auf eine ähnliche Art wie Ibuprofen. Kurkuma senkt auch das Östrogen, indem es ein Enzym namens Aromatase blockiert.

Was du sonst noch wissen solltest: Anders als Ibuprofen (was du nur während deiner Periode nimmst), nimmst du Kurkuma an jedem Tag deines Zyklus und erhöhst es dann während deiner Periode. Es kann auch Schmerzen während der Periode lindern.

Kurkuma ist insgesamt sicher und auch in hohen Dosen nicht giftig. Die einzige Vorsichtsmaßnahme, die es zu beachten gilt, ist, dass es mit gerinnungshemmenden Medikamenten interagieren kann.

Kurkuma-Kapseln sind eine hervorragende Behandlungswahl bei den starken Perioden von Teenagern. Kurkuma wird besser aufgenommen, wenn es direkt nach dem Essen eingenommen wird.

Andere Ergänzungen bei starken Perioden sind DIM (Diindolylmethan), Calcium D-Glucarat und mikronisiertes Progesteron. Ich werde diese Behandlungen in Kapitel 10 besprechen.

Checkliste bei starken Perioden:
- Schließe Krankheitsursachen wie Schilddrüsenerkrankungen aus.
- Ziehe für deine Tage mit starker Blutung Ibuprofen in Erwägung.
- Vermeide Kuhmilchprodukte.
- Ziehe in Erwägung, Eisen und Kurkuma zu nehmen.
- Lies den Abschnitt zu starken Perioden in Kapitel 10.

Leichte Perioden

Du kannst auch nur 25 ml an Menstruationsflüssigkeit verlieren und auch das ist normal. 25 ml entspricht 5 vollgesogenen regulären Tampons, auf alle Tage deiner Periode verteilt.

Wenn du weniger als 25 ml an menstrueller Flüssigkeit siehst, dann frage dich:

„Ist es eine richtige Periode oder eine anovulatorische Blutung?"

Erinnere dich daran, dass eine richtige Periode eine ist, die auf eine Follikelphase, den Eisprung und eine Lutealphase folgt. Eine anovulatorische Blutung folgt einem Zyklus, in dem du *keinen Eisprung* hattest. Es ist somit keine richtige Periode und als *Durchbruchsblutung* bekannt.

Wenn du anovulatorische Zyklen hast, ist deine beste Strategie, zu *versuchen, einen Eisprung zu bekommen*. Bitte siehe dazu Kapitel 7.

Wenn du *sicher* bist, dass du einen Eisprung hast, ist deine nächste Frage:

„Ist es eine richtige Periode oder ist es eine andere Art von Blutung wie eine Zwischenblutung?"

Das ist meiner Patientin Sam passiert.

Sam: Ein kurzer, leichter Zyklus

Sam war beunruhigt, als sie ihre sehr leichte Periode beschrieb, die alle zwei bis drei Wochen kam.

„Weißt du, ob du einen Eisprung hast?", fragte ich.

Mit einem zweiwöchigen Zyklus hatte Sam entweder 1) keinen Eisprung oder 2) Zwischenblutungen, die sie mit einer Monatsblutung verwechselte.

Sam hatte keine Ahnung, ob und wann sie einen Eisprung hatte, daher bat ich sie, ihren Zervixschleim und ihre Temperatur über einige Monate hinweg zu verfolgen. Siehe dazu den Abschnitt körperliche Anzeichen für den Eisprung in Kapitel 3.

Wir stellten erfreut fest, dass Sam in jedem Zyklus einen Eisprung hatte. Sobald sie wußte, wonach sie Ausschau halten musste, bemerkte Sam Zervixschleim vor ihrer ersten „Periode", die tatsächlich nur ein halber Tag einer leichten Eisprungsblutung war. Danach ging ihre Temperatur für eine elftägige Lutealphase nach oben und fiel dann für ihre tatsächliche Periode an zwei Tagen mit leichter Blutung wieder ab.

„Die erste Blutung ist der Eisprung", sagte ich. „Die zweite Blutung nach dem Fall deiner Temperatur ist deine Menstruation. Zähle den ersten Tag *dieser* Blutung als deinen Tag 1."

Von Tag 1 bis zum nächsten Tag 1 zählend, hatte Sam einen etwa 37-tägigen Zyklus. Ja, ihre Blutung war leicht, aber das lag daran, dass sie Vegetarierin war und viele Phytoöstrogene aus Bohnen und Körnern zu sich nahm.

„Die Phytoöstrogene in deiner Ernährung blockieren Östrogen und machen deine Periode leichter", erklärte ich. „Ich mache mir keine Sorgen um deine leichte Periode, aber ich bin beunruhigt angesichts der eher längeren Dauer deines Zyklus von 37 Tagen. Es wäre gut, dich etwas früher zum Eisprung zu bringen. Ein Weg ist, die Phytoöstrogene ein bisschen zu reduzieren, und der andere ist, eine Ergänzung mit Zink und Jod zu erwägen – zwei Nährstoffe, die essentiell für den Eisprung sind und bei einer vegetarischen Ernährung oft mangelhaft sind."

Ich bestellte einen Bluttest für Zink, der als niedrig zurückkam, weshalb ich sie bat, mit 30 mg Zink und 20 mcg Jod zu ergänzen.

Sam diversifizierte außerdem ihren Proteinverzehr so, dass sie nun auch zu Reisproteinen wechselte, die wiederum weniger Phytoöstrogene enthalten.

Einige Monate später verkürzte sich Sams Zyklus auf 32 Tage und sie sah keine Zwischenblutungen mehr.

Eine leichte Periode ist ein Anzeichen für einen *niedrigen Östrogenspiegel,* aber solange du einen Eisprung hast, brauchst du wahrscheinlich keine Behandlung. Du hast *genug Östrogen*, ansonsten könntest du keinen Eisprung haben. Du hast nur nicht soviel Östrogen wie andere Frauen. Mit anderen Worten, dein Östrogenwert ist *relativ niedrig*. Er ist aber nicht vollkommen niedrig das wäre er, wenn du keinen Eisprung hättest oder in der Menopause wärst.

Das relativ niedrige Östrogen in Zyklen mit Eisprung benötigt im Allgemeinen keine Behandlung.

Checkliste bei leichten Perioden

- Sind es richtige Perioden oder anovulatorische Zyklen?
- Wenn es ein anovulatorischer Zyklus ist, finde einen Weg, einen Eisprung zu bekommen.

Gebärmuttermyome

Wenn deine Ärztin einen Beckenultraschall angeordnet hat, um starke Menstruationsblutungen oder ein anderes Symptom zu untersuchen, hat sie womöglich ein Myom oder Myome entdeckt. Was bedeutet das?

Ein Gebärmuttermyom (auch Leiomyom genannt) ist ein gutartiges Geschwulst deiner Gebärmuttermuskulatur. Myome kommen häufig nach dem Alter von 35 vor, und die meisten älteren Frauen haben zumindest ein oder zwei kleine Myome. In den meisten Fällen verursachen sie keine Symptome und sind schlichtweg ein *beiläufiger Befund*, der keiner Behandlung bedarf.

Myome und starke Blutungen kommen häufig gemeinsam vor, weil beide Krankheiten von einem Östrogenüberschuss verursacht werden. Aber Myome selbst sind selten die Ursache starker Blutungen, weil die meisten Myome innerhalb der Muskel oder an der Außenseite der Gebärmutter sitzen, wo sie den Fluss nicht beeinträchtigen. Nur zehn Prozent aller Myome wachsen in den Hohlraum der Gebärmutter, wo sie starke Blutungen verursachen können.

Myome können nichtsdestotrotz andere Symptome verursachen, wie Unbehagen im Becken und häufigen Harndrang, weil die Gebärmutter auf die Blase drückt.

Risikofaktoren für Gebärmuttermyome

Alles, was dich während deiner Lebenszeit Östrogenen aussetzt, kann dein Risiko für Myome potentiell erhöhen. Zum Beispiel kann die frühere Verwendung einer Östrogenpille das Risiko für Myome erhöhen[287]. Dasselbe ist bei Alkohol und Übergewicht der Fall, weil sie den Östrogenspiegel erhöhen. Letztlich wurden auch endokrin aktive Chemikalien mit Myomen in Verbindung gebracht[288].

Myome wachsen langsam über viele Jahre hinweg und tendieren dazu, in manchen Familien häufiger vorzukommen, was eine genetische Komponente suggeriert[289].

> **Myome sind einfacher zu vermeiden**, als sie zu behandeln sind.

Konventionelle Behandlung von Gebärmuttermyomen

Sofern es nicht größer als 10 cm ist oder innerhalb deiner Gebärmutter wächst, erfordert ein Myom im Regelfall keine medizinische Behandlung. Der Standardansatz besteht darin, es zu beobachten und zu warten. Myome schrumpfen von selbst um etwa 50 Prozent nach der Menopause.

Sollten deine Myome doch einer Behandlung bedürfen, wird dir eine Operation wie eine Hystektomie (Kapitel 10) oder Myomektomie empfohlen werden.

Myomektomie

Myomektomie ist die operative Entfernung des Myoms, aber mit Belassung der Gebärmutter.

Myomektomien bergen das Risiko von Blutungen, weshalb viele Ärztinnen es nur zögerlich vornehmen. Das Risiko für Blutungen hängt von der Größe und Positionierung deines Myoms ab. Myome außerhalb der Gebärmutter sind leichter zu entfernen.

Embolisation der Gebärmutterarterie

Die Embolisation der Gebärmutterarterie ist eine nichtoperative Behandlung von Myomen. Sie wird unter lokaler Anästhesie in einer Ambulanz vorgenommen. Angeleitet von einem Röntgenbild führt ein Radiologe einen Katheter in dein Bein und injiziert kleine Tropfen oder Partikel in deine Gebärmutterarterie um die Blutversorgung des Myoms zu blockieren. Mit der Zeit wird das Myom dann schrumpfen.

Die Embolisation der Gebärmutterarterie birgt ein kleines Risiko für Infektionen und Schmerzen. Es ist ein sicherer Eingriff als eine Hysterketomie oder Myomektomie.

Ernährung und Lebensstil bei Gebärmuttermyomen

Natürliche Behandlungen können Myome *nicht* substantiell schrumpfen, aber sie können ein weiteres Wachstum verhindern. Das könnte ausreichend sein, um dich bis zur Menopause zu bringen, wenn deine Myome ohnehin von sich aus schrumpfen werden.

Alkohol reduzieren

Alkohol beeinträchtigt die Fähigkeit deiner Leber, Östrogen abzubauen oder zu entgiften. Es gibt eine starke Verbindung zwischen Alkoholkonsum und Myomen[290].

Gesunde Darmbakterien erhalten

Wie im Abschnitt über starke Perioden besprochen, leiten gesunde Darmbakterien Östrogen sicher aus deinem Körper heraus.

Ein gesundes Körpergewicht erhalten

Erhalte ein gesundes Körpergewicht, weil dein Körperfett eine Art von Östrogen namens Estron herstellt.

Vermeide endokrin aktive Chemikalien

Endokrin aktive Chemikalien wie Plastik und Pestizide beeinträchtigen deine Fähigkeit, Östrogen abzubauen. Sie können auch deine Östrogenrezeptoren überstimulieren. Siehe dazu den Abschnitt Umweltgifte in Kapitel 11.

Ergänzungen und Kräutermedizin bei Gebärmuttermyomen

Jod kann dabei helfen, das Wachstum der Myome zu reduzieren.

Wie es funktioniert: Es reguliert die Östrogenrezeptoren auf ein niedrigeres Level und reduziert somit die Östrogenstimulierung.

Was du sonst noch wissen solltest: Jod kann deine Schilddrüse beschädigen. Nimm nicht mehr als 500 mcg (0,5 mg) täglich außer mit professioneller Beratung. Siehe dazu den Abschnitt Jod in Kapitel 6.

Calcium D-Glucarat assistiert dem natürlichen Östrogenstoffwechsel oder der Entgiftung.

Wie es funktioniert: Glucarat assistiert auf zwei Arten bei der Entgiftung. Zuerst bindet es Östrogen an die Leber und deaktiviert es. Zweitens verhindert es *Beta-Glucuronidase*, ein Enzym das von Darmbakterien hergestellt wird, und verursacht, dass Östrogen resorbiert wird.

Was du sonst noch wissen solltest: Ich empfehle 1000 bis 1500 mg pro Tag nach dem Essen. Es kann auch bei der Vermeidung von Brustkrebs helfen[291].

Die Kombination aus Zimt und Poria ist eine traditionelle chinesische Kräutermedizin, die Peonia lactiflora, Cinnamomum cassia und andere Kräuter beinhaltet. Sie hat nachweislich das Wachstum von Myomen verhindert[292].

Ich mag die Kombination aus Zimt und Poria, aber ich ziehe es vor, mit weniger teuren Lebensstil-Veränderungen, mit niedrig dosiertem Jod und Calcium D-Glucarat zu beginnen.

Checkliste bei Myomen

- Myome sind einfacher zu vermeiden als sie zu behandeln sind.
- Halte Östrogen niedrig, indem du Alkohol reduzierst und gesunde Darmbakterien erhältst.
- Ziehe in Betracht, Calcium D-Glucarat und niedrigdosiertes Jod zu nehmen.

Adenomyose

Adenomyose ist eine andere Art von abnormalem Wuchs an deiner Gebärmutterwand. Es ähnelt den Gebärmuttermyomen und wurde bis vor kurzem oft damit verwechselt.

Laut Professor Edward Lyons von der Manitoba University ist die Adenomyose unterdiagnostiziert. Er sagt, dass die Mehrheit aller Frauen mit knotigen oder vergrößerten Gebärmuttern

Adenomyose haben – und keine Myome[293].

Bitte lass dir eine korrekte Diagnose geben. Die Behandlung von Adenomyose unterscheidet sich von der Behandlung gegen Myome.

Bei Adenomyose ist das Gebärmuttergeschwulst nicht wie bei Myomen aus Muskelgewebe. Stattdessen sind es Teile der Gebärmutterschleimhaut, die in den Gebärmuttermuskel gewachsen sind. Sie ähnelt einer anderen Krankheit namens Endometriose, zu der wir als nächstes kommen werden.

Zu den Symptomen von Adenomyose zählen Unterleibsdehnungen, Beckenschmerzen und sehr starke Perioden. Frauen über 35 sind häufiger betroffen, aber es kann grundsätzlich Frauen jeden Alters treffen. Eine Diagnose erfolgt über einen Beckenultraschall oder ein MRT.

Konventionelle Behandlung von Adenomyose

Die konventionelle Behandlung sind eine Hysterektomie, die Einnahme eines Verhütungsmittels wie der Pille oder die Mirena®-Spirale.

Die hormonelle Spirale reduziert den Blutfluss um 90 Prozent, was bei einer Erkrankung wie Adenomyose sehr hilfreich sein kann. Ich empfehle meinen Adenomyose-Patientinnen manchmal, die Spirale zu versuchen.

Myomektomie oder die Embolisation der Gebärmutterarterie können bei Adenomyose probiert werden, aber bergen ein höheres Risiko für Komplikationen im Vergleich zu ihrer Anwendung bei Gebärmuttermyomen. Viele Frauen, die eine Embolisation versuchen, benötigen schlussendlich doch eine Hysterektomie[294].

Wie Myome wird auch Adenomyose in der Menopause etwas schrumpfen.

Ernährung und Lebensstil bei Adenomyose

Der beste natürliche Zugang zu Adenomyose ist eine Kombination aus den Behandlungen für *Endometriose* (die weiter unten besprochen werden) und die Behandlung der *sehr starken Perioden der Perimenopause* (die in Kapitel 10 besprochen werden). Bitte lies diese Abschnitte für weitere Behandlungsvorschläge.

Naturheilkundliche Behandlungen können die Erkrankung erleichtern, aber sie können sie nicht heilen.

Kuhmilchprodukte vermeiden

Milchprodukte machen Perioden stärker und können auch die zugrundeliegende Entzündung oder Immundysfunktion verschlechtern, die sowohl Adenomyose als auch Endometriose antreiben.

Ziehe in Erwägung, Gluten zu vermeiden

Wie Milchprodukte verschlechtern auch Gluten die Dysfunktion, die den Kern von Adenomyose und Endometriose bildet.

Reduziere Alkohol

Alkohol verschlechtert die Fähigkeit deiner Leber, Östrogen zu verstoffwechseln oder zu entgiften.

Erhalte gesunde Darmbakterien

Wie bereits oben im Kapitel besprochen leiten gesunde Darmbakterien Östrogen sicher aus deinem Körper heraus.

Ergänzungen und Kräutermedizin bei Adenomyose

Kurkuma erleichtert Perioden und reduziert Östrogen, Schmerzen und Entzündungen. Bitte siehe dazu den Abschnitt über „Starke Perioden" weiter oben für eine Dosierungsanleitung.

Zink hilft bei Adenomyose und Endometriose und Periodenschmerzen (wie weiter unten besprochen wird).

Wie es funktioniert: Es reduziert sowohl Schmerzen als auch Entzündungen[295]. Ich empfehle 20 bis 50 mg pro Tagen *direkt* nach dem Abendessen einzunehmen. Nimm Zink nicht auf einen leeren Magen, da es so Übelkeit verursachen wird.

Die **Kombination aus Zimt und Poria** ist hilfreich bei Adenomyose wie auch bei Myomen (siehe weiter oben).

Mikronisiertes Progesteron oder **natürliches Progesteron** macht die Periode leichter. Es wirkt so effektiv wie synthetisches Progestin, aber ohne die Nebenwirkungen. Bitte lies dazu den Abschnitt über „Starke Perioden" im nächsten Kapitel.

Wie es funktioniert: Es verdünnt die Gebärmutterschleimhaut und reduziert Entzündungen.

Was du sonst noch wissen musst: Eine Progesteronkapsel funktioniert besser als eine örtliche Creme für Adenomyose. Siehe dazu Kapitel 10.

Checkliste bei Adenomyose

- Kuhmilchprodukte vermeiden.
- Kurkuma, Zink und mikronisiertes Progesteron in Erwägung ziehen.
- Die Behandlungen für Endometriose und die starken Perioden der Perimenopause berücksichtigen.

Endometriose

Endometriose ist eine häufige Krankheit, die mehr als eine von zehn Frauen betrifft. Ihr Hauptsymptom sind *Schmerzen*, die sehr stark sein können. Erinnere dich aus dem Abschnitt Periodenschmerzen in Kapitel 5 daran, dass es einen großen Unterschied zwischen *normalen* Periodenschmerzen und den *starken* Schmerzen bei Endometriose oder Adenomyose gibt.

Normale Periodenschmerzen sind leichte Krämpfe in deinem tiefen Becken oder im Rücken. Sie treten kurz vor oder während deiner Periode auf. Sie verbessern sich mit Ibuprofen und beeinträchtigen nicht deine täglichen Aktivitäten. Wir werden natürliche Behandlungen für normale Periodenschmerzen weiter unten im Kapitel besprechen.

Starke Periodenschmerzen sind pulsierende, brennende, zuckende oder stechende Schmerzen, die mehrere Tage dauern und zwischen zwei Perioden auftreten. Sie verbessern sich nicht mit Ibuprofen und können so stark werden, dass du dich übergeben oder der Arbeit fernbleiben musst.

Endometrioseschmerzen können während deiner Periode in deiner Gebärmutter auftreten. Oder sie können in anderen *Stellen* wie deinem Enddarm, der Blase, den Beinen oder durch das Becken hindurch auftreten. Sie können auch zu anderen *Zeitpunkten,* wie zum Eisprung oder während des Sex, auftreten. Bei Endometriose könntest du *ständig* Schmerzen haben oder seltsamerweise auch keine Schmerzen jeglicher Art.

Andere Symptome von Endometriose:

- Blasenprobleme wie Dringlichkeit, häufiger Harndrang und schmerzvolles Entleeren
- Verdauungsprobleme wie Durchfall und Verstopfung
- Blähungen im Unterleib
- Übelkeit und Erbrechen
- Kopfschmerzen
- Niedriges Fieber
- Blutungen zwischen Perioden
- Unfruchtbarkeit und wiederholte Fehlgeburten

Du siehst also, Endometriose ist nicht nur ein Problem der Periode. Es ist eine *Ganzkörper-Entzündungserkrankung,* die deiner Ärztin womöglich entgangen ist. Endometriose dauert typischerweise bis zu *zehn Jahre, um diagnostiziert zu werden.*

70 Prozent aller Teenager, die von chronischen Beckenschmerzen berichten, werden letzten Endes mit Endometriose diagnostiziert[296].

Was ist Endometriose?

Endometriose ist eine Erkrankung, bei der Teile des Gewebes, das *ähnlich dem Endometrium* (Gebärmutterschleimhaut) ist, an Stellen außerhalb deiner Gebärmutter wachsen. Diese Gewebsstücke werden *Endometriose-Läsionen* genannt und können überall im Körper auftreten, inklusive des Darms und der Blase. Die häufigsten Stellen bei Endometriose sind um die Gebärmutter und die Eierstöcke und auf den Eileitern. Wenn

Endometriose in den Eierstöcken vorkommt, wird die Wucherung ein *Endometriom* oder eine Schokoladenzyste genannt.

Die Forschung hat bislang noch nicht herausgefunden, wovon Endometriose verursacht wird. Die am weitesten akzeptierte Theorie lautet *retrograde oder „rückläufige" Menstruation*, was bedeutet, dass Menstruationsflüssigkeit zurück durch deine Eileiter und in deinen Beckenhohlraum gelangt ist. Diese ältere Theorie verliert aber an Boden, weil retrograde Menstruation bei den meisten Frauen vorkommt und dennoch nur zehn Prozent Endometriose entwickeln. Stattdessen glauben nun manche in der Wissenschaft, dass endometriales Gewebe vor der Geburt gelegt wird und bis zur Aktivierung durch die Hormone der Pubertät schlafend liegt.

Welche Ursache die Endometriose-Läsionen auch haben mögen, dein Immunsystem spielt eine große Rolle dabei, was ab dann passiert. Es produziert entzündungsfördernde Zytokine und Autoantikörper, die die Endometriose-Läsionen entzünden und ihr Wachstum fördern.

Der zunehmende Konsens ist, dass Endometriose von einer *Immundysfunktion* verursacht wird[297], und manche gehen so weit, es als Autoimmunerkrankung zu charakterisieren[298]. Endometriose teilt viele Aspekte mit Autoimmunerkrankungen wie Lupus und rheumatoider Arthritis, inklusive *Angiogenese*, was die Fähigkeit der Läsionen beschreibt, eine Blutversorgung herzustellen[299].

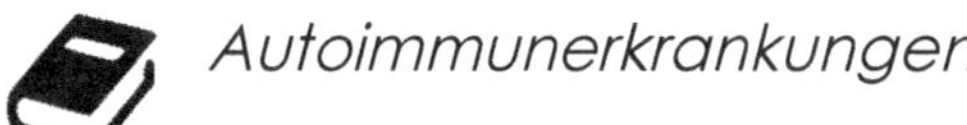 *Autoimmunerkrankungen*

Autoimmunerkrankungen bedeuten, dass dein Immunsystem dein eigenes gesundes Gewebe attackiert. Es gibt mehr als 80 Arten von Autoimmunerkrankungen, inklusive Hashimoto-Thyreoiditis und rheumatoider Arthritis.

Es gibt bei Endometriose eine starke genetische Komponente.

Wenn du eine Schwester oder Mutter mit der Krankheit hast, besteht eine 8 bis 10 mal höhere Wahrscheinlichkeit, dass du es auch entwickelst[300].

Endometriose wird auch mit der Exponierung gegenüber Dioxin in der Gebärmutter in Verbindung gebracht[301], was bedeutet, dass du womöglich prädisponiert für die Krankheit warst, bevor du überhaupt auf der Welt warst. Das ist auf der einen Seite frustrierend, weil du es nicht in der Hand hattest. Auf der anderen Seite bedeutet es aber, dass es *nicht* an etwas liegt, dass du falsch gemacht hast oder besser nicht gegessen hättest. Endometriose ist *keine* Lebensstilerkrankung.

Andere endokrin aktive Chemikalien könnten bei Endometriose[302] eine Rolle spielen. Wir werden Umweltgifte detailliert im Abschnitt „Umweltgifte" in Kapitel 11 besprechen.

Die Verbindung zu Verdauungsproblemen

Endometriose und Verdauungsprobleme gehen Hand in Hand. Endometriose-Läsionen und Verwachsungen kommen auch im Darm vor und können so direkt Verdauungsprobleme verursachen. Bis zu 90 Prozent aller Frauen mit Endometriose haben auch Darmsymptome[303].

Verwachsungen

Verwachsungen sind Bänder aus Bindegewebe oder Narbengewebe, die Beckenstrukturen zusammenbinden und Schmerzen verursachen. Sie sind das Resultat sowohl des Krankheitsverlaufs von Endometriose als auch der Operation, um sie zu behandeln.

Endometriose kann Verdauungsprobleme verursachen, aber gleichzeitig können auch Verdauungsprobleme *Endometriose verschlimmern*. Wie das? Weil Verdauungsprobleme das Immunsystem betreffen können und Endometriose primäre eine *Immundysfunktionserkrankung* ist.

Wie wir in Kapitel 6 gesehen haben, sind deine Verdauung und dein Immunsystem in einem gewissen Sinn eine durchgängige Einheit. Alles, was deine Verdauung stört, wird auch dein Immunsystem stören und es dazu anregen, mehr *entzündungsfördernde Zytokine* zu bilden. Ein Beispiel ist das Vorhandensein von zu vielen falschen Bakterien in deiner Verdauung. Sie produzieren ein Gift namens LPS (Lipopolysaccharid), das sowohl Autoimmunerkrankungen[304] als auch Endometriose fördert[305][306].

Verdauungsprobleme können auch zu *Darmdurchlässigkeit* führen, die wir zuletzt in Kapitel 6 besprochen haben. Das kommt vor, wenn die Darmwand durchlässiger wird und bakteriellen Giften und anderen Proteinen erlaubt, in deinen Körper zu gelangen und dein Immunsystem zu aktivieren. Darmdurchlässigkeit kann Entzündungskrankheiten verschlimmern, und ich würde argumentieren, dass es auch eine Rolle bei Endometriose spielt. Wir werden Darmdurchlässigkeit in größerem Detail in Kapitel 11 besprechen.

Nachdem die Verdauung eine Rolle bei der *Förderung* von Endometriose spielt, kann das Lösen von Verdauungsproblemen Endometriose auch *lindern*, wie wir gleich sehen werden.

Die Rolle von Östrogen und Progesteron

Endometriose ist im Grunde eine *Entzündungskrankheit* – und keine hormonelle Erkrankung. Nichtsdestotrotz spielen Hormone dennoch eine Rolle.

Östrogen stimuliert das Wachstum von Endometriose-Läsionen, weshalb der konventionelle Zugang darin besteht, das Östrogen herunterzufahren. Östrogen herunterzufahren hat viele Nebenwirkungen, weshalb sich dieser Zugang hoffentlich verändern wird, sobald neue entzündungshemmende und immunmodulierende Behandlungen entdeckt werden.

Östrogen verschlimmert Endometriose, aber es verursacht sie nicht.

Sowohl Progesteron als auch Progestine verlangsamen das

Wachstum von Endometriose-Läsionen.

Diagnose von Endometriose

Derzeit ist der einzige Weg, eine Endometriose zu diagnostizieren, via Laparoskopie (Schlüsselloch-Operation), was schrecklich veraltet wirkt.

Ein Beckenultraschall kann Endometriose-Läsionen für gewöhnlich nicht feststellen, aber so können manchmal Endometriome und eine etwas schwerere Form von Endometriose namens *tief infiltrierender Endometriose* festgestellt werden[307].

Endometriose kann durch einen Ultraschall **nicht** ausgeschlossen werden.

Die Suche nach einem einfachen Test, der einen *Biomarker* in Blut, Urin, Menstruationsblut oder der Gebärmutterschleimhaut verwendet, läuft noch[308]. Ein Biomarker ist ein messbarer Indikator wie ein Protein oder eine Immunkomponente. Einmal entwickelt würde das die Diagnostizierbarkeit von Endometriose mittels eines einfachen Bluttests bedeuten[309][310].

Es gibt derzeit keine Heilung für Endometriose

Endometriose ist eine ernsthafte Krankheit. Sowohl konventionelle als auch natürliche Behandlungen können die Symptome erleichtern, aber sie können die Krankheit nicht heilen.

Konventionelle Behandlung von Endometriose

Operation

Neben der Standardtechnik zur Diagnostizierung von Endometriose ist ein operativer Eingriff derzeit auch die primäre konventionelle Behandlung. Eine Operation kann Endometriose nicht heilen, aber sie kann Schmerzen erleichtern und die Fruchtbarkeit verbessern. Sie reduziert auch entzündungsfördernde Zytokine im Becken, was Endometriose sowohl mit konventionellen als auch mit natürlichen Behandlungen einfacher zu behandeln macht.

Der Eingriff selbst ist eine mikroinvasive Laparoskopie oder Schlüsselloch-Operation, um die Endometriose-Läsionen zu entfernen. Der Erfolg der Operation hängt von den Fähigkeiten und der Ausbildung des Chirurgen ab und ob es ihm/ihr gelingt, alle Läsionen zu entfernen. Eine Art von Operation namens *Exzision* ist auf lange Sicht erfolgreicher[311] und mag für manche Frauen nahe an eine Heilung kommen.

> „Endometriose sollte nicht den Beginn von 15 Operationen bedeuten. Es sollte eine korrekt ausgeführte Operation sein."[312]
>
> *Dr. Iris Orbuch*

Operative Eingriffe haben Nachteile. Der erste ist offensichtlich, dass es eine Operation ist und genereller Anästhesie und Erholung bedarf. Ein weiterer möglicher Nachteil ist, dass sie, wie die Krankheit selbst, *Verwachsungen* oder Narbengewebe verursachen kann, die wiederum Schmerzen verursachen können. Zuletzt heilt eine Operation die Endometriose nicht (obwohl es für manche Frauen nahe daran kommen kann). Die Rate des wiederholten Auftretens nach einer Operation liegt bei 21 Prozent nach zwei Jahren und 40–50 Prozent nach fünf Jahren[313]. Ein Wiederausbruch kann zu mehr Operationen führen. Die medizinische Lösung besteht darin, hormonunterdrückende Medikamente zu geben, um zu versuchen, das zu verhindern.

Ich empfehle manchen meiner Patientinnen eine Operation. Lies dazu Hannahs Geschichte.

Medizinische Behandlung

Zu den Medikamenten, die Östrogen unterdrücken, zählen die Pille, Depo-Provera®, Lupron® und Danazol®. Sie haben viele Nebenwirkungen wie Depression und Osteoporose.

Ein weiterer medizinischer Zugang besteht darin, eine niedrige Dosis Progestin wie Dienogest in der Visanne®-Pille oder Levonorgestrel in der Mirena®-Spirale, einzunehmen. Niedrigdosierte Progestinmedikamente sind sanfter, weil sie den Eisprung oder Östrogen nicht unterdrücken. Stattdessen funktionieren sie, indem sie direkt das Wachstum von Endometriose-Läsionen unterdrücken. Ich denke, dass Visanne® oder Mirena® *vernünftige* Entscheidungen sind, aber nach meiner Erfahrung funktionieren natürliche Progesteronkapseln genauso gut und mit weniger Nebenwirkungen. Lies dazu Hannahs Geschichte weiter unten.

Die Wissenschaft ist auch aktiv auf der Suche nach **neuen nichthormonellen Behandlungen** bei Endometriose, inklusive der folgenden[314]:

- Angiogenese-Hemmer (Medikamente, welche die Angiogenese bzw. das Wachstum neuer Blutgefäße verhindern)
- Entzündungshemmer (Medikamente, die Entzündung reduzieren)
- Immunmodulatoren (Medikamente, die die Aktivität des Immunsystems verändern)

Eine neue, nichthormonelle Behandlungsoption wäre eine willkommene Entwicklung!

In der Zwischenzeit gibt es viele *natürliche* entzündungshemmende und immunmodulierende Behandlungen.

Ernährung und Lebensstil bei Endometriose

Ernährung ist der wichtigste Bestandteil einer natürlichen Behandlung von Endometriose. Sie funktioniert, indem sie *entzündungsfördernde Zytokine reduziert,* wie im Abschnitt „Entzündungshemmende Ernährung" in Kapitel 6 erklärt wird.

Vermeide Kuhmilchprodukte (A1 Milchprodukte)

Meine klinische Beobachtung ist, dass der Verzicht auf Kuhmilchprodukte einen tiefgreifenden Effekt bei Endometriose haben kann. Es ist keine Heilung, aber es könnte ein wichtiger

Bestandteil deines Behandlungsplans sein. Wie mit anderen Erkrankungen kannst du wahrscheinlich nach wie vor Ziegen- und Schafsmilchprodukte konsumieren.

Überlege dir, Gluten zu vermeiden

Vielleicht probierst du auch, Gluten zu vermeiden. Eine Studie fand heraus, dass sich Endometriose nach 12 Monaten einer glutenfreien Ernährung verbessert[315]. Als jemand, der an Endometriose leidet, bist du wahrscheinlich unter der einen von zehn Frauen, die ein erhebliches Problem mit Gluten haben (wie in Kapitel 6 besprochen).

Bis vor kurzem hatte sich keine Forschung mit Ernährungseingriffen in Endometriose beschäftigt. Dann fand 2017 eine klinische Studie aus Neuseeland heraus, dass sich Symptome von Endometriose bei einer FODMAP-armen Ernährung verbessern, die typischerweise beim Reizdarmsyndrom verschrieben wird[316]. (FODMAPs sind „fermentierbare Kohlenhydrate" in Weizen, Hülsenfrüchten und einigen Arten von Milchprodukten). Eine solche Studie ist ein guter erster Schritt und unterstützt die Idee, dass die Verbesserung der Verdauung die Entzündung bei Endometriose reduzieren kann.

Nur ein Wort über die FODMAP-arme Ernährung. Sie kann auf kurze Sicht sehr hilfreich sein, aber ich empfehle sie längerfristig nicht, weil sie dich wertvoller Ballaststoffe berauben kann. Stattdessen empfehle ich dir die Identifikation und Behandlung einer Krankheit namens Dünndarmfehlbesiedlung, wie wir im Abschnitt über Verdauungsgesundheit in Kapitel 11 besprechen werden. Dann solltest du in der Lage sein, FODMAPs zu verdauen, obwohl du Weizen und Milchprodukte wahrscheinlich dennoch vermeiden solltest.

Ergänzungen und Kräutermedizin bei Endometriose

Die besten Ergänzungen bei Endometriose sind jene, die die Immunfunktion normalisieren und Entzündung reduzieren.

Kurkuma reduziert die Größe und Aktivität der Endometriose-Läsionen[317]. Ich verschreibe fast all meinen Endometriose-

Patientinnen Kurkumakapseln.

Wie es funktioniert: Kurkuma oder Kurkumin funktioniert durch mehrere potentielle Mechanismen.

- Es reguliert einen entzündungsfördernden Transkriptionsfaktor namens NF-κappa B nach unten und beschleunigt das gesunde Absterben von Zellen (Apoptose) in den Läsionen[318].
- Es unterdrückt die lokale Produktion von Östrogen in Endometriose-Läsionen[319].
- Es verhindert Angiogenese oder das Wachstum neuer Blutgefäße[320].

Was du sonst noch wissen solltest: Kurkuma ist einfach zu absorbieren, wenn es mit Fett aufgenommen wird. Ich empfehle eine hochdosierte Kurkumakapsel mit einer Mahlzeit einzunehmen.

Zink ist essentiell für die gesunde Immunfunktion und dafür, Entzündungen im Zaum zu halten. Es gibt auch die wissenschaftliche Hypothese, dass Zinkmangel eine Rolle in der Entwicklung von Endometriose spielt[321].

Wie es funktioniert: Es repariert die Darmdurchlässigkeit[322] und verbessert so die Immunfunktion. Es wirkt auch entzündungshemmend[323] und reduziert Schmerzen[324]. Bitte siehe die vorigen Abschnitte über Zink für Dosierungshinweise.

> **Du solltest nicht viele Ergänzungen benötigen.** Bitte beginne mit einer kuhmilchfreien Ernährung, Kurkuma und Zink. Ziehe dann einige der folgenden, zusätzlichen Ergänzungen in Erwägung.

Berberin ist eine andere entzündungshemmende Kräutermedizin, die derzeit als Behandlungsmethode bei Immundysfunktion und Autoimmunerkrankungen untersucht wird[325]. Es wurde noch nicht gegen Endometriose erforscht oder getestet, aber ich habe es hier auf der Basis der guten

Erfolge, die meine Patientinnen damit gemacht haben, einbezogen.

Wie es funktioniert: Es schirmt das Immunsystem vor dem Bakterientoxin LPS ab[326]. Es repariert auch die Darmdurchlässigkeit [327] und reguliert entzündungsfördernde Gene[328].

Was du sonst noch wissen solltest: Es gibt eine Reihe von Vorsichtsmaßnahmen bei Berberin, inklusive Interaktionen mit einer Reihe von anderen Medikamenten. Bitte siehe dazu den Abschnitt Berberin in Kapitel 7.

Resveratrol ist ein Phytonährstoff, der in Weintrauben, Beeren und anderem Obst vorkommt. Es zeigt sich vielversprechend bei Endometriose und wurde in eine jüngere Untersuchung neuer pharmakologischer Behandlungen aufgenommen[329].

Wie es funktioniert: Es reduziert entzündungsfördernde Zytokine und verhindert Angiogenese bzw. das Wachstum neuer Blutgefäße[330]. Resveratrol reguliert auch die Aromatase, welches das Enzym ist, das Östrogen herstellt[331].

Was du sonst noch wissen solltest: Ich empfehle 100 bis 400 mg pro Tag mit dem Essen. Es ist unbedenklich und für die langfristige Einnahme geeignet.

N-Acetylcystein (NAC) ist eine Version der Aminosäure Cystein. Es hat in einer jüngeren klinischen Studie zu Endometriose gut abgeschnitten. Aus den 47 Frauen in der NAC Behandlungsgruppe sagten 24 ihre vereinbarte Laparoskopie aufgrund des Verschwindens ihrer Endometriose-Zysten, einer Reduktion der Schmerzen oder einer Schwangerschaft ab[332].

Wie es funktioniert: NAC ist der Vorläufer zu Glutathion, welcher der primäre Antioxidant und *Immunregulator* des Körpers ist. Es reduziert Entzündungen.

Was du sonst noch wissen solltest: NAC hat den netten Nebeneffekt, Angst und Beklemmungsgefühle zu reduzieren. Zu viel NAC kann deine Magenschleimhaut verdünnen, daher nimm es bitte nicht, falls du Gastritis oder Magengeschwüre hast. Ich empfehle 500 bis 2000 mg pro Tag.

Selen wirkt entzündungshemmend. Ausreichend Selen wurde mit einem reduzierten Risiko für Endometriose korreliert[333].

Wie es funktioniert: Es moduliert und normalisiert die Immunfunktion. Es ist auch essentiell für die Produktion von Progesteron.

Was du sonst noch wissen solltest: Ich empfehle 100 bis 150 mcg pro Tag. Selen kann in hohen Mengen giftig sein, also nimm bitte nicht mehr als 200 mcg pro Tag aus allen Quellen, inklusive selenreichen Nahrungsmitteln wie Paranüssen.

Mikronisiertes Progesteron oder natürliches Progesteron als Kapsel oder örtliche Creme ist eine weitere natürliche Behandlungsoption für Endometriose.

Wie es funktioniert: Progesteron verhindert das Wachstum von Endometriose-Läsionen[334].

Was du sonst noch wissen solltest: Ich empfehle Progesteron nicht als alleinstehende Behandlung bei Endometriose, aber es kann in Verbindung mit den immunmodulierenden Behandlungen, die oben besprochen wurden, gut funktionieren. Siehe dazu den Abschnitt Natürliches Progesteron in Kapitel 10.

Deine langfristigen Ergebnisse mit Endometriose hängen von vielen Dingen ab, unter anderem von:

- Ort und Stärke der Endometriose-Läsionen
- Effektivität der Operation
- Vorhandensein von Verwachsungen
- Gleichzeitigen Erkrankungen wie Adenomyose, interstitielle Zystitis und Beckenbodendysfunktion

 *Interstitielle Zystitis*

Interstitielle Zystitis wird auch Blasenschmerzsyndrom genannt. Es ist die permanente Empfindung von Druck oder Schmerzen in der Blase oder dem Becken.

 **Körperliche Behandlungen** wie Akupunktur und spezialisierte Massage können bei Verwachsungen hilfreich sein.

Es gibt keine einfache Behandlung bei Endometriose, aber eine natürliche Behandlung kann die Krankheit langfristig stark verbessern.

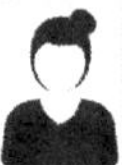 ## Hannah: Die zweite Operation wegen Endometriose

Hannah hatte schon immer schmerzhafte Perioden gehabt, aber mit 23 ihre erste richtige Endometriose-Attacke. Die Schmerzen, Übelkeit und Durchfall waren ausreichend stark, um sie ins Krankenhaus zu bringen, wo ihr gesagt wurde, dass sie womöglich eine Ovarialzyste habe und Antibiotika bekam. Endometriose wurde von ihren Ärzten zu diesem Zeitpunkt nicht erwähnt.

Daraufhin litt Hannah zwei Jahre lang an chronischen Unterleibsschmerzen und Blähungen und wurde mit dem Reizdarmsyndrom (RDS) diagnostiziert. Sie probierte unterschiedliche natürliche Behandlungen, inklusive dem Verzicht auf Milchprodukte und Weizen, was zu funktionieren schien.

Mit 25 hatte Hannah ihre zweite schwere Attacke, die sich als geplatztes Endometriom oder Schokoladenzyste entpuppte. Sie unterzog sich einer Notoperation, bei der eine umfangreiche Endometriose festgestellt und entfernt wurde. Ihr wurde das Progestin-Medikament Visanne® verschrieben, um eine Wiederkehr zu vermeiden.

Als ich Hannah mit 27 kennenlernte, ging es ihr nicht gut. Sie hatte Angst und Pilzinfektionen durch die Visanne®. Und sie hatte nach wie vor fast täglich Schmerzen. Sie hatte Schmerzen morgens beim Aufstehen und sie hatte Schmerzen beim Sex, die es ihr unmöglich machten, mit ihrem Verlobten zu schlafen.

„Ich erkenne mich selbst nicht wieder", sagte sie.

Hannah hatte mit ihrem Hausarzt gesprochen, der ihr den Rat gegeben hatte, „zu warten, bis sie bereit war für ein Baby" und dann eine zweite Operation zu haben. Die Argumentationslogik des Arztes ist, dass eine Operation die Fruchtbarkeit für sechs bis zwölf Monate verbessert und Hannah daher keine Operation „verschleudern" sollte, indem sie sie zu früh hatte.

„Diese Art von Schmerzen sind nicht mehr tragbar", sagte ich. „Du kannst so nicht mehr weitermachen. Du solltest womöglich die zweite Operation jetzt haben, aber diesmal von jemandem, der Endometriose versteht. Und dann werden wir natürliche Behandlungen anwenden, um ein Wiederauftreten zu verhindern."

Ich verwies Hannah an einen Gynäkologen, der sich auf Endometriose-Operationen spezialisiert hat. Ich bat sie auch, mit ihm darüber zu sprechen, ob sie Prometrium® mikronisierte Progesteronkapseln anstelle der Visanne® nehmen solle, weil natürliches Progesteron weniger Nebenwirkungen hat.

Gleichzeitig ermunterte ich Hannah, weiterhin Milchprodukte und Gluten streng zu vermeiden, was sie bereits tat. Ich verschrieb ihr auch 30 mg Zink und eine konzentrierte Kurkumaflüssigkeit, die 340 mg Kurkuma pro Dosis verabreichte. Bereits fünf Wochen bevor sie die Operation hatte, hatten sich ihre Schmerzen schon um 20 Prozent verbessert.

Hannah unterzog sich einer „Exzision" mit dem neuen Chirurgen. Es dauerte zwei Stunden, um eine große Zahl an Läsionen zu entfernen. Der Arzt verschrieb dann Prometrium® zur Einnahme während der Lutealphase.

Hannah hatte zwar Schmerzen in den paar Wochen nach der Operation, aber danach begann es sich zu verbessern. Nach drei Monaten nach der Operation waren die Schmerzen im Durchschnitt um 60 Prozent besser.

Ich erwarte, dass es Hannah über die nächsten Monate und Jahre kontinuierlich besser gehen wird. Falls nicht, werde ich einige der zusätzlichen Behandlungen, die weiter oben besprochen wurden, empfehlen.

Checkliste bei Endometriose

- Such dir eine Gynäkologin, die Endometriose versteht
- Ziehe eine Exzision in Erwägung
- Vermeide Kuhmilchprodukte und eventuell Gluten
- Ziehe die Einnahme von Zink, Kurkuma und NAC in Erwägung

Periodenschmerzen

In diesem Abschnitt geht es um *normale* Periodenschmerzen – nicht die starken Schmerzen der Adenomyose oder Endometriose, die weiter oben besprochen wurden. Normale Periodenschmerzen sind leichte Schmerzen für einen oder zwei Tage zu Beginn deiner Periode. Sie reagieren auf Schmerzmittel und halten dich nicht davon ab, dich der Schule oder der Arbeit zu widmen.

Normale Periodenschmerzen reagieren auch gut auf natürliche Behandlungen. Sie sollten bei natürlicher Behandlung im Wesentlichen *verschwinden*. Falls nicht, sind es keine normalen Periodenschmerzen.

Mit „normalen" Periodenschmerzen meine ich *gewöhnliche* Periodenschmerzen, die nicht durch Adenomyose oder Endometriose verursacht werden. Ich meine damit nicht, dass diese Periodenschmerzen *normal* sind. Um auf einer Linie mit der Kernbotschaft dieses Buchs zu sein – bin ich der Meinung, dass du das Recht auf *einfache, schmerzfreie Perioden* hast. Es gibt schlichtweg keinen Grund, Periodenschmerzen zu ertragen.

Was verursacht Periodenschmerzen?

Wenn deine Gebärmutterschleimhaut am Ende deines Zyklus

zusammenbricht, setzt sie Prostaglandine frei. Diese stimulieren deinen Gebärmuttermuskel zur Kontraktion, um bei der Abstoßung der Gebärmutterschleimhaut behilflich zu sein. Prostaglandine sind ein normaler Teil des Prozesses, aber *zu viele* Prostaglandine können Schmerzen verursachen. Die Behandlungsstrategie besteht darin, die Prostaglandine zu reduzieren.

Konventionelle Behandlung von Periodenschmerzen

Ibuprofen

Ibuprofen (Advil® oder Nurofen®) blockiert Prostaglandine und erleichtert Periodenschmerzen. Ich habe kein Problem damit, wenn meine Patientinnen gelegentlich Ibuprofen nehmen, wenn ihnen das hilft. Tatsächlich habe ich Ibuprofen weiter oben in diesem Kapitel als Behandlung bei starken Perioden empfohlen.

Dennoch wirst du aller Wahrscheinlichkeit nach bemerken, dass du kein Ibuprofen mehr benötigst, sobald du mit der natürlichen Behandlung angefangen hast.

Ernährung und Lebensstil bei Periodenschmerzen

Kuhmilchprodukte vermeiden

Meiner klinischen Beobachtung entspricht, dass die Vermeidung von gewöhnlichen Kuhmilchprodukten Periodenschmerzen verschwinden lassen kann. Ich habe es zum ersten Mal vor 25 Jahren während meiner Ausbildung entdeckt. Als ich aufhörte, Milchprodukte zu essen, hörten meine Periodenschmerzen auf. Seitdem sehe ich bei Tausenden von Patientinnen dasselbe Ergebnis.

Du kannst nach wie vor Ziegen- und Schafsmilchprodukte konsumieren. Bitte siehe dazu den Abschnitt über Milchprodukte in Kapitel 6.

Entdecke und behandle eine Histaminintoleranz

Histaminintoleranz ist eine weitere Ursache von Periodenschmerzen. Erinnere dich daran, dass

Histaminintoleranz der Zustand von zu viel Histamin ist. Es kann Kopfschmerzen, Angst, Schlaflosigkeit, Konzentrationsstörungen, Ausschläge oder eine verstopfte Nase verursachen oder verschlimmern, sowie auch Periodenprobleme auslösen, weil es sowohl das Entzündungsrisiko als auch Östrogen erhöht. Bitte siehe dazu den Abschnitt „Histaminintoleranz" in Kapitel 8.

Ergänzungen und Kräutermedizin bei Periodenschmerzen

Magnesium ist deine erste Wahl bei Periodenschmerzen.

Wie es funktioniert: Es reduziert Prostaglandine[335] und entspannt die Gebärmutter.

Was du sonst noch wissen solltest: Magnesium ist sowohl zur Prävention als auch zur Soforthilfe bei Periodenschmerzen hilfreich. Du kannst Magnesium über den ganzen Monat hinweg nehmen, um die Entwicklung von zu vielen Prostaglandinen zu verhindern. Du kannst auch mehr Magnesium während der Periode nehmen, um akute Schmerzen zu lindern. Ich empfehle 300 mg Magnesiumglycinat ein- oder zweimal täglich zu nehmen.

Zink verhindert Periodenschmerzen. Wir haben Zink als immunmodulierende Behandlung von Endometriose kennengelernt, aber es hilft auch bei normalen Periodenschmerzen. Es hat in einer Reihe von klinischen Tests gut abgeschnitten[336][337].

Wie es funktioniert: Zink verhindert die Prostaglandinbildung und Entzündungen. Siehe die vorherigen Abschnitte zu Zink für Dosierungsanweisungen.

Kurkuma wurde bereits als Behandlung von starken Perioden, Adenomyose und Endometriose genannt. Hier ist es erneut gegen Periodenschmerzen. Du kannst also sehen, dass ich Kurkuma ziemlich häufig bei Periodenproblemen verschreibe.

Wie es funktioniert: Es reduziert Prostaglandine.

Was du sonst noch wissen solltest: Für die beste Wirkung nimm eine Standarddosis (eine Tablette) jeden Tag über den ganzen Monat. Erhöhe die Dosis, wenn du Schmerzen hast. Die genaue Menge hängt von der Konzentration in der Rezeptur ab, also verwende es bitte, wie auf der Flasche angegeben. Die Höchstdosis beträgt sechs Tabletten pro Tag.

Du benötigst nicht *alle* Ergänzungen. Ich beginne für gewöhnlich mit einer einfachen Verschreibung einer milchproduktefreien Ernährung und Zink.

Fischöl hat Periodenschmerzen nach zwei Monaten nachweislich um 30 Prozent reduziert[338].

Wie es funktioniert: Omega-3-Fettsäuren reduzieren die Bildung von Prostaglandinen und Entzündungen.

Was du sonst noch wissen solltest: Ich empfehle 2000 mg pro Tag. Es hilft auch bei der Reduktion entzündungsfördernder Omega-6 Fettsäuren, die in Kapitel 6 besprochen wurden.

Checkliste bei Periodenschmerzen

- Kuhmilchprodukte vermeiden.
- Histaminintoleranz in Erwägung ziehen.
- Zink und Kurkuma als Ergänzungen in Betracht ziehen.

Blutungen zwischen Perioden

Blutungen zwischen zwei Perioden sind häufig und können aus einer Reihe von Gründen auftreten.

Eisprungsblutung

Eine Eisprungsblutung ist typischerweise leuchtend rot und passiert, weil dein Östrogenspiegel ein bisschen abfällt, kurz bevor dein LH ansteigt und die Eizelle freigegeben wird. Eisprungsblutungen benötigen keine Behandlung.

Prämenstruelle Blutung

Eine Prämenstruelle Blutung hat eine dunklere Farbe. Es bedeutet für gewöhnlich, dass du nicht genug Progesteron hast, um deine Gebärmutterschleimhaut zu halten. Die Lösung besteht darin, Progesteron durch eine der Behandlungen zu unterstützen, die weiter oben im Buch besprochen wurden. Und wie wir im Abschnitt „Der Weg zu Progesteron" in Kapitel 4 gesehen haben, ist dein Progesteron in jedem Zyklus das Resultat der Gesundheit deines Gelbkörpers, welche wiederum das Resultat der Gesundheit deiner Follikel während ihrer hunderttägigen Reifung zum Eisprung ist.

Prämenstruelle Blutungen können auch ein Anzeichen eines zugrundeliegenden Schilddrüsenproblems sein. Bitte deine Ärztin darum, deine Schilddrüse anhand der Kriterien zu testen, die ich im Abschnitt „Schilddrüsenerkrankung" in Kapitel 11 angeführt habe. Wenn du eine Schilddrüsenunterfunktion oder Hypothyreose hast, dann könnte deine beste Behandlung ein ergänzendes Schilddrüsenhormon sein.

Letztlich können Blutungen bedeuten, dass du anovulatorische Zyklen hast, wie sie bei PCOS auch vorkommen. Dann ist die beste Lösung für dich, einen regelmäßigen Eisprung wiederherzustellen, wie in Kapitel 7 beschrieben wird.

Andere Ursachen für Blutungen

Es gibt andere Gründe, zwischen zwei Perioden zu bluten. Zu ihnen zählen eine Schwangerschaft, Infektion, Endometriose, Ovarialzysten (weiter unten besprochen) und Gebärmutterpolypen, wie wir in Theresas Geschichte in Kapitel 5 gesehen haben. Wenn Blutungen ein neues Symptom für dich sind, oder wenn du andere Veränderungen deiner Periode wie starke Blutungen, Knötchenbildung oder Schmerzen bemerkst, geh bitte zu einer Ärztin für eine Diagnose.

Ovarialzysten

Deine Eierstöcke haben immer „Zysten" oder mit Flüssigkeit gefüllte Säckchen verschiedener Größe. Die meiste Zeit sind das deine wachsenden Follikel und Gelbkörper.

Jeden Monat wachsen und platzen diese normalen Zysten und werden resorbiert. Gelegentlich kommt es zu einer Panne und eines deiner Follikel wird abnormal groß und mit Flüssigkeit angefüllt, wodurch es zu einer Ovarialzyste kommt. Wenn deine Ärztin eine Ovarialzyste vermutet, könnte sie einen Bluttest und einen Ultraschall anordnen, um herauszufinden, um welche Art von Zyste es sich handelt.

Funktionelle Ovarialzyste

Die häufigste Art der abnormalen Ovarialzysten sind funktionelle Zysten. Sie formen sich, wenn dein Follikel nicht erfolgreich bricht und das Ei freigibt. Stattdessen wachsen die Follikel weiter und schwellen an. Die meisten funktionellen Zysten erlangen etwa 2 cm, aber manche können bis zu 10 cm oder mehr wachsen. Funktionelle Zysten sind immer gutartig.

Kleine funktionelle Zysten sind harmlos und symptomlos. Du hast sie womöglich und wußtest es nicht, bis sie als zufälliger Befund auf einem Ultraschall aufgetaucht sind. Kleine funktionelle Zysten werden für gewöhnlich resorbiert und gehen von alleine wieder weg. Sie bedürfen keiner Behandlung.

Größere funktionelle Zysten können Symptome wie Völlegefühl im Becken, Schmerzen, Übelkeit und Blutungen zwischen Perioden verursachen. Manchmal können sie auch reißen oder sich verdrehen und starke Schmerzen verursachen, die sofortiger medizinischer Aufmerksamkeit bedürfen.

Manche funktionellen Zysten sind das Resultat einer Schilddrüsenerkrankung oder Hypothyreose[339]. Wenn du wiederkehrende Ovarialzysten hast, stelle bitte sicher, dass deine Ärztin deine Schilddrüse überprüft. Womöglich brauchst du Schilddrüsenhormon, um die Bildung weiterer Ovarialzysten zu vermeiden.

Polyzystische Ovarien

Die mehrfachen kleinen „Zysten" des polyzystischen Ovarsyndroms (PCOS) sind etwas anders. Sie sind *keine* abnormal großen Follikel. Stattdessen sind sie abnormal *kleine*

Follikel, die sich in einem Status partieller Entwicklung befinden. Sie bedürfen nicht der Behandlung, die in diesem Abschnitt besprochen wird. Bitte siehe dazu den Abschnitt „PCOS" in Kapitel 7.

Schokoladezysten

Schokoladezysten sind Endometriose-Läsionen. Bitte sieh dazu den Abschnitt Endometriose weiter oben.

Dermoidzyste

Dermoidzysten sind solide, (für gewöhnlich) gutartige Ovarialtumore. Sie sind dahingehend sonderbar, dass sie Haare oder sogar Zähne enthalten können. Die Behandlung besteht für gewöhnlich in der operativen Entfernung, obwohl manche Ärztinnen sich auch fürs Abwarten und Beobachten entscheiden mögen[340]. Sobald sie einmal entfernt sind, wachsen Dermoidzysten selten nach.

So sonderbar sie auch sein mögen, Dermoidzysten sind einigermaßen häufig. Ich hatte mindestens sechs oder sieben Patientinnen, die sie hatten.

Konventionelle Behandlung von Ovarialzysten

Abwarten und beobachten

Für Zysten, die kleiner als 5 cm sind, ist der medizinische Behandlungszugang, abzuwarten und zu beobachten. Sie verschwinden für gewöhnlich von alleine.

Operation

Zysten, die größer als 5 cm sind, bedürfen *womöglich* einer operativen Entfernung, aber bitte hole immer eine zweite Meinung ein, bevor du dich unters Messer legst. Laut der Endokrinologin Dr. Jerilynn Prior sind Ovarialzysten nur selten die Ursache starker Schmerzen.

Hormonelle Verhütung

Hormonelle Verhütung unterdrückt den Eisprung, wodurch auch

die Bildung jeglicher Zysten verhindert wird (normalen oder anderen). Sie kann die Bildung funktioneller Zysten *verhindern*, aber sie kann sie *nicht behandeln*, sobald sie einmal bestehen[341].

Die Mirena®-Hormonspirale *verursacht* bei 5 Prozent ihrer Nutzerinnen Ovarialzysten[342].

Ernährung und Lebensstil zur Vermeidung von Ovarialzysten

Natürliche Behandlungen liegen in der *Vermeidung* von Ovarialzysten. Sie können nicht zwingend eine große Zyste schrumpfen, sobald sie einmal da ist.

Kuhmilchprodukte vermeiden

Auch in diesem Fall ist meine klinische Beobachtung, dass Milchprodukte Frauen anfälliger für Ovarialzysten machen, möglicherweise indem Entzündungen die Follikel für Östrogen hypersensibilisieren. Kuhmilchprodukte stimulieren auch Histamin, welches eine Signalrolle im Eierstock spielt[343].

Histaminintoleranz erkennen und behandeln

Wir haben Histaminintoleranz an einigen Stellen im Buch diskutiert, inklusive im Kapitel über PMS und dem Abschnitt über Periodenschmerzen oben in diesem Kapitel. Meine klinische Beobachtung ist, dass Histaminintoleranz die Frauen anfälliger für Ovarialzysten macht. Bitte siehe dazu die Abschnitte zu Histaminintoleranz in den Kapiteln 6 und 8.

Ergänzungen und Kräutermedizin zur Vermeidung von Ovarialzysten

Jod kann bei der Vermeidung von Ovarialzysten helfen. Das ist meine klinische Beobachtung, aber leider gibt es dazu derzeit noch keine Studien.

Wie es funktioniert: Wie wir in vorigen Abschnitten gesehen haben, kann Jod die Östrogenrezeptoren regulieren und stabilisieren. Das kann potentiell eine Hyperstimulation der

Follikel durch Östrogen vermeiden.

Was du sonst noch wissen solltest: Zu viel Jod kann der Schilddrüse schaden, daher gehe bitte nicht über 500 mcg (0,5 mg) ohne professionelle Beratung.

Selen ist eine weitere Überlegung bei Ovarialzysten.

Wie es funktioniert: Selen fördert den gesunden Eisprung und hilft bei der Bildung des Gelbkörpers. Selen macht auch die Einnahme von Jod sicherer.

Was du sonst noch wissen solltest: Ich empfehle 100 bis 150 mcg pro Tag. Selen kann in hohen Mengen giftig sein, also gehe bitte nicht über 200 mcg pro Tag aus allen Quellen, inklusive aus selenreichen Lebensmitteln wie Paranüssen.

Checkliste bei Ovarialzysten

- Polyzystische Eierstöcke sind etwas anderes. Bitte siehe Kapitel 7
- Ziehe in Erwägung, Kuhmilchprodukte zu vermeiden und eine niedrige Dosis Jod einzunehmen

Ein letztes Wort über schmerzhafte oder schwierige Perioden

Du hast das Recht auf einfache, schmerzfreie und symptomlose Perioden. Mit der richtigen Behandlung solltest du dorthin gelangen – oder dem zumindest viel näherkommen, als du es jetzt bist.

Wenn du ein Teenager mit starken Perioden oder normalen Periodenschmerzen bist, kannst du die vollständige Abheilung deiner Symptome innerhalb weniger Monate erwarten.

Wenn du Endometriose oder Adenomyose hast, stehst du vor einer größeren Herausforderung. Wie besprochen ist Endometriose eine ernste Ganzkörper-Entzündungserkrankung. Sie erfordert ernsthafte Behandlung, zu der manchmal auch eine Operation zählt. Dennoch kann Endometriose wesentlich verbessert werden, indem neben konventionellen Behandlungen auch Naturheilverfahren angewendet werden.

Wenn du die starken Perioden der Perimenopause hast, stehst du womöglich vor einer Operation und brauchst zusätzliche stärkere Hilfe wie mikronisiertes Progesteron. Bitte lies dazu das nächste Kapitel.

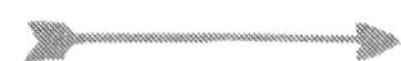

Kapitel 10

Was in deinen 40ern passiert

Bist du in deinen 30ern oder 40ern? Dann erlebst du womöglich Symptome, die du nicht vor deinen 50ern erwartet hattest: Hitzewallungen, Schlafstörungen, Stimmungsschwankungen und wahnsinnig starke Perioden. Ist das bereits die Menopause, obwohl du erst 42 bist? Nein, bis zur Menopause ist es dann wahrscheinlich noch ein Jahrzehnt. Die Dekade vor der Menopause wird als *Perimenopause* bezeichnet[344].

Hast du noch nie von der Perimenopause gehört? Damit bist du nicht alleine. In der Wissenschaft, den Medien und selbst in der Medizin wird dafür oft fälschlicherweise das Wort Menopause verwendet.

Die Menopause und die Perimenopause sind *nicht* dasselbe. So ist die Menopause beispielsweise eine Zeit mit niedrigem Östrogenspiegel. Die Perimenopause ist hingegen eine Zeit, zu der sich Östrogen auf einer Achterbahnfahrt befindet, in der es zeitweise auch möglich ist, *mehr* Östrogen zu haben, als du jemals zuvor hattest.

Womöglich bietet dir deine Ärztin seltsamerweise dennoch einen Östrogenersatz für die Menopause an. Willst du wirklich mehr Östrogen zuführen, wenn dein körpereigenes bereits zu hoch ist?

Lasst uns zuvor die Definitionen klären.

Die Perimenopause sind die zwei bis zwölf Jahre *vor* der Menopause und die Zeit, zu der du mit der größten Wahrscheinlichkeit Symptome erlebst.

Die Menopause ist die Lebensphase, die ein Jahr nach deiner letzten Periode einsetzt[345], wenn sich die Symptome wahrscheinlich wieder beruhigen.

Du kannst eine gesunde und symptomfreie Zeit in der Menopause haben, was gut ist, weil es immerhin ein Drittel deines Lebens ausmacht. Du könntest auf einige Themen stoßen, die wir im Abschnitt „Das Leben nach der Periode" am Ende des Kapitels besprechen werden.

Das durchschnittliche Alter zu Beginn der Perimenopause ist 45, aber du könntest bereits viele Jahre zuvor Veränderungen bemerken.

Was sind die Veränderungen der Perimenopause? Laut der kanadischen Endokrinologin Jerilynn Prior ist eine Frau zur Lebensmitte wahrscheinlich in der Perimenopause, wenn sie drei der folgenden neun Veränderungen bemerkt, auch bei regelmäßigen Zyklen[346]:

- Neuerdings starke und/oder längere Perioden
- Kürzere Zyklen (≤ 25 Tage)
- Neuerdings wunde, geschwollene oder stellenweise verhärtete Brüste
- Neuerdings nächtliches Aufwachen
- Verstärkte Menstruationskrämpfe
- Neuerdings nächtliches Schwitzen, vor allem vor der Menstruation
- Neue oder merkbar stärkere Migräne-Kopfschmerzen
- Neue oder verstärkte prämenstruelle Stimmungsschwankungen
- Gewichtszunahme ohne Veränderungen bei deiner Bewegung oder Ernährung

> **Bitte siehe dazu Dr. Priors Buch** "Östrogensturm-Saison – Geschichten der Perimenopause" (*Estrogen's Storm Season--stories of perimenopause)*, das auf der Webseite von CeMCOR erhältlich ist[347]

Perimenopausale Veränderungen machen keinen Spaß und können ziemlich schnell auftreten. Du könntest dich plötzlich nicht mehr wie du selbst fühlen, während du einfach nur dein Leben lebst. Wenn du deine Ärztin um Rat bittest, wird sie dir entweder empfehlen, erstmal abzuwarten, oder dir die Pille, Östrogen oder ein Antidepressivum anbieten. Keines davon ist eine große Hilfe.

„Da muss es doch einen besseren Weg geben!", denkst du dir wohl. Und glücklicherweise gibt es den. Er beginnt mit einem besseren Verständnis dafür, was es ist und was deine Hormone tun.

Östrogen geht auf eine Achterbahnfahrt

Anders als du womöglich gehört hast, befindet sich dein Östrogenlevel in deinen 40ern nicht auf einem langsamen, schleichenden Niedergang. Wenn das so wäre, wäre es um einiges angenehmer, weil du so auch einen allmählichen Übergang in die Menopause erleben könntest. Stattdessen macht dein Östrogen das denkbar Schlimmste: es schwankt wie wild. Es steigt auf doppelte Werte an[348] und stürzt dann steil ab. Und das macht es wieder und wieder – in jedem Zyklus.

Ich nenne das die *Östrogen-Achterbahn der Perimenopause.*

Zu den Symptomen eines hohen Östrogenspiegels zählen Brustspannen, starke Perioden, Flüssigkeitseinlagerungen und Reizbarkeit. Symptome eines abfallenden Östrogenwertes sind Depression, Nachtschweiß, Herzrasen und Hitzewallungen.

Wenn du Eierstöcke hast, wirst du eine Perimenopause durchleben – selbst dann, wenn du eine Hysterektomie hattest und keine Gebärmutter mehr hast.

Dir könnte es gut gehen

Nicht alle von euch werden schlimme Symptome erleben. Dr. Prior schätzt, dass nur 20 Prozent der Frauen durch dramatische Auf-und-Abs von Östrogen gehen. Viele von euch werden nur ein paar leichte Veränderungen bemerken, die nicht weiter störend sind.

Und einige von euch gehören womöglich zu den Glücklichen, die die Perimenopause lediglich als schrittweise Erleichterung der Periode bis zu ihrem vollständigen Verschwinden erleben. In diesem Fall stimmt es, dass sowohl Östrogen als auch Progesteron zwar im Sinken begriffen sind, aber es durchaus möglich ist, sich an diese neuen, *normalen* Hormonwerte zu gewöhnen.

Progesteron wird zur richtigen Mangelware

Während dein Östrogen zwischen Auf-und-Abs schwankt, verlässt dein Progesteron still die Bühne. Das ist dahingehend unglücklich, weil die beruhigenden Wirkungen von Progesteron die Achterbahnfahrt des Östrogens leichter zu ertragen machen könnten. Erinnere dich daran, dass Progesteron dem Östrogen entgegenwirkt und so Symptome für Östrogenüberschuss wie starke Perioden verhindert. Progesteron schirmt auch dein Nervensystem vor den überstürzten Einbrüchen des Östrogens ab.

Es war schon in deinen 20ern und 30ern schwer für deinen Körper, Progesteron herzustellen. In deinen 40ern ist es noch schwerer, weil deine Follikel nicht so aktiv oder empfänglich sind, wie sie das zuvor waren[349]. Die Veränderungen deiner Follikel sind genetisch programmiert und ein natürlicher, normaler Prozess. Es liegt nicht daran, dass du etwas falsch gemacht hast und es liegt auch *nicht* daran, dass dir die Eier ausgehen.

Spezialthema: Mythos entschärft – Frauen gehen die Eier nicht aus

Wir dachten einst, dass Frauen mit etwa 400,000 schlafenden Eiern geboren werden, die mit der Zeit aufgebraucht werden und irgendwann leer sind. Neue Forschungsergebnisse legen nahe, dass das komplett falsch ist.

Tatsächlich könntest du Ovarialstammzellen haben, die unendlich neue und entwicklungsfähige Eier produzieren[350], was biologisch um einiges mehr Sinn ergeben würde. Laut dem Forscher Jonathan Tilly:

„Es gibt keinen triftigen Grund, weshalb Frauen sich so entwickelt hätten, über Jahrzehnte hinweg taube Eier mit sich herumzutragen, bevor sie versuchen, schwanger zu werden, während Männer jederzeit frische Spermien verfügbar haben."[351]

Wenn du Ovarialstammzellen hast, hört deine Fruchtbarkeit nicht einfach auf, weil du alt bist. Du *könntest* weiterhin Nachwuchs haben, hast aber keinen, und Forscher denken, dass sie den Grund dafür kennen. Es liegt daran, dass du genetisch programmiert bist, mit der Reproduktion eher jung aufzuhören, um den so potentiell entstandenen Nachkommen Zeit und Ressourcen widmen zu können. Das wird die „Großmuttertheorie" genannt[352] und wurde bei Schwertwalen festgestellt, einer der wenigen Spezies, die in die Menopause kommen[353].

Ja, es ist traurig, Progesteron zu verlieren, aber dennoch war es in den paar kurzen Jahrzehnten großartig, es überhaupt gehabt zu haben.

Ich sehe es so: Der Umstand, dass wir Progesteron letztlich verlieren, sollte uns dankbar dafür machen, es überhaupt gehabt zu haben. Und noch bestimmter dahingehend, es *nicht* mit hormoneller Verhütung abzustellen.

Was kannst du tun, um den Weg durch die Perimenopause zu erleichtern? Es stellt sich heraus, dass deine beste Strategie jene ist, zu der wir in diesem Buch immer wieder zurückkommen:

- Progesteron unterstützen
- Östrogen verstoffwechseln bzw. abzubauen
- Entzündungen reduzieren

Der größte Unterschied zur Perimenopause besteht darin, dass du womöglich etwas härter dafür arbeiten musst. Womöglich entscheidest du dich auch dafür, Progesteron zu ergänzen.

Lasst uns einen genaueren Blick darauf werfen.

Perimenopausale Stimmung, Schlaf und Hitzewallungen

Perimenopause kann eine brenzlige Zeit sein, was die Stimmung anbelangt.

Sie tritt zu einer Zeit auf, zu der du mit deinem Berufsleben und deinen familiären Verpflichtungen bereits ziemlich beschäftigt sein könntest. Womöglich hast du ziemlich viel Stress.

Zusätzlich verändert sich dein Stressreaktionssystem oder HPA-Achse aufgrund des Verlusts von Progesteron[354]. Erinnere dich aus Kapitel 6 daran, dass Progesteron (Allopregnanolon) dabei hilft, *die HPA-Achse zu regulieren.* Dein Nervensystem ist es *gewohnt*, jeden Monat Progesteron zu bekommen.

Wenn das Progesteron in der Perimenopause zurückgeht, muss sich dein Nervensystem verändern und anpassen. Dieser Anpassungsprozess kann Symptome wie Angst, Depression und Schlaflosigkeit verursachen[355] – aber er wird nicht ewig dauern.

Schlussendlich wirst du die Menopause erreichen, und dann sollte deine Stimmung zumindest so gut sein, wie sie einst war, als du jünger warst und vielleicht sogar besser[356].

„Frauen müssen wissen, dass die Perimenopause in einer angenehmeren und ruhigeren Phase des Lebens mit dem passenden Namen Menopause mündet."[357]

Dr. Jerilynn Prior

Hitzewallungen und Herzrasen

Hitzewallungen sind ein weiteres Symptom derselben vorübergehenden Dysregulierung der HPA-Achse.

Herzrasen ist häufig während der Perimenopause und könnte das Resultat von Stress oder zu wenig Progesteron im Vergleich zu Östrogen sein[358].

Sowohl Hitzewallungen als auch Herzrasen reagieren gut auf die Behandlungen, die weiter unten besprochen werden. Perimenopausale Hitzewallungen reagieren nicht auf die Östrogenbehandlung, die häufig bei menopausalen Hitzewallungen verschrieben wird[359].

Spezialthema: Perimenopause und Histaminintoleranz

Während der Perimenopause bemerkst du womöglich andere allergieartige Symptome wie Konzentrationsstörungen, Ausschläge und eine verstopfte Nase. Vielleicht verschlechtern sich auch bereits bestehende Allergien wie Heuschnupfen. Du bildest dir das nicht ein. Die Kombination aus hohem Östrogen und niedrigem Progesteron kann die *Histaminintoleranz,* die wir in den Kapiteln 6 und 8 besprochen haben, drastisch verschlechtern[360].

Konventionelle Behandlungen für perimenopausale Stimmungsschwankungen, Schlafstörungen und Hitzewallungen

Die konventionellen Behandlungen sind Antidepressiva, die Pille oder eine Östrogenbehandlung – wovon keine besonders effektiv ist[361]. Ich rate von der Pille und/oder Östrogen ab, weil die Perimenopause eine Zeit bereits erhöhten Östrogens ist. Es gibt keinen Nachweis dafür, dass Östrogeneinnahme die Östrogenanstiege, von der die Perimenopause gekennzeichnet ist, vermeiden kann. Progesteron ist, wie wir gleich sehen werden, die bessere Option.

Eine niedrigdosierte Östrogenergänzung in der Menopause könnte angemessen sein.

Ernährung und Lebensstil für die perimenopausale Stimmung, Schlaf und Hitzewallungen

Erholung und Selbstpflege

Du befindest dich in einer empfindlichen Zeit. Du hast die Erlaubnis, langsamer zu treten und dich um dich selbst zu kümmern, zumindest bis du sicher in der Menopause angekommen bist. Vielleicht möchtest du vorübergehend deine Arbeitsstunden zurückschrauben oder eine Aushilfe für Zuhause anstellen. Schreibe dich für Yogastunden ein. Buche dir eine Massage. Es waren meine späten 40er-Jahre, in denen ich es geschafft habe, mich zum regelmäßigen Meditieren zu bringen.

Alkohol reduzieren

Alkohol stört den gesunden Stoffwechsel von Östrogen, und das kann zum Problem werden, wenn dein Östrogen bereits doppelt so hoch ist wie zuvor. Alkohol reduziert auch das Progesteronlevel[362] und beeinträchtigt die beruhigende Wirkung von Progesteron im Gehirn[363].

Ergänzungen und Kräutermedizin für die perimenopausale Stimmung, Schlaf und Hitzewallungen

Magnesium ist ein mächtiger Stresserleichterer. Wenn du eine Ergänzung in der Perimenopause nimmst, lass es Magnesium sein.

Wie es funktioniert: Es kurbelt GABA an, reguliert die HPA-Achse und fördert Schlaf.

Was du sonst noch wissen solltest: Ich empfehle 300 mg Magnesiumglycinat mit dem Essen. Ich verschreibe Magnesium bei fast jeder perimenopausalen Patientin, und ich verschreibe es für gewöhnlich zusammen mit der Aminosäure Taurin.

Taurin ist eine Aminosäure, die das Gehirn beruhigt.

Wie es funktioniert: Es kurbelt GABA an und blockiert Adrenalin.

Was du sonst noch wissen solltest: Taurin wird aus Tierprodukten gewonnen, aber wird durch Östrogen entleert, weshalb du als Frau mehr Taurin brauchst[364]. Ich empfehle 3000 mg pro Tag zusammen mit Magnesium.

Vitamin B6 ist die großartige Behandlung bei PMS, die wir in Kapitel 8 besprochen haben. Es hat bei perimenopausalen Stimmungsschwankungen ähnliche nützliche Effekte.

Wie es funktioniert: Es fördert einen gesunden Östrogenstoffwechsel und kurbelt GABA an.

Was du sonst noch wissen solltest: Ich empfehle 20 bis 100 mg.

Schlafbeere *(Withania somnifera)* ist eine Kräutermedizin, die die Stressreaktion herunterschraubt.

Wie es funktioniert: Es stabilisiert die HPA-Achse und hat auch direkte positive Auswirkungen bei Angst sowie schlaffördernde Effekte (daher der Lateinische Name *somnifera* oder „schlaffördernd").

Was du sonst noch wissen solltest: Die genaue Menge der Medizin hängt von der Konzentration in der Rezeptur ab. Die Dosis geht von 300 bis 3000 mg und kann in einer Rezeptur eingenommen werden, die andere Adaptogene wie *Rhodiola* enthält.

Ziziphus *(Syrischer Christusdorn)* ist eine beruhigende Kräutermedizin, die traditionellerweise für die Perimenopause verschrieben wird.

Wie es funktioniert: Es ist ein Beruhigungsmittel, das nicht süchtig macht[365].

Was du sonst noch wissen solltest: Es wird für gewöhnlich mit Magnolie *(Magnolia officinalis)* kombiniert, um einen stärkeren Effekt zu erzielen[366]. Wie vorgeschrieben dosieren.

Mikronisiertes oder natürliches Progesteron ist sowohl bei perimenopausaler Schlaflosigkeit als auch bei Hitzewallungen hilfreich[367].

Wie es funktioniert: Es fördert den Schlaf, indem es GABA-Rezeptoren zur Verminderung der Angst steuert[368] und sich direkt auf das Schlafzentrum auswirkt[369]. Es erleichtert Hitzewallungen, indem es die Aktivität des Hypothalamus einstellt.

Was du sonst noch wissen solltest: Du kannst eine Creme oder Kapsel verwenden, aber eine Kapsel funktioniert besser für Schlaf. Progesteron einzunehmen bedeutet, dass mehr Wirkstoff sich zum beruhigenden Stoffwechselprodukt Allopregnanolon verwandelt. Progesteronkapseln werden mikronisiertes Progesteron genannt und können als zusammengesetzte Kapsel oder von der Marke Prometrium® genommen werden.

Nimm es an den letzten 14 Tagen deines zu erwartenden Zyklus jeweils zur Schlafenszeit, weil es dich müde machen wird. Für mehr Informationen dazu siehe bitte Dr. Priors Artikel: „Progesteron zur symptomatischen Behandlung in der Perimenopause – Strategie, Physiologie und Potential des

Progesterons" (*Progesterone for Symptomatic Perimenopause Treatment – Progesterone politics, physiology and potential for perimenopause)*[370].

Checkliste für perimenopausale Stimmung, Schlaf und Hitzewallungen

- Nimm dir mehr Zeit für dich selbst.
- Reduziere den Alkohol oder verzichte ganz darauf.
- Ziehe die Einnahme von Magnesium, Taurin und mikronisiertem Progesteron in Erwägung.

Bei perimenopausalen Problemen mit deiner Stimmung und Schlaf die *rettende Verschreibung*: Magnesium plus Taurin plus mikronisiertes Progesteron.

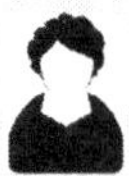

Lori: Die rettende Verschreibung für die Perimenopause

Lori war 47 als sie, wie sie es nannte, „gegen die Wand fuhr".

„Ich begann, mich ängstlich zu fühlen", erzählte sie mir. „Aus dem Nichts. Und plötzlich konnte ich auch nicht mehr schlafen. Ich konnte einschlafen, aber nach ein paar Stunden wachte ich schockartig wieder auf."

Lori hatte ein volles Leben, darum dauerte es nicht lange, bis sie sich ziemlich verzweifelt fühlte. Sie ging zu ihrer Ärztin, die ihr Antidepressiva anbot.

„Ich glaube nicht, dass ich depressiv bin", sagte sie. „Ich hatte davor noch nie ein Problem. Ich habe das Gefühl, dass sich in meinem Körper etwas wirklich verändert hat."

Ich fragte Lori nach ihren Perioden, und sie sagte, dass sie in kürzeren Abständen kamen und stärker waren als früher. Ich hatte eine ziemlich genau Vorstellung davon, worum es sich hier handelte.

Ich ordnete eine Reihe von Bluttests an. Der erste war für die

Schilddrüse, die normal war, und der zweite war ein Tag-3-FSH oder Test des follikelstimulierenden Hormons. Es ist der Test für die Menopause, und er war mit 18 mIU/ml normal.

Wir sprachen ein bisschen mehr über ihre Symptome. Lori hatte neuerdings vor ihrer Periode Schmerzen in der Brust, und sie hatte auch eine leichte Gewichtszunahme bemerkt.

„Du bist in der Perimenopause", sagte ich. „Deine Hormone schwanken ziemlich dramatisch, aber bis zur Menopause selbst könnten noch fünf Jahre vergehen."

Lori: „Ich kann nicht noch fünf Jahre so leben."

Lori ernährte sich gesund; sie bewegte sich und meditierte sogar 15 Minuten pro Tag. Ich hatte den Eindruck, dass Lori bereits alles richtig machte, aber etwas darüber hinaus benötigte. Ich bot ihr daher meine „rettende Verschreibung für die Perimenopause" an, also ein Magnesiumpuder mit Taurin und Vitamin B6, plus einer Progesteronkapsel, die in den zwei Wochen vor ihrer Periode vor der Schlafenszeit genommen werden sollte.

In der ersten Nacht, nachdem sie die Ergänzungen eingenommen hatte, schlief sie solide acht Stunden und fühlt sich danach wieder mehr und mehr wie ihr *normales* Selbst.

Es gibt keinen Bluttest für die Perimenopause

Wäre Loris FSH hoch, also bei 80 mIU/ml gewesen, dann hätte ich ihr vorausgesagt, dass ihre Periode bald aufhören würde. Loris Test war aber normal. Sie würde wahrscheinlich noch ein paar weitere Jahre ihre Periode bekommen, aber das bedeutete nicht, dass bei ihr alles in Ordnung war. Sie hatte Symptome der Perimenopause, und sie war 47. Sie brauchte Hilfe.

Der Hauptgrund, weshalb ich Bluttests für Lori anordnete, war, um ihre Schilddrüse anzusehen.

Ist es Perimenopause oder die Schilddrüse oder beides?

Eine Schilddrüsenerkrankung kann der Perimenopause ähnlich sein und sich auch ähnlich anfühlen. So verursachen beide Erkrankungen Depression, Schlaflosigkeit, Gewichtszunahme, unregelmäßige Perioden, starke Perioden, Hitzewallungen und vor allem „Brain Fog" oder Konzentrationsschwierigkeiten.

Du könntest in der Perimenopause sein oder du könntest eine Schilddrüsenerkrankung haben, oder mit einiger Wahrscheinlichkeit auch beides. Etwa 26 Prozent der perimenopausalen Frauen haben auch eine Autoimmun-Schilddrüsenerkrankung[371].

Wenn du also denkst, dass du Symptome der Perimenopause hast, ziehe bitte auch die Schilddrüse in Betracht.

Rae: Bin ich in der frühen Menopause?

Ich konnte Rae ansehen, dass sie beunruhigt war. Sie hatte ihren Partner Sam mit zu unserem Termin gebracht, und auch er sah beunruhigt aus.

„Meine Periode ist übergeschnappt", sagte sie mir (womit sie meinte, dass ihre Perioden unregelmäßig geworden war).

„Mir fallen die Haare aus, und ich schwitze nachts." Rae machte eine Pause und fragte mich dann: „Bin ich in der frühen Menopause?"

Rae war erst 34.

„Wahrscheinlich nicht", sagte ich, weil vorzeitige Menopause etwas seltenes ist (siehe weiter unten). „Aber lass uns einen Bluttest machen und es herausfinden."

Wie ich vermutet hatte, war Raes FSH bei 8 mIU/ml in Ordnung. Ihr TSH war allerdings bei 45 mIU/l, was bedeutete, dass sie Hypothyreose bzw. Schilddrüsenunterfunktion hatte.

Ich erklärte Rae, dass Hypothyreose oder niedrige Schilddrüse die Ursache ihrer unregelmäßigen Perioden und Nachtschweiß war, und ich empfahl ihr, Schilddrüsenhormone zu nehmen. Nach zwei Wochen war ihr Nachtschweiß verschwunden. Nach drei Monaten hatte sie wieder regelmäßig ihre Periode.

 *TSH*

TSH (Thyreoidea-stimulierendes Hormon) ist ein Hypophysenhormon, das deine Schilddrüse stimuliert. Es ist der Standardtest bei Schilddrüsendysfunktion und sollte zwischen 0,5 und 4 mIU/l liegen.

Rae erging es mit dem einfachen Test und der Behandlung mit Thyroxin gut. Abhängig von deiner Situation könntest du zusätzliche Schilddrüsentests und Behandlungsmethoden benötigen. Bitte siehe dazu den Abschnitt zu Schilddrüse im nächsten Kapitel.

Progesteron unterstützt die Schilddrüse

Wenn du perimenopausal bist und deine Schilddrüsenaktivität nur ein bisschen niedrig ist, könnte natürliches Progesteron gut für dich sein, weil es nachweislich das Schilddrüsenhormon *erhöht*[372].

Die starken Blutungen der Perimenopause

Starke Menstruationsblutungen werden als Blutverlust definiert, der größer als 80 ml (16 reguläre Tampons) ist oder länger als sieben Tage dauert. Sie können in jedem Alter auftreten, aber können während der Perimenopause besonders schwerwiegend werden, wenn daraus regelrechte *Sturzblutungen* werden, die so stark sind, dass du durch den Tampon oder die Binde hindurch blutest.

Hast du eine medizinische Erkrankung?

Starke Menstruationsblutungen können in Folge von medizinischen Erkrankungen wie **Schilddrüsenerkrankung, Gerinnungsstörungen, Myomen** oder **Adenomyose** auftreten. Wir haben diese häufigen Erkrankungen in Kapitel 9 besprochen, und ich weise hier darauf hin, dass *Ärzte diese übersehen können!*

Es zahlt sich aus, deine Ärztin gerade heraus zu fragen: „Wurde ich auf Schilddrüsenerkrankung getestet? Wurde ich auf Gerinnungsstörungen getestet?" Und schlußendlich: „Habe ich Adenomyose? Kann ich bitte eine Kopie meines Ultraschallbefunds sehen?"

Bitte siehe dazu den Abschnitt Wie spreche ich mit meiner Ärztin im nächsten Kapitel.

Es geht um viel

Die starken Blutungen der Perimenopause können einigermaßen ernst werden, und falls sie unbehandelt bleiben, so eskalieren, dass sie tatsächlich eine Operation erzwingen. Als ich vor zwanzig Jahren mit meiner Praxis begann, hatten viel zu viele meiner Patientinnen ihre Gebärmutter an Hysterektomien verloren, die als Behandlung bei starken Perioden durchgeführt wurden.

Zum Glück gibt es heute bessere Optionen – sowohl konventionelle als auch natürliche.

Konventionelle Behandlung der starken Blutungen der Perimenopause

Ibuprofen

Wie wir im Abschnitt über starke Perioden im letzten Kapitel gesehen haben, kann Ibuprofen deinen Menstruationsfluss um die Hälfte reduzieren. Es ist eine einfache und praktische Lösung und ein guter erster Schritt, während du an deinen anderen Behandlungen arbeitest. Nimm es an deinen starken

Blutungstagen mit dem Essen ein, um das kleine Risiko eines irritierten Magens zu reduzieren.

Hormonelle Verhütung

Zu den Standardbehandlungen zählen die Pille und die Mirena®-Hormonspirale. Sie funktionieren, weil Progestine die Gebärmutterschleimhaut ausdünnen. Es lohnt sich hier anzuführen, dass mikronisiertes oder natürliches Progesteron dasselbe bewirken, aber ohne die vielen Nebeneffekte synthetischer Progestine.

Die Kombination aus Ibuprofen plus mikronisiertem Progesteron (wie weiter unten besprochen) ist hocheffektiv bei den starken Perioden der Perimenopause und wird bei den meisten von euch funktionieren. Bitte siehe dazu "Menorrhagia ohne Operation behandeln" (*Managing Menorrhagia without Surgery*) auf der CeMCOR-Seite von Dr. Priors[373].

Du solltest mit mikronisiertem Progesteron und den natürlichen Behandlungen, die wir weiter unten besprechen werden, Erfolge erzielen können. Falls nicht und wenn du das Gefühl hast, dass du eine Form hormoneller Verhütung benötigst, dann entscheide dich bitte für die Mirena®-Hormonspirale. Sie ist aus den Gründen, die ich in Kapitel 2 besprochen habe, besser als die Pille. Dr. Jerilynn Prior sagt, dass die Pille während der Perimenopause vermieden werden sollte.

Kürettage der Gebärmutter

Dabei handelt es sich um die Ausweitung des Gebärmutterhalses und die operative Entfernung von Teilen der Gebärmutterschleimhaut (Kürettage). Es wird unter einer generellen Anästhesie durchgeführt.

Die Idee dahinter ist, dass durch die Entfernung der verdickten Gebärmutterschleimhaut der Fluss erleichtert wird, aber daraus entsteht kein bleibender Nutzen. Sobald die Gebärmutterschleimhaut wieder zurückwächst, wird dein

Menstruationsfluss wieder zunehmen.

Kürettage ist eine invasive Prozedur und keine gute Behandlung bei starken perimenopausalen Menstruationsblutungen.

Tranexamsäure (Lysteda)

Tranexamsäure ist ein Medikament, das die Gerinnung von Blut fördert. Deine Ärztin mag es dir als Notfallmedizin während sehr starker Blutungen geben oder dich bitten, es bei jeder Periode zu nehmen. Es birgt ein geringes Risiko für eine Lungenembolie und tiefe Venenthrombose (Blutgerinnsel).

Endometriumablation

Endometriumablation ist die operative Zerstörung deiner Gebärmutterschleimhaut. Sie wird unter genereller Anästhesie durchgeführt und zerstört die Fruchtbarkeit, weswegen sie dir nur angeboten wird, sofern du keine Kinder mehr bekommen möchtest.

Deine Hormone zirkulieren nach einer Ablation weiterhin normal, aber du baust keine Gebärmutterschleimhaut auf, weshalb du leicht oder gar nicht blutest. Es funktioniert nicht bei jeder Patientin und der Effekt hält auch nur etwa fünf Jahre an, bevor deine Gebärmutterschleimhaut evtl. wieder nachwachsen könnte. Etwa 22 Prozent aller Frauen benötigen einen erneuten Eingriff und viele davon brauchen danach eine Hysterektomie[374].

Bei einer Ablation kann Blut hinter Narbengewebe gefangen werden, wodurch es zu langfristigen Beckenschmerzen kommen kann. Diese Komplikation ist wahrscheinlicher nach einem Abbinden der Eileiter und betrifft Schätzungen zufolge bis zu 10 Prozent der Frauen, die eine Ablation vorgenommen hatten[375].

Endometriumablation ist nicht ideal, aber in meinen Augen ist sie besser als eine Hysterektomie.

Hysterektomie

Hysterektomie (operative Entfernung deiner Gebärmutter) war über Generationen hinweg die Standardbehandlung bei starken

Blutungen. Sie ist bei manchen Frauen nach wie vor nötig, aber ich empfehle allen meinen Patientinnen, wenn irgendwie möglich, ihre Gebärmutter zu behalten.

Eine Hysterektomie verdoppelt das langfristige Risiko eines Vaginalprolapses oder Gebärmuttervorfalls und für Harninkontinenz[376]. Sie kann auch deine sexuelle Reaktion und deine Orgasmusfähigkeit beeinträchtigen, vor allem dann, wenn deine Eierstöcke entfernt werden.

Andererseits kann eine Hysterektomie intensive Symptome wie Schmerzen und Blutungen lindern und dadurch evtl. dein sexuelles Lustvermögen steigern.

Erlaube deiner Ärztin nicht, deine Eierstöcke zu entfernen, außer es gibt einen klaren medizinischen Grund dafür (wie Eierstockkrebs).

Erinnere dich, dass es zwei Arten von Hysterektomie gibt: die totale Hysterektomie, bei der die Chirurgin deine Gebärmutter und den Gebärmutterhals sowie womöglich auch deine Eierstöcke entfernt und partielle Hysterektomie, bei der die Chirurgin deine Gebärmutter entfernt, aber deinen Gebärmutterhals dalässt.

Die Entfernung deiner Gebärmutter verändert deine Hormone *nicht* und verursacht auch keine frühzeitige Menopause. Du wirst nach wie vor von der natürlichen Anleitung zu einer gesunden Periode profitieren.

Spezialthema: Deine „virtuellen Perioden" nach einer Hysterektomie aufzeichnen

Wenn du nach wie vor Eierstöcke hast, hast du weiterhin einen Zyklus, und eine „virtuelle Periode".

Du könntest zum Beispiel nach wie vor einen Eisprung haben und eine prämenstruelle Phase erleben, in der du dich etwas reizbar fühlst und Kopfschmerzen hast. Du wirst dann einen *Tag der Erleichterung* verspüren, an dem deine Hormone abfallen und du bluten würdest, wenn du eine Gebärmutter hättest.

Dieser erleichternde Tag ist dein „Tag 1", und du kannst versuchen, ihn mit deiner Zyklus-App aufzuzeichnen.

Ab einem gewissen Punkt nach einer Hysterektomie wirst du in die Menopause kommen. Das wird aller Wahrscheinlichkeit nach in dem Alter passieren, in dem du ohnehin in die Menopause gekommen wärst.

Da du nicht blutest, fällt dir womöglich nicht auf, dass du in der Menopause bist. Halte Ausschau nach Symptomen wie Hitzewallungen und Scheidentrockenheit, und bitte deine Ärztin darum, FSH zu testen (follikelstimulierendes Hormon). Ein Wert, der über 40 IU/l liegt, markiert den Beginn der Menopause.

Es ist okay, auf konventionelle Behandlungen zurückzugreifen!

Auch mit den größten Bemühungen kann es sein, dass du bei starken Menstruationsblutungen eine Operation oder medizinische Behandlung benötigst. Dabei handelt es sich um kein Versagen deinerseits. Es kann nicht von dir erwartet werden, sehr starke Perioden über lange Zeit hindurch auszuhalten. Es zahlt sich dennoch aus, natürliche Behandlungen zu versuchen, weil sie eine gute Aussicht auf Wirkung haben. Und selbst wenn sie das nicht tun, wirst du von den hormonell ausgleichenden Auswirkungen einen Nutzen tragen.

Sehen wir uns nun einige der natürlichen Behandlungsmethoden an. Viele davon sind dieselben wie jene, die auch schon im Abschnitt über starke Perioden im letzten Kapitel besprochen wurden.

Die natürliche Behandlung starker Perioden funktioniert als Prävention und nicht als Akuthilfe: Sobald eine starke Blutung auf dem Weg ist, gibt es nichts, das sie aufhalten könnte. Du kannst Ibuprofen nehmen, um sie zu verlangsamen, und meistens wird die Blutung irgendwann von selbst wieder aufhören. Wenn du dich schwindlig oder unwohl fühlst, gehe bitte zu einer Ärztin. Du benötigst womöglich die Blutgerinnungsmedizin Tranexamsäure (Lysteda).

Ernährung und Lebensstil bei den starken Menstruationsblutungen der Perimenopause

Kuhmilchprodukte vermeiden

Wie bereits in Kapitel 9 besprochen wurde, machen Kuhmilchprodukte die Periodenblutung stärker.

Alkohol reduzieren

Alkohol beeinträchtigt die Fähigkeit der Leber, Östrogen abzubauen und erhöht so deine Östrogenwirkung.

Gesunde Darmbakterien erhalten.

Wie im Abschnitt zu starken Perioden besprochen, leiten gesunde Darmbakterien Östrogen sicher aus deinem Körper. Du willst einen gesunden Östrogenstoffwechsel und nicht nur deinen Menstruationsfluss reduzieren, sondern auch andere Symptome von Östrogenüberschuss wie Reizbarkeit und Brustschmerzen lindern.

Für eine vollständige Diskussion von Brustschmerzen und fibrozystischen Brüsten, bitte wende dich Kapitel 8 zu.

Phytoöstrogene essen

Phytoöstrogene reduzieren deine Exponierung gegenüber Östrogen, indem sie Östrogenrezeptoren blockieren und den gesunden Stoffwechsel von Östrogen fördern.

Insulinresistenz korrigieren

Es gibt zwei Arten, auf die Insulinresistenz dein Risiko für starke Perioden erhöht:

1. Es verdickt unmittelbar deine Gebärmutterschleimhaut
2. Es kann den Eisprung beeinträchtigen und so ein niedriges Progesteronlevel verursachen

Für Behandlungen sieh bitte den Abschnitt zu „Insulinresistenz" in Kapitel 7.

Wenn du Insulinresistenz und PCOS hattest als du jünger warst, ist es aller Wahrscheinlichkeit nach wie vor ein Problem.

Bewegung

Bewegung verbessert Insulinempfindlichkeit und fördert die gesunde Ausscheidung von Östrogen durch schwitzen.

Ergänzungen und Kräutermedizin für die starken Menstruationsblutungen der Perimenopause

Kurkuma erleichtert Perioden. Bitte siehe dazu Kapitel 9.

Eisen korrigiert den Eisenmangel, der durch starke Perioden verursacht wird und *erleichtert* auch direkt die Perioden. Bitte lies dazu Kapitel 9.

Diindolylmethan (DIM) ist ein Phytonährstoff aus Gemüsearten der Familie der Kreuzblütler wie Brokkoli, Rosenkohl, Weißkohl und Grünkohl, Blumenkohl.

> **Wie es funktioniert:** DIM fördert den gesunden Östrogenstoffwechsel.

> **Was du sonst noch wissen solltest:** DIM ist sicher in der Anwendung und gut verträglich. Ich empfehle 200 mg pro Tag mit Essen.

Calcium D-Glucarat fördert den gesunden

Östrogenstoffwechsel. Wir haben es in Kapitel 8 als Behandlung von PMS kennengelernt.

Wie es funktioniert: Glucarat assistiert auf zwei Arten bei der Östrogenentgiftung. Erstens bindet es Östrogen in der Leber und deaktiviert es. Zweitens verhindert es die Bildung von *Beta-Glucuronidase*, was ein Enzym ist, das von Darmbakterien hergestellt wird und die Resorption von Östrogen verursacht. Bitte siehe dazu Kapitel 5.

Was du sonst noch wissen solltest: Ich empfehle 1000 bis 1500 mg pro Tag nach dem Essen. Es könnte auch bei der Vermeidung von Brustkrebs helfen[377].

Natürliches Progesteron macht Perioden leichter.

Wie es funktioniert: Es lässt deine Gebärmutterschleimhaut dünner werden genau wie synthetische Progestine z.B. Medroxyprogesteron (Provera®). Aber Progesteron ist eine wesentlich bessere Behandlung, weil es sich auch beruhigend auf die Stimmung auswirkt (siehe weiter oben).

Was du sonst noch wissen solltest: Eine Progesteronkapsel wie Prometrium® funktioniert besser als eine örtlich aufgetragene Creme. Du benötigst womöglich einige Monate einer kontinuierlichen Dosis. Nimm es zur Schlafenszeit, da es dich schläfrig machen wird.

Checkliste bei perimenopausalen starken Blutungen oder Sturzblutungen

- Schließe eine medizinische Ursache wie eine Schilddrüsenerkrankung aus.
- Ziehe Ibuprofen an den starken Tagen in Erwägung.
- Ziehe in Erwägung, mikronisiertes oder natürliches Progesteron zu nehmen.
- Reduziere Alkohol.
- Verzichte auf Kuhmilchprodukte.
- Überleg dir, Eisen und Kurkuma zu nehmen.
- Sieh den Abschnitt zu starken Perioden in Kapitel 9.

Spezialthema: Die Fruchtbarkeit in der Perimenopause steigern

Deine Fruchtbarkeit wird während der Perimenopause natürlicherweise abnehmen, weil deine Follikel mit der Zeit weniger auf Hormone ansprechen. Es gibt weitgehend nichts, was du tun kannst, um das zu verändern, aber es gibt eine Reihe von Strategien, die du probieren kannst.

DHEA (Dehydroepiandrosteron) ist ein natürliches Androgenhormon, das die Entwicklung der Follikel fördert. Es kommt in manchen Fruchtbarkeitskliniken zur Anwendung[378].

Coenzym Q10 (CoQ10 oder Ubiquinol) könnte den physiologisch programmierten Niedergang der Ovarialfunktion verlangsamen. Es funktioniert indem es winzige Zellorganellen namens Mitochondrien[379] unterstützt, die wie die „Batterien" in den Follikeln und allen Zellen sind. Follikel haben eine unüblich hohe Anzahl an Mitochondrien, weil sie sehr viel Energie brauchen. Du kannst CoQ10 aus Innereien beziehen oder es ergänzen.

Zyklische Progesterontherapie wie von Dr. Jerilynn Prior empfohlen. Bitte sieh dazu den Quellenabschnitt.

DHEA und CoQ10 wirken spezifisch auf die Steigerung der Fruchtbarkeit während der Perimenopause. Sie können nicht verwendet werden, um in anderen Situationen die Fruchtbarkeit zu erhöhen.

Mitochondrien

Mitochondrien sind winzige Organellen in allen Zellen. Sie haben viele Aufgaben, zu denen auch die Herstellung von Steroidhormonen und die Zellatmung für die Energiegewinnung zählen.

Das Leben nach der Periode

Wenn du den Eindruck hast, dass die Menopause schwierig ist, liegt das daran, dass der Übergang zur Menopause schwierig sein kann. Die Menopause selbst kann einfach und problemlos sein und mag keinerlei Behandlungen erfordern.

Während der Menopause wirst du weit weniger Östrogen und Progesteron haben als zuvor – aber du hast nach wie vor *welches*. Zum Beispiel wirst du nach wie vor eine kleine Menge an Östrogen als auch Progesteron haben, jeweils gebildet in deinen Eierstöcken und der Nebennierendrüse. Du wirst auch *innerhalb deiner Zellen* noch Östradiol aus der Hormonvorstufe DHEA herstellen.

Zusammen sind das ausreichend Hormone, um dich gesund zu halten. Vor allem, sobald du eine Gelegenheit hattest, um dich anzupassen.

Bei der vorzeitigen Menopause oder der chirurgischen Menopause kann man das nicht sagen. Das sind einzigartige Umstände, die fast immer eine hormonelle Behandlung erfordern.

Vorzeitige Menopause

Vorzeitige Menopause, auch *vorzeitiges Ovarialversagen* oder *primäre Ovarialinsuffizienz* genannt, wird als der Verlust der Ovarialfunktion vor dem 40. Lebensjahr definiert. Es wird, wie weiter oben im Buch besprochen wurde, durch den Bluttest FSH diagnostiziert und betrifft etwa 1 von 100 Frauen[380].

Zu den Faktoren, die zu primärer Ovarialinsuffizienz beitragen, zählen Gene, Autoimmunerkrankungen und Endometriose[381]. In den meisten Fällen ist die Ursache unbekannt.

Wenn du in der vorzeitigen Menopause bist, brauchst du wahrscheinlich menopausale Hormontherapie (siehe weiter unten).

Chirurgisch herbeigeführte Menopause

Die Eierstöcke bei einem operativen Eingriff zu verlieren, entspricht nicht der normalen Menopause. Der Hormonverlust, den du in so einem Fall erlebst, unterscheidet sich sehr von jenem während der Menopause und kann furchtbare Symptome verursachen, wie zum Beispiel Hitzewallungen.

Bei der chirurgisch herbeigeführten Menopause wirst du wesentlich niedrigere Hormonwerte haben als Frauen in der natürlichen Menopause. Das wird dich einem größeren Risiko für kardiovaskuläre Krankheiten [382], Demenz [383], Osteoporose[384] und manche Krebsarten[385] aussetzen. Du wirst wahrscheinlich auch unter einem starken Rückgang deiner Libido und sexuellen Funktion leiden, verglichen mit menopausalen Frauen mit Eierstöcken[386]. Hormontherapie kann helfen, wird aber nicht alles kompensieren[387].

Bitte halte an deinen Eierstöcken fest, wenn du kannst. Ich weiß, dass es nicht immer möglich ist. Sprich mit deiner Ärztin.

Falls deine Eierstöcke entfernt wurden, als du jünger als 45 warst, wirst du wahrscheinlich eine Hormontherapie benötigen bis du etwa 50 bist, was das durchschnittliche Alter des Beginns der Menopause ist, siehe weiter unten.

Probleme, die in der Menopause auftreten können

Hitzewallungen

Hitzewallungen (vasomotorische Symptome) können während der Perimenopause oder nach der letzten Periode auftreten. Wenn deine Hitzewallungen in der Perimenopause beginnen, könnten sie bis zu 10 Jahre dauern[388]. Wenn sie nach deiner letzten Periode beginnen, werden sie aller Wahrscheinlichkeit nach nur ein paar Jahre dauern. In beiden Fällen benötigst du womöglich eine Behandlung.

Die Kombination aus Magnesium, Taurin plus Progesteron (die bereits oben besprochen wurde) funktioniert gut bei menopausalen Hitzewallungen[389]. Dasselbe trifft auch auf die

Kräutermedizin Schwarzer Cohosh und Salbei zu. Wenn deine Hitzewallungen ausreichend schwer sind, brauchst du womöglich eine niedrige Dosis eines Östrogenersatzes wie einem natürlichem Östradiolpflaster (siehe weiter unten).

Scheidentrockenheit, reduzierte Libido und Blaseninfektionen

Nach der Menopause erlebst du womöglich etwas namens *Vaginalatrophie*, was bedeutet, dass das Gewebe deiner Scheidenwand dünner, trockener und entzündet wird. Es kann eine Reihe von Symptomen verursachen, unter anderem:

- Reduzierte Lust, Erregung und Orgasmen
- Schmerzhafter Geschlechtsverkehr
- Vermehrtes Auftreten von Blaseninfektionen
- Austretender Urin
- Gebärmuttersenkung

Die konventionelle Behandlung ist ein Vaginalzäpfchen einer niedrigen Dosis Östradiol (Vagifem®), was ich empfehle.

Es gibt auch ein Scheidenzäpfchen des Hormons DHEA[390], das ich noch nicht bei meinen Patientinnen ausprobiert habe, was aber vielversprechend klingt. Bitte siehe dazu den Quellenabschnitt für den Link zu einem Vaginalzäpfchen namens Julva®.

Eine weitere Behandlung bei Vaginalatrophie ist die Nährstoffergänzung Sanddornöl, das oral einzunehmen ist[391]. Es enthält keine Hormone.

Gewichtszunahme

In der Menopause nimmst du womöglich etwas Gewicht um deine Mitte zu. Das liegt daran, dass du die *insulinsensibilisierende* Wirkung von Östradiol verloren hast und daher einem größeren Risiko für Insulinresistenz ausgesetzt bist[392]. Um das zu bekämpfen, wende bitte die Behandlungsstrategien an, die im Abschnitt Insulinresistenz im Kapitel 7 besprochen wurden. Du kannst auch ein niedrigdosiertes Östradiolpflaster ausprobieren (siehe weiter unten), um die Insulinempfindlichkeit zu verbessern.

> (TIPP) **Insulinresistenz nach der Menopause** kann auch Androgensymptome ähnlich wie PCOS verursachen. Bitte siehe dazu Kapitel 7, inklusive des Abschnitts Antiandrogenbehandlung.

Osteoporose

Dein Risiko für Osteoporose wird sich während des letzten Jahres der Perimenopause und den ersten fünf Jahren der Menopause erhöhen. Während dieser Zeit könntest du bis zu 10 Prozent deiner Knochendichte verlieren und einem größeren Risiko einer osteoporotischen Fraktur ausgesetzt sein[393].

Bitte verliere aber nicht aus den Augen, dass dein *absolutes Risiko* für Osteoporose von *vielen* Dingen abhängt, inklusive der folgenden:

- Zöliakie (Glutenunverträglichkeit)
- Rauchen
- Starker Alkoholkonsum
- Corticosteroide Medikamente
- SSRI Antidepressiva-Medikamente
- PPI Magensäure-Medikamente
- Depo-Provera®-Verhütungsspritze
- Insulinresistenz
- Anorexie
- Amenorrhö
- Oophorektomie (operative Entfernung der Eierstöcke)
- Mangel an Vitamin D, Zink, Vitamin K2, Magnesium und Protein

Viele dieser Faktoren erhöhen dein Risiko für Osteoporose *um zumindest soviel wie die Menopause*, wenn nicht mehr. Zum Beispiel verdoppeln SSRI Antidepressiva dein Risiko einer osteoporotischen Fraktur[394].

Osteoporose ist eine furchterregende Diagnose, aber bitte denke es durch, bevor du dich Medikamenten wie Fosamax® oder der Injektion Prolia® verschreibst. Sie bergen signifikante

Nebenwirkungen und Risiken.

Zunächst ist wichtig, ob du Osteoporose oder nur Osteopenie hast, was keine Krankheit ist, sondern als gesunder, normaler Alterungsprozess der Knochen interpretiert werden kann[395].

Als nächstes gilt es zu verstehen, dass eine gesunde Knochendichte das Risiko einer Fraktur *nicht* akkurat vorhersagen kann[396], schenke daher einem solchen Test bitte nicht allzuviel Glauben.

Die beste Art, deine Knochendichte zu verbessern, ist jeden zugrundliegenden Risikofaktor wie Rauchen oder den Gebrauch von Antidepressiva zu vermeiden. Darüber hinaus kannst du durch gesunde Ernährung und Bewegung und möglicherweise die Einnahme zusätzlicher Nahrungsergänzungen wie Vitamin D, Vitamin K2, Magnesium und Collagen gute Effekte erzielen.

Du kannst auch in Betracht ziehen, Hormone zu ergänzen, um deine Knochengesundheit zu verbessern. Zu den Hormonen, die nützlich für die Knochen sind, zählen Östradiol, Progesteron und DHEA (siehe weiter unten).

Eine vollständige Diskussion über die Osteoporose liegt außerhalb des Rahmens dieses Buchs.

Bioidentische Hormontherapie

Du musst in der Menopause womöglich keine Hormone nehmen. Falls schon, stelle bitte sicher, dass sie *bioidentisch* sind.

Bioidentische Hormone werden aus Pflanzensteroiden wie der wilden Yamswurzel abgeleitet, aber das werden auch alle anderen Arten hormoneller Medikamente. Das ist aber *nicht* der Grund, weshalb bioidentische Hormone besser sind.

Bioidentische Hormone sind besser, weil sie strukturell identisch mit deinen körpereigenen menschlichen Hormonen sind. Auf diese Art sind sie anders als die Pseudohormone oder Pferdehormone der hormonellen Verhütung oder konventionellen Hormontherapie.

Bioidentisch bedeutet „identisch zur Natur".

Die am häufigsten verschriebenen bioidentischen Hormone sind Progesteron, Östradiol und DHEA.

Mikronisiertes oder natürliches Progesteron

Natürliches Progesteron wird auch bioidentisches Progesteron oder mikronisiertes Progesteron genannt. Deine Ärztin bevorzugt letzteren Begriff. Ich empfehle dir, die Begriffe natürlich oder bioidentisch **nicht** zu verwenden, wenn du mit deiner Ärztin sprichst. Im Fall von Progesteron sag stattdessen *mikronisiertes Progesteron zur oralen Anwendung* oder den Markennamen Prometrium®.

Mikronisiertes Progesteron ist dasselbe Progesteron, das du normalerweise nach dem Eisprung produzieren würdest. Wenn du nicht genug Progesteron bildest, kannst du es ergänzen. Progesteron zu nehmen ist ein Weg, einen niedrigen Progesteronmangel zu kompensieren und die Symptome zu lindern. Es kann nicht die Produktion deines *körpereigenen* Progesterons erhöhen. Um das zu tun, solltest du den vielen Richtlinien in diesem Buch folgen.

Mikronisiertes Progesteron ist komplett anders als die Progestine wie Levonorgestrel, die bei der hormonellen Verhütung verwendet werden.

Ich habe mikronisiertes Progesteron an ein paar Stellen im Buch erwähnt. Es ist hilfreich bei PCOS, PMS, Migräne, starken Perioden, Adenomyose, Endometriose, Perimenopause, Menopause und Osteoporose[397].

Creme versus Kapsel

Du kannst Progesteron als Creme oder Kapsel nehmen. Eine Creme funktioniert gut bei sanften Problemen wie PMS. Eine Kapsel hilft besser bei starken Perioden, Adenomyose,

Endometriose, perimenopausalen Stimmungsschwankungen und Schlaflosigkeit. Progesteron ist auch als Vaginalzäpfchen erhältlich, das typischerweise als Teil einer Fruchtbarkeitsbehandlung verabreicht wird.

Dosis und Timing

In einer gewöhnlichen Progesteroncreme ist 2 Prozent Progesteron, womit ein Gramm (ein Viertel eines Teelöffels) 20 mg Progesteron verabreicht. Das ist eine gute Startdosis für Erkrankungen wie PMS. Trage sie zur Schlafenszeit auf dein Gesicht, die Innenseite deiner Arme oder hinter den Knien auf – all jenen Orten, wo deine Blutgefäße nahe an der Oberfläche sind. Auf diese Art gehen die Hormone direkt in dein Blut und werden nicht im Fett gespeichert.

Eine Progesteronkapsel enthält typischerweise 100 mg, was sich bei starken Perioden und der Perimenopause eignet. Nimm sie nur zur Schlafenszeit, da sie sehr schläfrig machen kann.

Prometrium ist eine Marke für mikronisiertes Progesteron.

Wenn du regelmäßig einen Eisprung hast, dann nimm Progesteron nach dem Eisprung während deiner Lutealphase. Wenn du keinen Eisprung hast, spricht bitte mit deiner Ärztin über die beste Zeit, Progesteron zu nehmen. (Und finde, wenn möglich, auch einen Weg, einen Eisprung zu bekommen.)

Sicherheit und Vorsichtsmaßnahmen

Wenn es angemessen dosiert wird, sollte natürliches Progesteron keine Nebenwirkungen haben. Bei einer hohen Dosis kann es Unterleibsblähungen und Brustspannen verursachen. Wenn du solche Nebenwirkungen erlebst, dann reduziere deine Dosis oder höre ganz damit auf.

Natürliches Progesteron verursacht *nicht* wie andere Progestine Brustkrebs. Stattdessen kann es Brustkrebs vermeiden und wird eines Tages womöglich auch zur *Behandlung* von Brustkrebs angewandt werden[398].

Natürliches Progesteron verursacht *nicht* wie andere Progestine kardiovaskuläre Krankheiten. Stattdessen reduziert es das kardiovaskuläre Risiko[399].

Östrogen

Eine Östrogenergänzung kann unglaublich hilfreich sein für die Stimmung, den Schlaf sowie bei Hitzewallungen und Scheidentrockenheit.

Ja, menopausale Hormontherapie birgt ein Risiko, aber es ist nicht so hoch, wie du womöglich gedacht hast. Das schlimmste Risiko der Hormontherapie war in den 80er und 90er Jahren mit den Medikamenten Premarin® und Provera® vorhanden. Diese Medikamente waren *keine* bioidentischen Hormone. Stattdessen waren sie eine Mischung der Pferdeöstrogene Östronsulfat, Equilinsulfat, Equileninsulfat und eines Progestins namens Medroxyprogesteron. Diese Medikamente verursachten zahlreiche Nebenwirkungen und Probleme.

Das hat sich alles verändert.

Heute sind die meisten (nicht alle) Hormontherapien ein niedrigdosiertes bioidentisches Östradiol, was um einiges sicherer ist als Premarin®.

Für Symptome einer Vaginalatrophie empfehle ich das Östradiol-Scheidenzäpfchen Vagifem®. Es lindert die Trockenheit und kann andere menopausale Symptome wie Schlaflosigkeit verbessern. Weil es eine derartig niedrige Dosis ist, kannst du Vagifem® alleine verwenden, ohne Progesteron.

Bei schweren Hitzewallungen und menopausaler Schlaflosigkeit empfehle ich ein Östradiolpflaster wie Estradot® oder Climara®. Wenn du ein Östradiolpflaster nimmst, wirst du auch Progesteron brauchen. Das trifft auch dann zu, wenn du keine Gebärmutter hast.

Spezialthema: Warum deine Ärztin sagt, dass du kein Progesteron brauchst, wenn du keine Gebärmutter hast

Die konventionelle Medizin erkennt keine der vielen Nutzen von natürlichem Progesteron an. In der konventionellen Denkweise ist der einzige Zweck von Progestin, den ungewollten Aufbau der Gebärmutterschleimhaut zu vermeiden. Das trifft jedoch nur auf synthetische Progestine zu, weil sie keinen zusätzlichen Nutzen haben. Progesteron ist anders. Es beschützt die Gebärmutterschleimhaut *und* wirkt sich nützlich auf die Stimmung, Knochen, Gehirn und Schilddrüse aus. Es könnte sogar Brustkrebs verhindern.

DHEA (Dehydroepiandrosteron)

DHEA ist ein Hormon, das in deinen Eierstöcken und Nebennierendrüsen gebildet wird. Du kannst es auch als Kapsel oder Creme nehmen.

In diesem Kapitel erwähnte ich DHEA als Fruchtbarkeitssteigerungsmittel sowie als mögliche Behandlung bei Vaginalatrophie und Osteoporose[400]. Eine passende Dosis für Frauen liegt bei 5 bis 10 mg. Bitte sprich mit deiner Ärztin.

Zusammenfassend sind natürliches Progesteron und andere bioidentische Hormone gute Behandlungsoptionen für die Perimenopause und darüber hinaus. Manche bioidentischen Produkte sind ohne Verschreibung in den USA erhältlich, brauchen in anderen Ländern aber eine Verschreibung. Bitte sprich mit deiner Ärztin.

Bioidentische Hormone können nicht zur Verhütung verwendet werden.

Ein letztes Wort über das Leben nach der Periode

Weil unsere Gesellschaft junge Frauen im reproduktiven Alter wertschätzt, können einige von uns auch einen Verlust von

Macht und Wert verspüren, wenn wir in die Menopause kommen.

Das muss nicht so sein. Während ich selbst auf die Menopause zugehe, wache ich in einer neuen Art von Macht auf – einer von Weisheit und dem starken Bedürfnis, anderen zu helfen. Ich empfinde auch eine Verbundenheit mit anderen älteren Frauen. Bis zum Jahr 2030 wird es 1,2 Milliarden postmenopausale Frauen auf der Welt geben[401] – mehr als je zuvor.

Wir können mit Sicherheit eine positive Kraft sein.

Kapitel 11

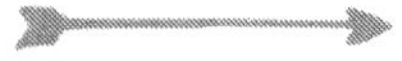

Fortgeschrittene Problemlösungen

Fügen wir das alles zusammen

Zeit für einen Rückblick.

Wie sollte deine Periode sein? Deine Periode sollte regelmäßig kommen. Sie sollte ohne prämenstruelle Symptome und ohne Schmerzen vor sich gehen. Sie sollte nicht stärker sein als 80 ml (16 volle Tampons) über alle Tage deiner Blutung hinweg.

Du hast das Recht auf diese Art von Leichtigkeit bei deiner Periode. Keine Schmerzen. Keine Sturzblutungen. Kein PMS. Das *ist* möglich.

Deine Periode ist dein monatlicher Gesundheits-Check. Deine Symptome sind die Anhaltspunkte.

Was bedeuten *diese* Anhaltspunkte? Was versuchen sie dir über deine allgemeine Gesundheit zu sagen?

Bei der Interpretation deiner Hinweise, komm bitte immer zu diesen drei Fragen zurück:

- Hast du einen regelmäßigen Eisprung? Wenn du *keinen* Eisprung hast, woran liegt das?

- Bast du dein Östrogen gut ab bzw. entgiftest du? Wenn nicht, warum nicht? Und was kannst du tun, um das zu verbessern?
- Leidest du an einer chronischen Entzündung die deine hormonelle Kommunikation beeinträchtigt? Was kannst du tun, um eine Entzündung zu reduzieren?

Das sind die Fragen, die du dir selbst stellen musst. Es sind keine Fragen an deine Ärztin, weil sie mit Konzepten wie Östrogenstoffwechsel und chronischer Entzündung eventuell nicht vertraut ist. Ich werde weiter unten in diesem Kapitel eine Liste mit Fragen zur Verfügung stellen, die du deiner Ärztin stellen kannst.

Hast du einen Eisprung?

Wir haben diese Frage im Buch wieder und wieder gestellt. Ein Eisprung ist essentiell für deine Periodengesundheit, weil du so Progesteron herstellst.

Das Fehlen eines Eisprungs und damit auch das Fehlen von Progesteron ist der Hauptgrund für viele Probleme mit der Periode, inklusive einer unregelmäßigen Periode, des polyzystischen Ovarsyndroms (PCOS) und starken Blutungen.

Woher weißt du, ob du einen Eisprung hast und Progesteron bildest?

Anzeichen eines *möglichen* Eisprungs sind sichtbarer Zervixschleim und ein regelmäßiger Zyklus. Zu den Anzeichen eines *sicheren* Eisprungs zählen ein Anstieg in der Basaltemperatur und ein Anstieg von Progesteron, der mit einem Bluttest in der Mitte der Lutealphase gemessen wird. Eine Periode an sich ist kein sicheres Anzeichen für einen Eisprung, weil es möglich ist, einen anovulatorischen Zyklus zu haben. Für mehr Informationen dazu siehe bitte die Abschnitte „Körperliche Anzeichen für den Eisprung" in Kapitel 3 und „Progesteron testen" in Kapitel 5.

Warum hast du keinen Eisprung?

Hier sind einige mögliche Gründe:

- Polyzystisches Ovarsyndrom (PCOS)
- Insulinresistenz
- Mangel an Zink, Selen, Jod oder Vitamin D
- Mangelernährung
- Ernährung mit zu wenigen Kohlenhydraten (Low-Carb)
- Zu viele Phytoöstrogene wie Soja
- Stress
- Erhöhtes Prolaktin
- Perimenopause
- Zöliakie
- Schilddrüsenerkrankung (siehe weiter unten)

Diese Aufzählung ist nicht vollständig, aber sie ist ein guter Ausgangspunkt. Sie sollte dir dabei helfen, deiner Ärztin gezieltere Fragen zu stellen (siehe dazu den Abschnitt weiter unten).

Sobald du festgestellt hast, *warum* du keinen Eisprung hast, ist dein bester Behandlungsweg, *dieses* Problem zu beheben. Wir haben uns in Kapitel 7 eine Reihe von Behandlungen angesehen.

Funktioniert dein Östrogenstoffwechsel gut?

Östrogenüberschuss ist ein Schlüsselfaktor bei PMS, Myomen und starken Perioden.

Woher weißt du, ob du einen Östrogenüberschuss hast?

Halte Ausschau nach Symptomen wie prämenstrueller Reizbarkeit, Brustspannen, starken Blutungen und Myomen. Bitte deine Ärztin, dein Östrogen mittels eines Bluttests in deiner Lutealphase zu testen, wenn sowohl Östrogen als auch Progesteron erhöht sind.

Warum baust du Östrogen nicht gut ab?

Zu den häufigen Gründen für einen beeinträchtigten Östrogenstoffwechsel oder die schlechte Entgiftung von

Östrogen zählen:

- Alkohol
- Verdauungsprobleme
- Umweltgifte
- Nährstoffmangel
- Chronische Entzündung

Für eine vollständige Diskussion, siehe bitte den Abschnitt Östrogenüberschuss in Kapitel 5.

Leidest du an chronischer Entzündung?

In vielen Abschnitten in diesem Buch haben wir gesehen wie Entzündungen die hormonelle Kommunikation verzerren. Zum Beispiel blockieren chronische Entzündungen die Hormonrezeptoren. Sie beeinträchtigen auch den Östrogenstoffwechsel und verhindern den Eisprung und die Produktion von Progesteron.

Entzündungen könnten der Hauptgrund für deine Periodenprobleme sein.

Woher weißt du, ob du an einer chronischen Entzündung leidest?

Halte Ausschau nach Anzeichen einer Entzündung. Leidest du zum Beispiel an Kopfschmerzen, Gelenkschmerzen oder chronischen Hauterkrankungen wie Ekzemen und Schuppenflechte? Das sind deine Hinweise.

Müdigkeit und Schlappheit sind ein weiteres Symptom bei Entzündungen, aber sei bei der Interpretation vorsichtig. Müdigkeit kann viele verschiedene Ursachen haben. Wenn du an Müdigkeit leidest, bitte deine Ärztin darum, dich auf Eisenmangel und Schilddrüsenerkrankung zu testen. Denk darüber nach, ob du ausreichend Schlaf bekommst. Sobald du diese Möglichkeiten ausgeschlossen hast, könnte Müdigkeit der Hinweis auf deine Periode sein, den du suchst. Sie könnte ein Anzeichen für chronische Entzündung sein.

Es gibt keinen einfachen Bluttest für Entzündungen. Deine Ärztin kann dich auf Entzündungsmarker wie CRP, ESR, Schilddrüsenantikörper und Glutenantikörper testen. Aber du könntest auch dann eine chronische Entzündung haben, *wenn diese Tests normale Werte aufweisen.*

Eine Entzündung ist häufig das Ergebnis von Stress, Insulinresistenz, Umweltgiften oder Verdauungsproblemen. Deine Strategie sollte sein, diese zugrundeliegenden Ursachen zu adressieren.

Umweltgifte

Ich wünschte, diesen Abschnitt nicht einfügen zu müssen. Allein daran zu denken, macht mich traurig. Dennoch müssen wir dem ins Auge sehen: Umweltgifte können bei Menstruationsbeschwerden eine signifikante Rolle spielen.

Umwelt-Arbeitsgruppen (Environmental Working Group)

Die beste Quelle für Informationen über Umweltgifte ist die Non-Profit-Organisation „Environmental Working Group" (http://www.ewg.org/). Sie arbeitet seit mehr als zwei Jahrzehnten in diesem Gebiet und macht regelmäßige Updates über die Umweltgifte in unseren Lebensmitteln, Kosmetika und Haushaltsprodukten. Sie veröffentlicht auch neue Forschungen.

Gifte in niedrigen Dosen

Lange dachten wir, dass Umweltgifte erst in hohen Dosen Probleme verursachen würden (Dosen, die so hoch sind, dass sie eine Maus in einer Laborstudie töten). Mittlerweile wissen wir, dass Umweltgifte bereits in erschreckend kleinen Dosen ein Problem sein können. Warum? Weil viele Umweltgifte *endokrine Disruptoren* oder *endokrin aktive Substanzen* (EAS) sind.

> **📖 Endokrin aktive Substanzen (EAS)**
>
> Endokrin aktive Substanzen sind Substanzen, die nachteilige Gesundheitseffekte verursachen, indem sie die Funktion des endokrinen oder hormonellen Systems verändern. Zu ihnen zählen Pestizide, Metalle, Industrieschadstoffe, Lösungsmittel, Lebensmittelzusatzstoffe und Kosmetikprodukte.

Dein Körper ist es *gewohnt*, auf Hormone in geringen Dosen zu reagieren. Daher ergibt es Sinn, dass dein Körper auch auf niedrigdosierte endokrine Disruptoren reagiert. Umweltgifte können dein Hormonsystem bereits in geringsten Konzentrationen stören. Zum Beispiel stimulieren sie manche Hormone mehr als andere. Sie können direkt Drüsengewebe wie die Schilddrüse und die Eierstöcke beschädigen. Letztlich beeinträchtigen sie auch den Östrogenstoffwechsel und blockieren oder stören Hormonrezeptoren.

Nicht alle Umweltgifte sind Hormondisruptoren, aber viele sind es.

Das dreckige Dutzend endokriner Disruptoren

Laut einem EWG-Bericht aus 2013 sind das die besonders beunruhigenden endokrin aktiven Substanzen (EAS):

BPA (Bisphenol A) wird zur Herstellung mancher Arten von Plastik verwendet. Es ahmt Östrogen nach und stört den Östrogenstoffwechsel. Andere Bisphenole (wie Bisphenol S) könnten genauso schädlich sein.

Dioxine sind ein industrielles Nebenprodukt und häufen sich in tierischen Lebensmitteln wie Fleisch, Fisch, Milch, Eiern und Butter an. Sie beeinträchtigen die hormonellen Signale und sind in die Entstehung von Endometriose verwickelt[402]. Sie können auch verheerende Wirkungen auf Spermien haben.

Atrazin ist ein weit verbreitetes Unkrautvernichtungsmittel. Es wird mit Krebs an den Fortpflanzungsorganen in Verbindung gebracht.

Phtalate werden bei der Herstellung von Plastik, Lebensmittelbehältnissen, Shampoos und anderen Haushaltsprodukten verwendet. Sie beeinträchtigen viele Hormone, inklusive der Schilddrüse. Unlängst verband eine Studie das Exponiert sein gegenüber Phtalat mit einer Unteraktivität der Schilddrüse bei jungen Mädchen[403].

Perchlorate sind Komponenten eines Raketentreibstoffes, die in Lebensmittel und ins Trinkwasser gelangen. Sie beeinträchtigen die Schilddrüsenfunktion.

Feuerschutzmittel werden auf Möbeln, Matratzen und Teppichen angewandt. Sie beeinträchtigen die Schilddrüsenfunktion.

Blei ist ein mächtiges Nervengift, aber es vermindert auch die Sexualhormone und stört die HPA-Achse oder Stressreaktionsachse.

Arsen ist ein Abbauprodukt von manchen Pestiziden und kommt ursprünglich auch in einigen Böden vor.. Es gelangt ins Trinkwasser und in Reis und kann Akne und Insulinresistenz verursachen.

Quecksilber ist ein mächtiges Nervengift. Es verändert auch direkt die Werte von FSH, LH, Östrogen, Progesteron, Androgenen und Schilddrüsenhormonen[404]. Es ist der ultimative endokrine Disruptor. (Siehe auch den Abschnitt zu Quecksilber weiter unten).

Perfluorierte Chemikalien (PFC) werden in der Herstellung von Antihaftküchenprodukten und wasserabweisender Kleidung verwendet. Sie scheinen „komplett abbauresistent" zu sein, was bedeutet, dass sie keinen biologischen Abbauprozess durchlaufen. Sie verändern die Werte von Schilddrüsen- und Sexualhormonen.

Organophosphate Pestizide sind die häufigste Art von Pestiziden. Sie wirken auf die Schilddrüsen- und Sexualhormone.

Glycolether sind häufige Lösungsmittel in Farben, Reinigungsprodukten und Kosmetika. Sie können die

Fruchtbarkeit schädigen.

Angepasst von: http://www.ewg.org/research/dirty-dozen-list-endocrine-disruptors

Periodenprobleme

Können all diese hormonstörenden Auswirkungen tatsächlich zu Periodenproblemen beitragen? Ja. Die Forschung hat Bisphenol A (BPA), Phtalate und Quecksilber mit dem polyzystischen Ovarsyndrom (PCOS) in Verbindung gebracht)[405][406], und Dioxine, Phtalate und PCBs mit Endometriose. Phtalate, Pestizide und Dioxine können auch nachweislich den Beginn der Menopause um bis zu vier Jahre beschleunigen[407].

Experten sind beunruhigt. 2013 haben zwei bedeutende medizinische Organisationen bedächtig Alarm geschlagen. Zusammen gaben die Amerikanische Fachgesellschaft für Geburtshelferinnen und Gynäkologinnen, kurz ACOG (American College of Obstetricians and Gynecologists) und die Amerikanische Gesellschaft für Reproduktionsmedizin, kurz ASRM (American Society for Reproductive Medicine) folgendes Statement heraus:

„Wissenschaftliche Belege der letzten 15 Jahre zeigen, dass Umweltgiften ausgesetzt zu sein ... signifikante und langfristige Auswirkungen auf die reproduktive Gesundheit haben kann."[408]

Nur ein knappes Jahr später sagte die ‚Endocrine Society', eine Organisation im Bereich Endokrinologie, basierend auf einer Sichtung von mehr als 1300 Studien, dass es *Zeit für Ärztinnen ist, mit ihren Patientinnen über endokrine aktive Substanzen zu sprechen*[409].

Die „Endocrine Society" ging nicht so weit, individuelle Maßnahmen für Einzelne zu empfehlen, um sich zu schützen. Die Organisation sieht die Verpflichtung bei den Regierungen und der Industrie, Schadstoffe zu reduzieren und die Öffentlichkeit zu schützen. Ich stimme aus ganzem Herzen zu, dass die Industrie Veränderungen vornehmen sollte, die uns alle beschützen. Hoffentlich wird das die Gesundheit zukünftiger Generationen verbessern. Was aber kannst du in der Zwischenzeit tun, um dir jetzt zu helfen?

Ausgesetztsein gegenüber Umweltgiften diagnostizieren

Wenn du in der modernen Welt lebst, hast du Umweltgifte im Körper. Das trifft auf alle von uns zu. Das muss aber nicht bedeuten, dass sie die größte Ursache deiner Periodenprobleme sind. Wenn du zum Beispiel insulinresistentes PCOS hast, dann ist Zucker mit höherer Wahrscheinlichkeit das, was du verändern solltest.

Aber wenn du denkst, dass dich Umweltgifte beeinträchtigen, sind hier ein paar Dinge zu beachten.

Betrachte dein Ausgesetztsein

Arbeitest du in einem Umfeld wie einem Friseurladen, handwerklichem Studio oder einer Zahnarztpraxis, in dem du regelmäßig chemische Dämpfe einatmest? Wohnst du neben einem Golfplatz oder einer landwirtschaftlichen Zone, wo du Pestiziden ausgesetzt sein könntest? Und letztlich, isst du viel Thunfisch, in dem Quecksilber enthalten ist?

Dies waren nur einige Beispiele, in denen du Umweltgiften mehr als durchschnittlich ausgesetzt sein könntest.

Betrachte deine Symptome

Hast du unerklärliche Kopfschmerzen, Angst, Müdigkeit oder Muskelschmerzen? Das könnten Anzeichen dafür sein, dass du Umweltgiften ausgesetzt bist.

Sieh dir deinen Standardbluttest an

Deine Ärztin hat womöglich etwas namens großem Blutbild und einen Leberfunktionstest angeordnet. Sieh dir das genauer an. Hast du eine hohe Anzahl weißer Blutkörperchen, die nicht durch eine Infektion oder andere Erkrankung erklärt werden können? Das könnte ein Anzeichen dafür sein, dass du Pestiziden ausgesetzt bist. Hast du einen niedrigen Wert an Blutplättchen?

Das könnte ein Anzeichen dafür sein, dass du Quecksilber ausgesetzt bist.

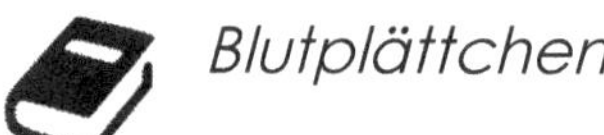

Blutplättchen

Blutplättchen sind Blutzellen, deren Funktion es ist, Blutungen zu stoppen.

Sieh dir auch deine Leberfunktionswerte an, vor allem etwas namens GGT (gamma-Glutamyltransferase). Dein GGT sollte weniger als 30 IU/l sein. Wenn es höher als das ist, dann bedeutet das, dass du zu viel deines Glutathions verbrauchst, welches das primäre Antioxidant und entgiftende Molekül deines Körpers ist. Hohes GGT bedeutet, dass du einer Art von Gift wie etwa Alkohol oder einem Umweltgift ausgesetzt warst.

Auf Umweltgifte testen

Toxische Metalle

Du kannst deine Ärztin bitten, dich auf Quecksilber, Blei und Kadmium mittels eines Bluttests zu testen. Ignoriere bei der Interpretation deines Ergebnisses den Referenzrahmen. Sein Zweck ist es, *industrielle* Ausmaße zu beurteilen, aber du bist ein Individuum in einem nichtindustriellen Umfeld und dein Test sollte daher mit praktisch keinem Quecksilber, Kadmium oder Blei zurückkommen. Wenn du einen Messwert erzielst, könntest du ein Problem mit giftigen Metallen haben.

Leider ist ein negativer Bluttest keine Garantie dafür, dass Metalle kein Problem sind. Ein Bluttest kann lediglich giftige Metalle entdecken, die sich an diesem Tag frei in deinem Blut bewegen. Er kann keine Metalle feststellen, die in deinen Organen, im Gehirn oder in deinen Knochen abgelagert wurden.

Manche Ärzte machen einen „Challenge Test" für Quecksilber, bei dem zuerst eine Substanz injiziert wird, um es aus dem Speicher zu befreien und danach den Urin zu testen. Ich rate von diesem Challenge-Test ab, weil er dich einer großen Menge Quecksilber zur selben Zeit aussetzen könnte. Ich hoffe, dass es in Zukunft bessere, verlässlichere und sicherere Methoden zum Testen von Metallen geben wird.

Plastik, Pestizide und andere Gifte

Manche Ärzte testen auf Plastik, Pestizide, PCBs und Flammenschutzmittel. Ein solcher Test könnte hilfreich sein, wenn er dich auf die Quelle eines Umweltgiftes bringt, die dir nicht bewußt war. Wenn du aber bereits *weißt*, dass du Giften ausgesetzt bist, dann wird dich die Kenntnis deines genauen Werts nicht weiterbringen.

Für alle Arten von Giften ist es einfacher, mit einem sanften Entgiftungslebensstil zu beginnen wie jenem, der weiter unten beschrieben wird. Das empfehle ich auch meinen eigenen Patientinnen.

Minimiere dein Risiko, Giften ausgesetzt zu sein

Wir sind alle Giften ausgesetzt, daher müssen wir alle das Beste aus der jetzigen Situation machen. Bis unsere Regierungen strengere Vorschriften erlassen, können wir nur unsere individuelle Exponierung minimieren. Wir können Gifte nicht vollständig vermeiden.

Behalte das im Auge, während du vernünftige, offensichtliche Entscheidungen triffst, *wann immer es möglich ist*. Kauf zum Beispiel biologische Lebensmittel, wenn es erschwinglich ist. Sollte es das nicht sein, ist das auch okay. Du brauchst keine Angst vor nicht-biologischen Lebensmitteln zu haben. Es ist besser, *nicht-biologisches Gemüse* zu essen, als gar kein Gemüse zu essen.

Plastik, Lösemittel, Pestizide

Bitte meide die giftigen Chemikalien, die in der Landwirtschaft, Gärtnerei und Bauwirtschaft verwendet werden. Vermeide zum Beispiel unnötige Haushaltsprodukte wie Lufterfrischer, Trocknertücher und chemische Teppichreiniger. Und wenn du kannst, verwende bitte einen Aktivkohle-Wasserfilter, um Pestizide aus deinem Trinkwasser zu filtern – vor allem, wenn du in einer ländlichen, landwirtschaftlich geprägten Gegend lebst.

Bitte wähle Kosmetika und Körperpflegeprodukte, die keine Phtalate, Arsen oder andere Gifte enthalten (siehe die Webseite der „Umwelt-Arbeitsgruppe" für mehr Informationen). Und wasch dir immer die Hände, nachdem du in Kontakt mit Kassenbons gekommen bist, weil auf ihnen Bisphenol A enthalten ist.

Quecksilber

Quecksilber kommt in Fisch und Amalgam-Zahnfüllungen vor.

Reduziere deinen Konsum von großen Fischen. Das Quecksilber im Fisch kommt letztlich von der Verschmutzung durch Kohlekraftwerke weltweit. Quecksilber geht die Luft und gelangt dann ins Wasser. Dort wandeln Bakterien Quecksilber zu Methylquecksilber um, welches in die Nahrungskette der Fische gelangt. Kleine Fische essen Quecksilber und größere Fische essen die kleineren Fische. So wird Quecksilber stärker und stärker konzentriert, während es die Nahrungskette hinaufgeht. Daher enthalten große Fische wie Thunfisch, Schwertfisch und Marlin am meisten Quecksilber. Kleine Fische wie Lachs, Austern, Sardinen, Flunder, Tintenfisch, Sardellen und Heringe haben am wenigsten Quecksilber. Kleine Fische zählen zu gesundem Essen.

Ziehe in Betracht, deine Amalgamfüllungen entfernen zu lassen. Du musst nicht notwendigerweise jede Füllung ersetzen lassen. Solltest du mehr als zwei Amalgamfüllungen haben und sich deine Gesundheitsprobleme mit anderen Behandlungen nicht verbessern, kannst du darüber nachdenken, sie zu entfernen. Der Austausch von Amalgam wird am besten von einer Zahnärztin gemacht, die das korrekte Protokoll versteht. Wenn es falsch gemacht wird, kann dich die Entfernung von Amalgam mehr Quecksilber aussetzen, als wenn du sie einfach in deinem Mund lassen würdest.

Pestizide im Essen

Zu den Lebensmitteln mit den höchsten Pestizidrückstände zählen tierische Fette, Körner und bestimmte Arten von Frischwaren.

Jedes Jahr publiziert die Umwelt-Arbeitsgruppe eine Liste der Waren mit den höchsten Verschmutzungswerten.

Ernährung und Lebensstil zur Unterstützung der Entgiftung

Dein Körper wurde für die Entgiftung gemacht. Entgiftung ist die größte und energieraubendste Aktivität, die deine Zellen vornehmen, und sie tun es *in jeder Minute an jedem Tag.*

Wie lässt sich eine gesunde Entgiftung auf einer anhaltenden Basis unterstützen?

- **Durch den Erhalt gesunder Darmbakterien**, weil sie eine Schlüsselrolle bei der sicheren Ausleitung von Giften aus deinem Körper spielen. Siehe dazu den Abschnitt zu „Verdauungsgesundheit" weiter unten.
- **Beachte Lebensmittelempfindlichkeiten wie Gluten oder Kuhmilch.** Sie verursachen Entzündungen im Bauch, was eine gesunde Entgiftung stören kann.
- **Reduziere oder eliminiere Alkohol**, um eine gesunde Leber zu erhalten. Erinnere dich daran, dass deine Leber dein primäres Entgiftungszentrum ist.
- Achte darauf, dass du **genug Schlaf** bekommst, weil du während des Tiefschlafs Glutathion zu seiner aktiven Form recyclest.
- **Schwitze** in der Sauna oder durch Bewegung, um abgespeicherte Gifte zu mobilisieren und zu auszuleiten. Stelle dabei bitte sicher, dass du genug gefiltertes Wasser trinkst, um die Gifte zu verdünnen.

Ergänzungen und Kräutermedizin, um die Entgiftung zu unterstützen

Unterstütze Glutathion

Die besten Ergänzungen für den Entgiftungsprozess sind jene, die die Produktion von Glutathion unterstützen. Wir haben Glutathion in Kapitel 6 kennengelernt. Es ist der Meister unter den Antioxidantien und entgiftenden Molekülen in deinem Körper. Es reguliert auch dein Immunsystem und reduziert

Entzündungen. Je mehr Glutathion du hast, desto gesünder wirst du sein und umso besser ist dein Körper in der Lage, Quecksilber, Pestizide und andere Schadstoffe zu entgiften.

Die besten Ergänzungen, um Glutathion zu steigern sind:

Liposomal Glutathion, eine absorbierbare Zubereitung von Glutathion.

Was du sonst noch wissen solltest: Ich empfehle 100 bis 400 mg pro Tag.

Mariendistel (Silymarin) ist eine Kräutermedizin, die traditionellerweise für die Lebergesundheit verwendet wird.

Wie es funktioniert: Es steigert Glutathion und schützt die Leberzellen vor Giftschäden.

Was du sonst noch wissen solltest: Die genaue Menge hängt von der Konzentration in der Rezeptur ab, also halte dich bei der Verwendung bitte an die Anweisungen auf der Flasche.

Kurkuma oder **Kurkumin.** Ich habe Kurkuma bereits für seine entzündungshemmenden Eigenschaften und für seine Effektivität bei starken Perioden und Endometriose (Kapitel 9) empfohlen. Wir kommen nun zu seinen versteckten Fähigkeiten. Es steigert auch Glutathion[410].

Wie es funktioniert: Es reduziert Entzündungen, steigert Glutathion und schützt die Leberzellen vor Giftschäden.

Was du sonst noch wissen solltest: Kurkuma wird besser absorbiert, wenn es direkt nach dem Essen eingenommen wird.

N-Acetyl-Cystein (NAC) ist eine meiner Lieblingsergänzungen zur Entgiftung. Wir haben es bereits als Behandlungsmöglichkeit bei entzündungsbasiertem PCOS und Endometriose gesehen.

Wie es funktioniert: Es steigert Glutathion und bindet auch Quecksilber, um es deinem Körper zu entziehen.

Was du sonst noch wissen solltest: NAC hat den nützlichen Nebeneffekt, Angst und Beklemmungsgefühle zu reduzieren. Zu viel NAC kann deine Magenschleimhaut dünner werden lassen, also nimm es bitte nicht, wenn du Gastritis oder

Magengeschwüre hast. Ich empfehle 500 bis 2000 mg pro Tag.

Alpha-Liponsäure ist hilfreich für die Entgiftung. Wir haben es bereits als Behandlung bei insulinresistentem PCOS in Kapitel 7 gesehen.

Wie es funktioniert: Es verbessert Insulinempfindlichkeit und steigert Glutathion.

Was du sonst noch wissen solltest: Alpha-Liponsäure ist sicher, aber eine Dosis größer als 1000 mg kann das Schilddrüsenhormon senken. Ich empfehle 300 bis 600 mg pro Tag mit den Mahlzeiten einzunehmen.

Selen ist ein wichtiges entzündungshemmendes und entgiftendes Mineral. Wir haben es bereits einige Male bei PMS, Ovarialzysten und Endometriose gesehen.

Wie es funktioniert: Es steigert Glutathion.

Was du sonst noch wissen solltest: Ich empfehle 100 bis 150 mcg pro Tag. Selen kann in hohen Mengen giftig sein, also nimm bitte insgesamt nicht mehr als 200 mcg pro Tag aus allen Quellen ein, inklusive sämtlicher Lebensmittel wie z.B. Paranüsse, die einen hohen Selengehalt haben.

Magnesium hilft auch bei der Entgiftung.

Wie es funktioniert: Es unterstützt Entgiftungswege durch deine Leber und Nieren. Es verdrängt auch aktiv giftige Metalle wie Blei und Kadmium. Siehe vorherige Abschnitte zu Magnesium für Dosierungshinweise.

Verdauungsgesundheit

Bevor du kein gesundes Verdauungssystem hast, kannst du keine gesunden Perioden haben. Es ist derart einfach.

Dieser Abschnitt ist ein Überblick über die wesentlichen Themen, die du bei Verdauungsgesundheit beachten solltest.

Darm-Mikrobiom

Indem du gute Darmbakterien oder ein gesundes *Darm-Mikrobiom* erhältst, tust du deinem Hormonhaushalt viel Gutes. Zum Beispiel regulieren sie deine HPA-Achse, aktivieren Schilddrüsenhormone, reduzieren Entzündungen und verstoffwechseln oder entgiften Östrogen.

Wenn du schlechte Bakterien im Darm oder eine schlechte Darmflora hast, hast du eine Erkrankung namens *Dysbiose,* was eine ungesunde Veränderung deiner normalen bakteriellen Ökologie bedeutet. Diese Dysbiose kann deine HPA-Achse stören, deine Schilddrüsenhormone beeinträchtigen und dem Östrogenstoffwechsel schaden. Dysbiose ist ein häufiger Grund für viele Periodenprobleme. Sie kann auch deinem *vaginalen* Mikrobiom schaden, wie wir weiter unten sehen werden.

Glücklicherweise gibt es viele Dinge, die du tun kannst, um deine Darmgesundheit zu verbessern.

Wie du ein gesundes Mikrobiom im Magen erhältst

- **Verzichte so weit wie möglich auf Medikamente, die den Darmbakterien schaden**. Dazu zählen hormonelle Verhütung, Magensäuremedikamente und Antibiotika. Ich kann das nicht ausreichend betonen. Bitte lies dazu Kates Patientengeschichte weiter unten.
- **Vermeide konzentrierten Zucker**, weil er schlechte Bakterien nährt.
- **Iss Gemüse** und gesunde Stärke, weil sie gesundheitsförderliche Bakterien nähren.
- **Reduziere Alkohol**, weil Alkohol eine Dysbiose verursacht.
- Achte darauf, dass du **ausreichend Schlaf** bekommst, weil Schlafmangel Dysbiose verursacht.
- **Reduziere Stress**, weil Stress Dysbiose verursacht.
- **Iss fermentierte Lebensmittel** wie natürlichen Joghurt und Sauerkraut, weil sie gute Bakterien unterstützen.
- **Stelle sicher, dass deine Magensäure angemessen ist**, weil du Magensäure benötigst, um schlechte Bakterien zu töten und in der Lage zu sein, Proteine zu verdauen.

- **Ziehe in Erwägung, mit einem Probiotikum zu ergänzen**, wobei es sich um eine Kapsel mit lebenden Bakterien oder Hefe handelt.

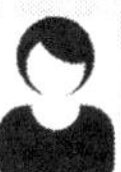

Kate: Wiederkehrende Brustinfektionen und Antibiotika

Kate kam zu mir und suchte Hilfe gegen ihre Müdigkeit, ihr PMS und chronischen Vaginalpilz.

„Der Vaginalpilz kommt von den Antibiotika", erzählte sie mir. „Ich muss alle paar Monate Antibiotika gegen meine Bronchitis nehmen."

Ich: „Alle paar Monate?"

Kate: „Ja, meine Ärztin sagt, ich brauche sie, weil sich meine Atemwege einmal so entzündet haben, dass daraus eine Lungenentzündung wurde. Ich will nicht, dass das wieder passiert, deshalb nehme ich die Antibiotika. Aber ich nehme immer ein Probiotikum danach."

„Ein Probiotikum kann helfen", sagte ich. „Aber es ist nicht ausreichend. Es kann nicht die Spezies der guten Bakterien ersetzen, die du jedes Mal verlierst, wenn du Antibiotika nimmst."

Ich erklärte ihr noch, wie *Dysbiose* (ein Problem mit ihren Darmbakterien) zu ihrer Müdigkeit und ihrem PMS beitragen könnte.

„Dysbiose beeinträchtigt deine Fähigkeit, Östrogen abzubauen und zu entgiften", sagte ich. „Das bedeutet, dass du am Ende *zu viel Östrogen* hast. Dysbiose generiert auch viele Entzündungen, was dein Progesteron und andere Hormone beeinträchtigen kann."

„Gibt es ein besseres Probiotikum, das ich nehmen könnte?", fragte Kate.

„Ich habe einen besseren Plan", sagte ich. „Lass uns einen Weg finden, dass du *keine* Antibiotika mehr brauchst."

An diese Möglichkeit hatte Kate noch nie gedacht.

Ich empfahl, ihr *Immunsystem* zu stärken, um die zukünftige Einnahme von Antibiotika zu vermeiden und so ihrer Darmflora eine Chance zu geben, sich zu erholen.

„Ich betrachte eine Immunbehandlung als den *Schlüssel deiner Hormonbehandlung*", sagte ich.

Ich bat Kate, keine Kuhmilchprodukte mehr zu konsumieren, weil ich den Eindruck hatte, dass es ihre Immunfunktion störte und sie dem Risiko für Atemwegsinfektionen aussetzte. Ich verschrieb ihr Zink, Vitamin D und einen medizinischen Pilzextrakt, um ihr Immunsystem zu verbessern. Ich verschrieb auch ein Probiotikum mit den Stämmen des *Lactobacillus rhamnosus* (LGG®) und *Lactobacillus plantarum* (HEAL 9), die klinisch nachweislich das Immunsystem unterstützen und die Schwere akuter viraler Infektionen reduzieren[411].

Kate hatte noch eine weitere schwache Atemwegsinfektion, aber es gelang ihr, Antibiotika zu vermeiden. Als wir uns sechs Monate später wieder sahen, hatte sie keine weiteren Atemwegsinfektionen mehr gehabt. Ihre Energie und ihr PMS hatten sich auch verbessert.

Kate hörte mit dem Pilzextrakt und dem Probiotikum wieder auf, aber nahm weiterhin Zink und Vitamin D und vermied Kuhmilchprodukte als fortlaufende Unterstützung ihres Immunsystems.

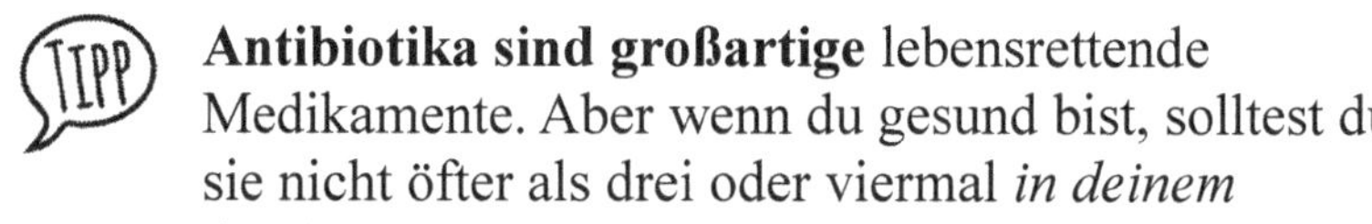

Antibiotika sind großartige lebensrettende Medikamente. Aber wenn du gesund bist, solltest du sie nicht öfter als drei oder viermal *in deinem ganzen Leben* brauchen.

Wie du sehen kannst, verschrieb ich Kate ein Probiotikum, aber ich entschied mich für eines mit dem spezifischen Zweck, ihre Immunität zu steigern, damit sie zukünftige Antibiotika vermeiden könnte. Weiter unten im Kapitel werde ich mich auf andere spezifische Stämme probiotischer Bakterien beziehen, die positiv für die Darmdurchlässigkeit und das vaginale Mikrobiom sind.

Mittlerweile verschreibe ich in meiner Praxis gerne ein Probiotikum, das einen Stamm oder mehrere Stämme eines Mikroorganismus enthält, der klinisch für einen spezifischen Zweck getestet wurde. Die Zeiten der Breitband-Probiotika sind vorbei.

Ein Probiotikum auswählen

Unser Verständnis des Mikrobioms im Darm steckt noch in den Kinderschuhen.

Zum gegenwärtigen Zeitpunkt wissen wir, dass *bestimmte Stämme* von Probiotika für *bestimmte Erkrankungen* funktionieren, aber es gibt kein Probiotikum, das am besten für uns alle funktioniert. Die Forschung entwickelt sich so schnell, dass wir wahrscheinlich noch unzählige neue Stämme in den nächsten Jahren sehen werden. Meine Auswahl der besten Probiotika wechselt alle paar Monate.

Hier einige Dinge, die es zu beachten gilt:

- Probiotische Spezies **kolonialisieren nicht** deinen Darm. Mit anderen Worten, sie etablieren sich nicht als permanente Bewohner deines Darms. Stattdessen haben sie positive Auswirkungen auf deinen Magen und dein Immunsystem, während sie ihn **passieren**.
- Der klinische Nutzen wurde für spezifische *Stämme* (oder Subtypen) von Bakterien nachgewiesen. Von einem anderen Stamm derselben Spezies musst du deshalb nicht zwangsläufig denselben Nutzen beziehen.
- Unterschiedliche probiotische Stämme funktionieren für unterschiedliche Erkrankungen. Zum Beispiel kann die Spezies *Saccharomyces boulardii* im Magen Pathogene wie Hefe und Parasiten bekämpfen. Die Stämme *Lactobacillus rhamnosus*, GR-1 und *Lactobacillus reuteri*, RC-14 können das vaginale Mikrobiom normalisieren und Vaginalpilz heilen (siehe weiter unten).
- Es ist besser, ein Produkt mit vielen individuellen Bakterien auszuwählen, aber weniger Stämmen oder

Bakterientypen. So kann ein Stamm einen gezielteren Effekt haben.
- Probiotika könnten in Kombination mit einem Präbiotikum ergänzender Ballaststoffe eingenommen werden. Solche Produkte werden *Synbiotika* genannt.
- Ernährung hat einen viel stärkeren Effekt auf das Mikrobiom als jedes Probiotikum je haben könnte.
- Wenn du von einem Probiotikum Blähungen bekommst, hast du womöglich eine Erkrankung namens Dünndarmfehlbesiedelung (siehe weiter unten). In diesem Fall hättest du womöglich mehr von einem Kräuterantimikrobiotikum.

Darmdurchlässigkeit

Ich habe Darmdurchlässigkeit erwähnt, als wir Lebensmittelempfindlichkeiten in Kapitel 6 und Endometriose in Kapitel 9 besprochen haben. Es ist ein wichtiges Thema, weil es eine häufige Ursache von Entzündungen ist.

Darmdurchlässigkeit ist eine Erkrankung, in der sich winzige mikroskopische Lücken oder Abstände zwischen den Zellen deiner Darmwand bilden. Normalerweise sollten deine Darmzellen eng aneinander liegen und eine Art Barriere bilden, die Bakterien und Proteine davon abhalten, in deinen Körper zu gelangen. Darmdurchlässigkeit kommt vor, wenn diese Barriere durch eine Infektion, Antibiotika, hormonelle Verhütung, Dünndarmfehlbesiedelung oder entzündungsfördernde Lebensmittel wie Gluten durchbrochen wurde.

Wenn du Darmdurchlässigkeit entwickelst, gelangen Lebensmittelproteine und bakterielle Gifte in deinen Körper und können dein Immunsystem dazu anregen, entzündungsfördernde Zytokine zu bilden.

Darmdurchlässigkeit behandeln

- Vermeide Gluten, weil Gluten Darmdurchlässigkeit verursachen kann.
- Verbessere die Gesundheit deiner Darmflora (siehe weiter oben) und behandle eine Dünndarmfehlbesiedelung

(siehe weiter unten).

- Ergänze mit der Kräutermedizin Berberin (siehe den Abschnitt zu RDS und SIBO weiter unten)
- Ergänze mit Zink, weil es die Integrität der Darmbarriere wiederherstellt[412].
- Ergänze mit Probiotika wie *Lactobacillus rhamnosus GG* und *Lactobacillus plantarum MB452*, weil sie die Integrität der Darmbarriere wiederherstellen können[413] [414].

Chronisch-entzündliche Darmerkrankungen (CED)

Zu den ernsthaftesten Verdauungsproblemen der chronisch-entzündlichen Darmerkrankungen (CED) zählen Morbus Crohn, Colitis ulcerosa und Zöliakie. Die Behandlung der chronisch-entzündlichen Darmerkrankungen liegt außerhalb der Reichweite dieses Buchs. Bitte suche dir professionelle Hilfe.

Reizdarmsyndrom (RDS) und Dünndarmfehlbesiedelung (SIBO)

Ein weniger ernstes Verdauungsproblem ist das Reizdarmsyndrom (RDS), was Schmerzen, Blähungen, Durchfall und Verstopfung verursachen kann. RDS ist für gewöhnlich das Ergebnis von einer Dünndarmfehlbesiedlung (SIBO), was die Überbesiedlung *normaler Bakterien in deinen Dünndarm* bedeutet. Deine Darmbakterien sollen weiter unten in deinem *Dick*darm angesiedelt sein. Verschiedene Störungen können sie dazu bringen, nach oben in den Dünndarm zu wandern, woraus SIBO resultiert. Zu den häufigen Störungen zählen Infektionen, Antibiotika, Magensäuremedikamente, Schilddrüsenerkrankungen [415] und die Pille.

Sobald sich Bakterien in deinem Dünndarm angesiedelt haben, verursachen sie das Reizdarmsyndrom, Darmdurchlässigkeit und Entzündungen. Diese Entzündung könnte dann deine Periodenprobleme verursachen oder verschlimmern.

Natürliche Behandlung von RDS und SIBO

FODMAP-arme Ernährung. Wie wir in Kapitel 6 gesehen

haben, sind FODMAPs fermentierende Kohlenhydrate. Bakterien fermentieren FODMAPs, was gut ist, solange die Bakterien im Dickdarm angesiedelt sind, wo sie auch hingehören. Wenn Bakterien in deinen Dünndarm wandern (SIBO), kann die dortige Fermentierung von FODMAPs zu Blähungen und Entzündungen führen.

Eine FODMAP-arme Ernährung kann eine kurzfristige Linderung bringen, aber sie ist *keine* langfristige Lösung bei RDS. Zum einen, weil eine FODMAP-arme Ernährung zeitlich begrenzt bleiben sollte und zu einer Mangelernährung führen könnte. Zum anderen entzieht eine FODMAP-arme Ernährung den Bakterien im Dickdarm die Ballaststoffe, die sie benötigen, um dich gesund zu halten.

Eine bessere Vorgehensweise ist, SIBO mit einer antimikrobiellen Kräutersubstanz zu *behandeln*.

Antimikrobielle Kräutersubstanzen wie Berberin können bei SIBO und RDS sehr hilfreich sein.

> **Wie es funktioniert:** Berberin ist antimikrobiell und reduziert die Fehlbesiedelung von Bakterien in deinem Dünndarm. Es repariert auch Darmdurchlässigkeit[416]. Eine John-Hopkins-Studie hat befunden, dass eine Ergänzung mit Berberin und anderen antibakteriell wirkenden Kräutern bei der Behandlung von SIBO so effektiv wie Antibiotika ist[417].

> **Was du sonst noch wissen solltest:** Ich verschreibe für gewöhnlich eine achtwöchige Kur mit Berberin in Kombination mit anderen antibakteriellen Kräutern wie Oreganoöl. Ich verwende manchmal die Produkte, die in der John-Hopkins-Studie zum Einsatz kamen, was Candibactin-AR® und Candibactin-BR® von Metagenics waren. Ich verwende auch Thorne Research Berberin-500. Bitte nimm Berberin nicht länger als acht Wochen durchgehend, außer unter professioneller Aufsicht. Siehe dazu den Abschnitt Berberin in Kapitel 7 für weitere Vorsichtsmaßnahmen und Dosierungshinweise.

Manchmal ist ein Behandlungsdurchgang mit einer antibakteriellen Substanz ausreichend. Aber manchmal kommt

SIBO zurück und erfordert weitere Behandlungen.

Das Wiederauftreten von SIBO verhindern

- Vermeide entzündungsfördernde Lebensmittel wie Weizen und Milchprodukte, weil sie Entzündungen verursachen, die die Darmmotilität beeinträchtigen können.
- Identifiziere und behandle ein zugrundeliegendes Schilddrüsenproblem, weil eine Schilddrüsen-Unterfunktion SIBO verursachen kann.
- Vermeide so weit wie möglich Medikamente, die SIBO verursachen. Dazu zählen Antibiotika, Magensäuremedikamente und die Pille.
- Überlege dir, Verdauungsenzyme wie Betain HCL (Chlorwasserstoffsäure) zu nehmen, weil sie das Bewegungsvermögen des Darms (Darmmotilität) fördern.
- Ziehe in Erwägung, Mariendistel (Silymarin) zu nehmen, weil es die Darmmotilität fördert.

Manche Probiotika können die Verdauungsblähungen bei SIBO *verschlimmern.*

Verdauungsgesundheit ist ein komplexes Thema. Eine vollständige Diskussion sprengt den Rahmen dieses Buchs. Suche dir bitte professionellen Rat, falls sich deine Symptome nicht verbessern sollten.

Vaginalpilz und bakterielle Vaginose

Wie wir in Kapitel 5 gesehen haben, werden sowohl Vaginalpilz als auch bakterielle Vaginose von einem gestörten *vaginalen* Mikrobiom verursacht. Das bedeutet, dass sie letztlich von einem gestörten Mikrobiom im *Magen* ausgelöst werden. Die beiden Bakterienpopulationen sind miteinander verbunden. Betrachte sie als dein *Ganzkörper-Ökosystem.*

Der beste Weg, um Vaginalpilz und Vaginose zu behandeln, ist alle Schritte weiter oben zu befolgen, um eine gesunde

Darmflora zu erhalten, *plus* diese drei weiteren Empfehlungen für die Vaginalflora:

- Ergänze mit den probiotischen Stämmen *Lactobacillus rhamnosus, GR-1* und *Lactobacillus reuteri, RC-14,* welche klinisch nachweislich Vaginalpilz und bakterielle Vaginose verbessern[418]. Die probiotische Kombination funktioniert am besten, wenn sie oral eingenommen wird, aber sie kann für einen zusätzlichen Nutzen auch vaginal eingeführt werden.
- Verwende keine vaginale Spülung oder Waschgel, weil sie deine gesunden Vaginalbakterien verringern.
- Verwende kein spermienabtötendes Mittel (Spermizid), weil es deinen guten Vaginalbakterien schadet.

Schilddrüsenerkrankung

Im Rückblick habe ich festgestellt, dass ich Schilddrüsenerkrankungen in fast jedem Kapitel dieses Buchs erwähne. Es wird dich also nicht überraschen, von mir zu hören, dass Schilddrüsenerkrankungen ein wichtiger Faktor in der Periodengesundheit sind.

Deine Schilddrüse ist eine schmetterlingsförmige Drüse im Vorderteil deiner Kehle. Sie stellt Schilddrüsenhormon her – ein kleines Proteinhormon, das aus Tyrosin und Jod besteht. Das Schilddrüsenhormon ist der Zündschlüssel für jede einzelne Zelle. Es stimuliert das Verbrennen von Kalorien und die Herstellung von Proteinen.

Das Schilddrüsenhormon ist essentiell für jede Stoffwechselaktivität, das schließt eine gesunde Verdauung, Entgiftung und Eisprung mit ein.

Wie Schilddrüsenerkrankung Periodenprobleme verursacht

Die häufigste Art der Schilddrüsenerkrankung ist Hypothyreose (Schilddrüse-Unterfunktion), die dann auftritt, wenn deine Schilddrüse nicht ausreichend Hormone bildet. Hyperthyreose

(Schilddrüsen-Überfunktion) kann auch Auswirkungen auf die Periode haben, kommt aber seltener vor.

Hypothyreose wirkt sich auf die Periodengesundheit auf die folgende Art und Weise aus:

- Es stimuliert Prolaktin, welches den Eisprung unterdrückt (Kapitel 7)
- Es verschlechtert Insulinresistenz und erhöht das Risiko für PCOS (Kapitel 7)
- Es stört den gesunden Östrogenstoffwechsel und verursacht so einen Östrogenüberschuss
- Es raubt deinen Eierstöcken die Zellenergie, die sie für den Eisprung brauchen, und verursacht so anovulatorische Zyklen und niedriges Progesteron
- Es senkt Gerinnungsfaktoren und verursacht so starke Blutungen (Kapitel 9)

Die Hypothyreose betrifft mindestens eine von zehn Frauen (und manche Männer). Sie wird häufig übersehen, weil sie mit einem regulären Bluttest schwer festzustellen ist.

Diagnose

Der Standardtest für eine Schilddrüsenerkrankung ist ein Bluttest für das Schilddrüsen-stimulierende Hormon (TSH).

Wenn deine Schilddrüse ausreichend Schilddrüsenhormone herstellt, signalisiert das deiner Hypophyse, *weniger* TSH zu bilden.

Wenn deine Schilddrüse *nicht* ausreichend Schilddrüsenhormone produziert, signalisiert das deiner Hypophyse, *mehr* TSH zu bilden.

Daher verursacht ein ungenügendes Level an Schilddrüsenhormonen einen *hohen* TSH-Wert bei einem Bluttest. Hohes TSH bedeutet, dass du eine Schilddrüsen-Unterfunktion bzw. Hypothyreose hast.

TSH Kontroverse

Es gibt eine Debatte darüber, was als „hohes" TSH bewertet werden sollte. Nach den derzeitigen Richtlinien kann deine

Ärztin keine Schilddrüsen-Unterfunktion diagnostizieren, bis dein TSH größer als 5 oder 6 mIU/l ist. Mit anderen Worten, bis zu einem TSH-Wert, der größer als 5 mIU/l ist, wird die Schilddrüsenfunktion als *normal* betrachtet.

Vor fünfzehn Jahren senkte die Amerikanische Nationalakademie für Klinische Biochemie (American National Academy of Clinical Biochemistry) das obere Limit für TSH auf 2,5 mIU/l, und die Amerikanische Vereinigung Klinischer Endokrinologinnen, kurz AACE (American Association of Clinical Endocrinologists) folgte bald darauf[419]. Entlang dieser vorgeschlagenen Richtlinien kann deine Ärztin eine Schilddrüsen-Unterfunktion diagnostizieren, wenn dein TSH-Wert bei nur 2,5 mIU/l liegt. Das leitete eine ziemlich signifikante Wende ein, weil damit auf einen Schlag Tausende von Patienten mit einem grenzwertigen Schilddrüsenproblem behandelt werden konnten.

Das hätte insbesondere für Frauen wichtig sein können, weil Forschungsergebnisse gezeigt haben, dass Frauen bessere Ergebnisse bei Fruchtbarkeit und Schwangerschaft haben, wenn ihr TSH-Wert *niedriger* als 2,5 mIU/l ist[420].

Leider wurde die neue Richtlinie zu 2,5 TSH nicht flächendeckend von Laboren und Ärzten angewandt, weshalb sich die meisten Ärzte daher bis heute am Richtwert von 5 mIU/l orientieren. Das bedeutet, dass Ärzten die Gelegenheit entgeht, Schilddrüsenerkrankungen zu behandeln und Frauen mit Periodenproblemen und Fruchtbarkeitsproblemen zu helfen.

Bei meinen eigenen Patientinnen tippe ich auf eine Schilddrüsenerkrankung, wenn ihr TSH-Wert beständig über 3 mIU/l liegt.

Es gibt noch ein anderes Problem

Wenn dein TSH niedriger als 3 mIU/l ist, *sollte* das bedeuten, dass du eine normale Funktion hast. Es könnte das bedeuten, aber leider kann TSH von vielen Dingen, inklusive Stress und chronischer Entzündung, künstlich unterdrückt werden. Mit anderen Worten könntest du einen normalen TSH-Wert haben, aber dennoch an einer Schilddrüsen-Unterfunktion leiden.

Beachte deine Symptome.

Schilddrüsensymptome

Zu den häufigsten Symptomen einer Schilddrüsen-Unterfunktion zählen:

- Müdigkeit
- Unregelmäßige Perioden
- Starke Menstruation
- Unfruchtbarkeit
- Haarausfall
- Trockene Haut
- Rissige Fersen
- Wasserablagerungen
- Hohes Cholesterol bei einem Bluttest
- Ständiges Frieren
- Verdauungsprobleme wie SIBO
- „Brain Fog"
- Depression

Bis zu 20 Prozent aller Depressionen könnte ein undiagnostiziertes Problem der Schilddrüse zugrundeliegen.

Natürlich können viele dieser Symptome *andere* Ursachen haben. Wenn du eine Schilddrüsenerkrankung hast, dann bitte deine Ärztin darum, einen weiteren Bluttest namens Schilddrüsenantikörper-Test zu machen.

Schilddrüsenantikörper

Schilddrüsenantikörper sind eine Autoimmunantwort und sind gegen deine Schilddrüse gerichtet. Es handelt sich dabei um eine Entzündung und ist einer der besten Tests, um ein Schilddrüsenproblem zu erkennen.

Wenn du positiv auf Schilddrüsenantikörper getestet wurdest, hast du womöglich eine Autoimmunerkrankung namens Hashimoto-Thyreoiditis, die in 90 Prozent aller Fälle die Ursache einer Schilddrüsen-Unterfunktion ist.

Hashimoto-Thyreoiditis liegt in der Familie und wird vererbt, daher hast du eine größere Wahrscheinlichkeit sie zu bekommen, wenn deine Mutter oder Schwester sie hatten.

Konventionelle Behandlung der Schilddrüsenerkrankung

Schilddrüsenhormon

Die konventionelle Behandlung einer Schilddrüsenerkrankung besteht darin, Schilddrüsenhormone in der Form von *Thyroxin* oder *T4-Hormon* zu nehmen. Thyroxin funktioniert gut dabei, TSH zurück auf einen normalen Wert zu bringen, aber womöglich fühlst du dich damit noch nicht viel besser. Bis zu 10 Prozent aller Schilddrüsenpatientinnen haben weiterhin Symptome mit Thyroxin, selbst wenn ihr TSH-Wert normal ist[421]. Wenn dir das passiert, bitte deine Ärztin um eine Kombination aus T4- und T3-Hormonen. T3 ist die aktive Form des Schilddrüsenhormons, und die Beweise mehren sich, dass es besser gegen die Symptome wirkt[422]. Mehr und mehr Ärzte sind willens, es zu verschreiben.

Getrocknete Schilddrüse (vom Schwein) ist eine weitere verbreitete Art der Schilddrüsenhormon-Ergänzung. Sie enthält von Natur aus T4 und T3. Eine klinische Studie aus 2013 fand heraus, dass getrocknete Schilddrüse sicher ist und die Mehrheit der Patientinnen diese bevorzugt[423].

Ich betrachte Schilddrüsenhormone (selbst Thyroxin) als natürliche und sehr wertvolle, hilfreiche Behandlung. Wenn du sie benötigst, ermuntere ich dich, sie zu nehmen. Du kannst auch einige der natürlichen Schilddrüsenbehandlungen anwenden, die weiter unten beschrieben werden.

Alle Schilddrüsenhormone (inklusive getrocknete Schilddrüse) müssen von deiner Ärztin verschrieben werden.

Ernährung und Lebensstil bei einer Schilddrüsenerkrankung

Gluten vermeiden

Die beste natürliche Behandlung bei einer Schilddrüsenerkrankung ist die Vermeidung entzündungsfördernder Lebensmittel, insbesondere Gluten, um die Autoimmunantwort zu reduzieren. Eine weizenfreie Ernährung reduziert nachweislich Schilddrüsenantikörper und verbessert die Schilddrüsenfunktion[424].

Darmdurchlässigkeit korrigieren

Indem du dein Immunsystem bakteriellen Giften und anderen Proteinen aussetzt, kann die Darmdurchlässigkeit eine Autoimmun-Schilddrüsenerkrankung verursachen oder verschlimmern. Bitte beziehe dich auf den Abschnitt zu „Darmdurchlässigkeit" weiter oben im Kapitel.

Identifiziere und behandle das Epstein-Barr-Virus

Infektionen könnten eine Rolle bei einer Autoimmun-Schilddrüsenerkrankung spielen. Das Epstein-Barr-Virus wurde zum Beispiel als mögliche Ursache der Hashimoto-Thyreoiditis identifiziert[425]. Das Epstein-Barr-Virus kommt häufig vor und die meisten von uns hatten eine frühere Infektion damit, die vorübergehend ruhen kann. Wenn sich das Virus reaktiviert, kann es Schilddrüsenerkrankungen auslösen oder verschlimmern. Die beste Behandlung besteht darin, das Immunsystem mit natürlichen antiviralen Behandlungen wie Zink, Selen, Vitamin D und medizinischem Pilzextrakt zu unterstützen.

Ergänzungen und Kräutermedizin bei einer Schilddrüsenerkrankung

Schlafbeere (Withania somnifera). Wir haben diese Kräutermedizin als Behandlung bei hypothalamischer Amenorrhö in Kapitel 7 und Perimenopause in Kapitel 10 kennengelernt. Es hilft auch der Schilddrüse.

Wie es funktioniert: Schlafbeere stimuliert die gesunde

Produktion von SchilddrüsenhormonenPMID: 25624699]. Es reduziert auch Entzündungen und stabilisiert die HPA-Achse oder das Stressreaktionssystem.

Was du sonst noch wissen solltest: Die genaue Menge der Einnahme hängt von der Konzentration in der Rezeptur ab. Dosierungen reichen von 300 bis 3000 mg und können in einer Mixtur genommen werden, die andere Adaptogene wie *Rhodiola* enthält. Schlafbeere ist eine sichere Kräutermedizin und funktioniert am besten, wenn sie für drei Monate oder länger eingenommen wird.

Selen ist ein Schlüsselnährstoff für die Schilddrüse.

Wie es funktioniert: Es reduziert Entzündungen und Schilddrüsenantikörper[426][427]. Es hilft auch bei der Aktivierung von T4 und T3 und kann deine Schilddrüse vor Jod beschützen.

Was du sonst noch wissen solltest: Ich empfehle 100 bis 150 mcg pro Tag. Selen kann in hohen Mengen giftig sein, daher nimm bitte nicht über 200 mcg pro Tag ein aus allen Quellen zusammengenommen, inklusive Lebensmittelquellen wie Paranüssen, die reich an Selen sind.

Jod wird bei Schilddrüsenerkrankungen kontrovers diskutiert. Deine Schilddrüse braucht Jod. Und Jodmangel ist die primäre Ursache von Schilddrüsenerkrankungen in manchen Teilen der Welt. Jod ist nicht die primäre Ursache von Schilddrüsenerkrankungen in westlichen Ländern, sondern die Autoimmunität. Leider kann zu viel Jod eine Autoimmunreaktion verursachen oder verschlimmern. Diese ist weniger wahrscheinlich, wenn du ausreichend Selen hast.

Wenn du *keine* Schilddrüsenantikörper hast, kannst du Jod einnehmen und es könnte deiner Schilddrüsenfunktion helfen. Bitte beziehe dich auf den Abschnitt zu Jod in Kapitel 6 für Hinweise zu sicherer Dosierung.

Wenn du *schon* Schilddrüsenantikörper hast, solltest du wahrscheinlich kein Jod für deine Schilddrüse nehmen. Du kannst nichtsdestotrotz *kleine Mengen* Jod für seine anderen Aufgaben nehmen – nämlich zum nach unten Regulieren deiner

Östrogenrezeptoren, wie im Verlauf des Buches besprochen wurde.

Wie es funktioniert: Jod ist ein essenzieller Teil des Schilddrüsenhormons.

Was du sonst noch wissen solltest: Gehe nicht über 500 mcg (0,5 mg), außer unter professioneller Betreuung.

Eine Schilddrüsenerkrankung ist ein komplexes Thema. Die vollständige Diskussion liegt außerhalb des Rahmens dieses Buchs. Bitte suche dir professionellen Rat.

Haarausfall

Finde die Ursache

Haarausfall kann von jedem der folgenden Punkte verursacht werden:

- der Geburt eines Kindes
- einer Krankheit
- Mangelernährung
- Ernährung mit wenig Kohlenhydraten (Low-Carb)
- Zöliakie oder Glutenunverträglichkeit
- Stress
- Schilddrüsenerkrankung
- Eisenmangel
- Zinkmangel
- Proteinmangel
- Hormonelle Verhütung
- Absetzen von hormoneller Verhütung
- Antidepressiva
- PCOS oder Androgenüberschuss

Deine einzige Hoffnung besteht darin, die Ursache ausfindig zu machen und dann *diese* in Ordnung zu bringen. Wenn du zum Beispiel Eisenmangel hast, dann nimm bitte Eisen. Wenn du PCOS hast, dann behandle bitte PCOS.

Wenn du nach der Ursache deines Haarausfalls suchst, beachte, dass die Ursache zuerst auftritt und der Haarausfall etwa drei

Monate *später folgt*. Mit meinen eigenen Patientinnen zeichne ich oft eine Zeitspanne nach, um herauszufinden, was los ist. Siehe dazu den Abschnitt zur Zeitverzögerung weiter unten.

Abhängig von der Ursache und Art des Haarausfalls wird dich deine Ärztin entweder mit *Telogen Effluvium* oder *Androgenetischer Alopezie* oder *einer Kombination der beiden* diagnostizieren. Laut der Amerikanischen Haarausfall-Vereinigung, kurz AHLA (American Hair Loss Association) sind die frühen Stadien Androgenetischer Alopezie im Grunde Telogen Effluvium[428].

Telogen Efluvium bedeutet im wesentlichen „Haarausfall" aufgrund von *etwas* und beschreibt den Vorgang eines gesteigerten Haarverlustes Dieses *Etwas* ist eines der Dinge, die weiter oben aufgelistet wurden, wie die Geburt eines Kindes (postpartum), Stress, Krankheit, Ernährung oder das Absetzen von hormoneller Verhütung. Dieses *Etwas* könnte auch das übermäßige Auftreten von Androgenen oder männlichen Hormonen sein, in welchem Fall sich Telogen Effluvium zu Androgenetischer Alopezie entwickeln kann.

Androgenetische Alopezie (Haarausfall bei Frauen) ist der voranschreitende Haarausfall, der durch männliche Hormone oder eine *Empfindlichkeit* gegenüber männlichen Hormonen verursacht wird. Sie verursacht eine Verbreiterung des Scheitels durch eine diffuse Ausdünnung und Schrumpfung der Haarfollikel. Sie kann über Jahre andauern und ist schwer zu heilen.

Wir haben androgenetische Alopezie an zwei Stellen im Buch besprochen. Zuerst in Kapitel 2, wo wir gesehen haben, dass die hormonelle Verhütung mit einem „hohen Androgenindex" eine androgenetische Alopezie verursacht. Und dann erneut im Abschnitt über die Behandlung von Haarausfall bei Frauen in Kapitel 7.

Ich weiß von meinen Unterhaltungen mit Patientinnen, dass Haarausfall besorgniserregend ist, weil es lange Zeit dauert, um sich zu bessern und auch, weil es auf konventionelle Behandlungen nicht stark reagiert.

Konventionelle Behandlung von Haarausfall

Hormonelle Verhütung

Progestine mit einem „niedrigen Androgenindex" (siehe Kapitel 2) können in der Theorie helfen, weil sie Androgene blockieren. Leider funktionieren sie meiner Erfahrung nach nicht besonders gut – wahrscheinlich weil sie Progesteron unterdrücken. Erinnere dich daran, dass Progesteron großartig für das Haar ist!

Spironolacton (Aldactone®)

Wir haben dieses androgenunterdrückende Medikament als Behandlung für PCOS in Kapitel 7 kennengelernt. Es ist fast dasselbe Medikament wie das Progestin Drospirenon, das in der Yasmin® verwendet wird. Es unterdrückt Androgene, weshalb es hilfreich sein sollte, es aber oft nicht ist. Wenn du mit Spironolacton aufhörst, wird sich dein Haarausfall verschlechtern.

Minoxidil (Rogaine®)

Das ist ein Blutdruck-Medikament, das „umfunktioniert" wurde, um örtlich angewandt zu werden und die Blutversorgung der Haarfollikel zu verbessern. Leider ist eine seiner Nebenwirkungen auch Haarausfall.

Natürliche Behandlung von Haarausfall

Der einzige Weg, um Haarausfall zu behandeln, ist die zugrundeliegende Ursache oder *Ursachen* zu identifizieren und zu behandeln.

Da ich weiß, dass das überwältigend sein kann, habe ich es in fünf einfache Fragen heruntergebrochen:

Ist es deine Medikation?

Viele Medikamente verursachen Haarausfall, inklusive Antibiotika, Antipilzmittel, Akne Medikamente, Antidepressiva und hormonelle Verhütung. Und erinnere dich, dass Haarausfall drei oder mehr Monate *nachdem* du mit der Medikation angefangen hast, aufgetreten sein sollte. Bitte sprich mit deiner

Ärztin über eine Alternative.

Isst du genug?

Dein Haar muss in jeder Hinsicht vollständig genährt sein, inklusive der Makro- und Mikronährstoffe, die wir in Kapitel 6 besprochen haben. Du hast ein größeres Risiko für Haarausfall, wenn du eine vegetarische oder Low-Carb-Ernährung befolgst.

Ist es deine Schilddrüse?

Sowohl eine unteraktive als auch eine überaktive Schilddrüse können Haarausfall verursachen. Erinnere dich daran, dass deine Ärztin eine Schilddrüsendiagnose womöglich übersehen hat. Bitte siehe dazu den Abschnitt zur Schilddrüsenerkrankung weiter vorne in diesem Kapitel.

Hast du einen Eisprung?

Dein Haar *liebt* Östrogen und Progesteron. Und der einzige Weg, um diese Hormone zu bilden, ist es, jeden Monat einen Eisprung und einen natürlichen, gesunden Zyklus zu haben.

Deine Periode ist dein monatlicher Gesundheits-Check Dein Haar ist *auch* ein solcher Check – in größerem Ausmaß sogar, sofern das überhaupt möglich ist.

Brauchst du Zink?

Zink ist großartig für das Haar, weil es den Eisprung fördert, entzündungshemmend wirkt und Androgene blockiert. Es stimuliert auch direkt den Haarwuchs. Zu den häufigen Ursachen eines Zinkmangels zählen eine vegetarische Ernährung und die hormonelle Verhütung. Bitte siehe dazu die Abschnitte zu Zink in diesem Buch.

Brauchst du Eisen?

Das Haar braucht viel Eisen. Daher wirst du unabhängig von der

Ursache deines Haarausfalls ausreichend Eisen brauchen, um eine Besserung erzielen zu können. Bitte deine Ärztin, dein „Serum-Ferritin" zu testen. Es sollte zumindest 50 ng/mL sein. Wenn es niedriger als 50 ist, ziehe bitte in Erwägung mit 25 mg eines sanften Eisens wie Eisenbisglycinat zu ergänzen. Nimm es mit dem Essen ein, um die Resorption zu verbessern.

Hast du PCOS?

Hast du die Androgenüberschusskrankheit PCOS? Bist du dir sicher? Erinnere dich, dass PCOS nicht durch einen Ultraschall diagnostiziert oder *ausgeschlossen* werden kann. Wenn du PCOS hast, musst du den Treiber deiner Art von PCOS behandeln, sowie potentiell eine Antiandrogenergänzung wie DIM nehmen. Du kannst auch in Erwägung ziehen, eine örtliche Behandlung wie Rosmarin zu verwenden, die einen lokalen Antiandrogeneffekt hat[429], oder Melatonin, das Entzündungen reduziert[430]. Bitte siehe Kapitel 7 für eine vollständige Diskussion von PCOS und Antiandrogenbehandlungen.

Leidest du an einer Entzündung?

Eine Entzündung *hypersensibilisiert* Haarfollikel gegenüber Androgenen, weshalb chronische Entzündungen die Androgen-Hyperempfindlichkeit und androgenetische Alopezie verschlimmern kann. Du wirst wissen, dass Entzündungen ein Thema sind, wenn du an chronischer Dermatitis oder einer gereizten Kopfhaut leidest. Die Behandlung besteht darin, entzündungsfördernde Lebensmittel wie Weizen und Milchprodukte zu vermeiden und mögliche zugrundliegende Verdauungsprobleme zu behandeln (weil Verdauungsprobleme Entzündungen verursachen können). Du kannst auch die typische Rosmarinbehandlung probieren, die im Abschnitt „Haarausfall bei Frauen" in Kapitel 7 beschrieben wird.

Zeitverzögerung

Selbst mit der besten Behandlung kannst du keine Verbesserung für mindestens drei bis sechs Monate erwarten. Warum? Weil dein Haar eine telogene Phase (Ruhephase) hat, die wie eine Ruhezeit für Haare ist. Sobald deine Haare die telogene Phase betreten, sind sie dazu bestimmt, zwei bis sechs Monate später auszufallen – *egal, was du tust.*

Telogene Phase

Haare in der telogenen Phase sind schlafend oder ruhend, bevor sie ausfallen. Die telogene Phase hat eine fixe Dauer zwischen einem und vier Monaten. Haare in der Anagenphase sind hingegen aktiv wachsend. Die Dauer der Anagenphase ist unterschiedlich lange und dauert mehrere Jahre an.

Zum Beispiel könntest du jetzt gerade viele Haare in der telogenen Phase haben aufgrund von etwas, das vor Monaten passiert ist. Diese Haare *werden ausfallen* und es gibt nichts, was du tun könntest, um das zu stoppen. Du kannst nur daran arbeiten, weiteren Haarausfall in drei bis sechs Monaten zu verhindern.

Behalte die Ruhe, sei geduldig und bleib bei deiner Behandlung.

Hormonelle Verhütung absetzen

Wie wir im Abschnitt „Die Pille absetzen" in Kapitel 2 gesehen haben, wirst du dich wahrscheinlich besser fühlen, wenn du mit hormoneller Verhütung aufhörst. Das führt zu besserer Stimmung, mehr Energie und regelmäßigen Zyklen. Das ist das häufigste Erlebnis.

Du könntest allerdings Probleme haben wie Post-Pillen-Akne, PMS, PCOS, Amenorrhö, Angst und Beklemmungsgefühle, starke Perioden, schmerzhafte Perioden und Gesichtsbehaarung.

Was verursacht Post-Pillen-Symptome? Es sind nicht die Medikamente selbst, weil sie deinen Körper relativ schnell verlassen. Stattdessen ist das Post-Pillen-Syndrom das Ergebnis von:

- dem Entzug des starken synthetischen Östrogens
- einem Anstieg in den Androgenen (vor allem, wenn du

eine Anfälligkeit für PCOS hast)
- echten Perioden zum ersten Mal in Jahren
- Verspätung im Aufbau eines regulären Eisprungs.

Östrogenentzug

Das Östrogen in der Pille (Ethinylestradiol) ist viermal stärker als dein körpereigenes wunderbares Östradiol[431]. So viel Östrogen hat einen starken stimulierenden Effekt auf deine Gehirnchemie. Diesen Effekt wirst du spüren, *wenn du aufhörst, es weiter zu nehmen.* Es ist, wie von einer Droge abzukommen.

Was zu tun ist: Finde einen Weg, einen Eisprung zu haben, damit du dein körpereigenes Östrogen und Progesteron produzieren kannst. Bitte beziehe dich auf Kapitel 7 für Behandlungsstrategien. Du kannst auch den beruhigenden Effekt auf das Gehirn durch natürliche Progesteroncreme probieren. Siehe den Abschnitt über natürliches Progesteron in Kapitel 10.

Anstieg der Androgene

Deine Androgene (männliche Hormone) werden ansteigen, wenn du die Pille absetzt. Ein kleiner Anstieg ist nützlich für die Stimmung und die Libido, aber ein großer Anstieg kann die unerwünschten Androgensymptome Akne, Haarausfall und Hirsutismus verursachen. Es gibt mehrere Gründe dafür, warum du mit einem großen Post-Pillen-Anstieg der Androgene konfrontiert sein könntest.

- Du warst auf einem *androgenunterdrückenden* Progestin wie Drospirenon oder Cyproteron, und dein Körper musste das kompensieren, indem er die Androgenproduktion aufgedreht hat. (Für eine Diskussion des „Androgenindex" von Verhütung, siehe bitte Kapitel 2.)
- Du hattest eine zugrundeliegende Anfälligkeit für PCOS, schon bevor du mit hormoneller Verhütung begonnen hast.
- Du hast eine Insulinresistenz von der hormonellen Verhütung entwickelt und tendierst daher zu insulinresistentem PCOS.

Wir haben das Problem von Post-Pillen-Androgenen auch in den Abschnitten „Post-Pillen-Akne" in Kapitel 2 und „PCOS nach der Pille" in Kapitel 7 betrachtet.

Was zu tun ist: Wenn du zu Akne und anderen Androgensymptomen neigst, dann beginne bitte mit einer Behandlung zumindest einen Monat bevor du die Pille absetzt. Für Tipps, um Androgene zu senken und Akne zu behandeln, siehe bitte die Abschnitte „Akne-Behandlung" und „Antiandrogenbehandlung" in Kapitel 7.

Die erste richtige Periode in Jahren

Wenn du wissen willst, was dich beim Absetzen hormoneller Verhütung erwartet, stelle dir eine einfache Frage: Wie war deine Periode, bevor du begonnen hast, eine Verhütung zu nehmen? Ich spreche nicht von deinen Pillenblutungen, weil das keine echten Perioden sind. Ich spreche von deiner echten Periode – die du womöglich vor zehn Jahren hattest.

War diese Periode regelmäßig? War sie stark oder schmerzhaft? Hattest du auch schlechte Haut? Diese Probleme verschwinden nicht einfach. Sie wurden lediglich von Verhütung verdeckt und sie treten mit hoher Wahrscheinlichkeit wieder auf.

Was zu tun ist: Vergiss, dass du gerade mit der Verhütung aufgehört hast. Gehe zurück an den Anfang, um das Periodenproblem zu behandeln, dass *schon immer da war*. Bei PMS, zum Beispiel, siehe Kapitel 8. Bei starken oder schmerzhaften Perioden siehe bitte Kapitel 9.

Verspätung bei der Entwicklung eines regelmäßigen Eisprungs

Wenn du nach dem Absetzen der Verhütung mit PCOS oder Amenorrhö kämpfst, bist du nicht alleine. Wie wir an Christines Geschichte in Kapitel 1 gesehen haben, kann es Monate oder selbst Jahre dauern, nach hormoneller Verhütung einen Eisprung zu bekommen.

Was zu tun ist: Es kann lange Zeit dauern, um deine Periode wiederzuerlangen, nachdem du die Pille abgesetzt hast. Das liegt nicht an dir, sondern an dem eisprungunterdrückenden

Medikament, das du genommen hast.

Vor diesem Hintergrund rate ich dir, an der Förderung deines Eisprungs zu arbeiten. Für Behandlungsideen, siehe dir bitte die Abschnitte „PCOS nach der Pille" und „Hypothalamische Amenorrhö" in Kapitel 7 an.

Tipps für Gespräche mit deiner Ärztin

Wenn du jemals aus einer Arztpraxis gekommen bist und dich frustriert und verwirrt gefühlt hast, dann weißt du, wie wichtig dieser Abschnitt ist. Deine Ärztin wollte dich nicht verwirren. Sie hat versucht, dir zu helfen, und war letzten Endes wahrscheinlich selbst einigermaßen verwirrt. Das liegt daran, dass ihr nicht dieselbe Sprache sprecht.

Wenn du zum Beispiel über „Östrogendominanz" sprechen willst, aber deine Ärztin diesen Begriff nicht kennt. Alles was sie weiß ist, dass du starke Perioden hast, und sie dich mit einer klinisch erprobten Behandlung wie der Mirena®-Hormonspirale behandeln will. Deine Ärztin kennt die naturheilkundlichen Behandlungsoptionen nicht. Darum ist sie verdutzt darüber, dass du zögerst oder nicht zustimmst.

Das muss nicht so sein. Deine Ärztin will dir helfen, und sie *wird* dir helfen – wenn ihr nur lernt, miteinander zu sprechen.

Hier ist eine Liste mit Fragen und Aussagen, die dabei helfen, die Unterhaltung zu steuern.

Keine Periode oder eine unregelmäßige Periode:
- Wurde ich auf Zöliakie getestet? Ich habe gehört, dass es ein häufiger Grund für Amenorrhö ist.
- Wurde meine Schilddrüse getestet? Was ist mein tatsächlicher TSH-Wert? Ich habe gehört, er sollte idealerweise weniger als 3 sein.
- Wurde ich auf überhöhtes Prolaktin getestet?
- Könnte es an einem meiner Medikamente liegen, dass meine Periode ausbleibt?
- Ich bin mir nicht sicher, ob ich genug esse. Könnte das

der Grund sein, warum ich keine Blutungen bekomme?
- Ich bin angesichts von Essen ziemlich verstört und denke, dass ich womöglich eine Essstörung haben könnte. Können Sie mir bitte helfen?
- Ich ernähre mich vegetarisch. Können Sie bitte meine Werte für Eisen, Zink und Vitamin B12 messen?
- Besteht die Möglichkeit, dass ich in der Menopause bin? Haben Sie meinen FSH-Wert kontrolliert?
- Wie lautet meine tatsächliche Diagnose? Ist es PCOS? Ist es hypothalamische Amenorrhö?

Wenn dir gesagt wird, dass du PCOS hast:

- Basiert diese Diagnose ausschließlich auf meinem Ultraschall? Laut meines Wissens kann PCOS auf diese Art nicht diagnostiziert werden.
- Meine Symptome treten erst auf, seit ich die Pille abgesetzt habe. Ich hatte dieses Problem zuvor nicht. Kann es sein, dass es nur ein Post-Pillen-Problem ist und womöglich von selbst besser wird?
- Haben Sie mich auf eine Erkrankung namens Andrenogenitales Syndrom getestet?
- Habe ich Insulinresistenz? Laut meines Wissens kann das durch einen Glukosetest nicht diagnostiziert werden. Könnten Sie mich bitte auf „Fasteninsulin" testen oder mittels eines „Glukosetoleranztests mit Insulin"?
- Habe ich erhöhtes Testosteron oder andere Androgene wie Androstendion oder DHEAS?
- Habe ich einen erhöhten LH-Wert?
- Können Sie mich bitte auf einen Mangel an Zink und Vitamin D testen?
- Können Sie bitte mein Progesteron testen? Ich will wissen, ob ich einen Eisprung hatte. (Erinnere dich, dass ein Progesterontest etwa eine Woche *nach* dem Eisprung oder eine Woche vor der nächsten erwarteten Periode liegen muss.)
- Ich weiß, dass ich einmal PCOS hatte, aber jetzt ist alles in Ordnung. Meine Periode kommt regelmäßig, und ich habe keine Symptome. Ich glaube nicht, dass ich die diagnostischen Kriterien noch erfülle.

Haarausfall:

- Wurde meine Schilddrüse getestet? Was ist mein tatsächlicher TSH-Wert? Ich habe gehört, dass er idealerweise unter 2,5 liegen sollte.
- Wurde mein Eisen getestet? Was ist mein tatsächlicher Ferritin-Wert? Ich habe gehört, dass er idealerweise größer als 50 ng/ml sein sollte.
- Wurde ich auf Zöliakie getestet?
- Könnte meine hormonelle Verhütung meinen Haarausfall verursachen? (Deine Ärztin mag das fälschlicherweise mit „nein" beantworten. Bitte sie darum, es nachzuschlagen.)
- Mein Haarausfall begann ein paar Monate nach ____________. Könnte das die Ursache sein?

Wenn du unter Druck gesetzt wirst, eine hormonelle Verhütung zu nehmen:

- Ich will eine andere Methoder der Verhütung wie die Natürliche Familienplanung, die Daysy, Kupferspirale, Kondome, Portiokappe oder das Diaphragma ausprobieren.
- Ich will die Kupferspirale. Meines Wissens nach ist sie sicher und für junge Frauen geeignet, die noch keine Kinder haben.
- Ich will die Kupferspirale. Meines Wissens macht sie die Periode stärker, aber nur um 20 Prozent.
- Warum genau brauche ich die Pille?
- Ich habe gehört, dass Pillenblutungen keine richtigen Blutungen sind. Könnte die Pille jetzt zu nehmen, es später schwerer machen, eine richtige Blutung zu bekommen? (Die Antwort lautet: Ja.)
- Sagen Sie, dass ich die Pille für meine Knochengesundheit brauche? Ich habe von neuen Studien gehört, die besagen, dass die Pille dabei gar nicht hilft.
- Meine Periode war in Ordnung, bevor ich mit der Pille angefangen habe. Meines Wissens nach kann es etwas Zeit dauern, meine Periode wiederzubekommen. Ich würde es gerne noch ein paar Monate versuchen.

- Ich habe gehört, dass die Pille die Insulinresistenz und PCOS verschlechtert. Ist sie wirklich die richtige Wahl für mich?
- Ich werde meine Ernährung verändern und Nahrungsergänzungen nehmen, um meine Insulinresistenz und PCOS zu verbessern. Ich würde mir gerne etwas Zeit nehmen, um das zu tun.

Wenn deine Ärztin die Natürliche Familienplanung (NFP) kritisch sieht:

- Vielleicht meinen Sie die Rhythmusmethode, die keine hohe Sicherheit bietet. Ich mache etwas anderes. Ich verwende die symptothermale Methode der Verhütung, bei der ich meine Morgentemperatur messe. Die Forschung zeigt, dass sie so sicher wie die Pille sein kann, wenn sie richtig angewendet wird.
- Ich verwende den Daysy-Zykluscomputer, ein Medizingerät welches mir genau zeigt wann ich fruchtbar bin und wann nicht.

Wenn du herausfindest, dass du keinen Eisprung hast:

- Ich habe Blutungen, aber ich glaube, dass ich keinen Eisprung habe. Ich glaube, das wird anovulatorischer Zyklus genannt.
- Könnten Sie das bitte überprüfen, indem sie mein Progesteron testen? (Erinnere dich daran, dass ein Progesterontest in etwa eine Woche *nach* dem Eisprung oder eine Woche *vor* der nächsten erwarteten Periode gemacht werden muss.)
- Denken Sie, dass ich PCOS haben könnte? Könnten Sie bitte mein Insulin und Testosteron testen?
- Können Sie bitte meine Schilddrüse testen?

Starke Blutungen:

- Wurde meine Schilddrüse getestet? Meines Wissens nach ist das ein häufiger Grund für starke Perioden.
- Was ist mein tatsächlicher TSH-Wert? Ich habe gehört, dass er idealerweise niedriger als 3 sein sollte.

- Meine Mutter oder meine Schwester haben Autoimmun-Schilddrüsenerkrankungen. Könnten Sie bitte meine „Schilddrüsenantikörper" testen?
- Meine Schilddrüse scheint etwas grenzwertig zu sein. Könnte ich bitte eine Schilddrüsenmedikation ein paar Monate lang ausprobieren, um zu sehen, ob das meine Periode erleichtert?
- Könnte ich eine Gerinnungsstörung wie die von-Willebrand-Krankheit haben? Meines Wissens nach ist sie der Grund für starke Perioden bei 1 von 5 Fällen.
- Wurde mein Eisen getestet? Was ist mein tatsächlicher Ferritin-Wert? Ich habe gehört, dass er idealerweise größer als 50 ng/ml sein sollte.
- Habe ich Insulinresistenz? Könnten Sie mich bitte auf „Fasteninsulin" testen oder einen „Glukosetoleranztest mit Insulin" machen?
- Habe ich Myome? Tragen sie zu meinen Blutungen bei? Ich habe gehört, dass die meisten Myome KEINE starken Blutungen verursachen.
- Könnte ich Endometriose haben? Könnten Sie mich bitte an eine Gynäkologin überweisen, um diese Möglichkeit zu besprechen?
- Könnte ich Adenomyose haben? Könnten Sie mich bitte an eine Gynäkologin überweisen, um diese Möglichkeit zu besprechen?
- Könnten Sie bitte in Erwägung ziehen, eine Kapsel mikronisiertes Progesteron wie Prometrium® zu verschreiben? Meines Wissens nach funktioniert es so gut wie synthetisches Progestin bei der Verbesserung von starken Blutungen, aber ohne die Nebenwirkungen.

Beckenschmerzen:

- Meine Schmerzen sind so schlimm, dass ich ______ Schmerzmittel pro Monat nehme.
- Meine Schmerzen sind so schlimm, dass ich die Schule oder Arbeit verpasse.
- Ich habe Schmerzen zwischen den Blutungen.
- Ich habe tiefe, stechende Schmerzen beim Sex.
- Könnte ich Endometriose haben? Könnten Sie mich bitte

an eine Gynäkologin überweisen, um diese Möglichkeit zu besprechen?

- Könnte es sein, dass ich Adenomyose habe? Könnten Sie mich bitte an eine Gynäkologin überweisen, um diese Möglichkeit zu besprechen?
- Denken Sie, dass ein Beckenultraschall hilfreich wäre?
- Ein normaler Ultraschall bedeutet nicht, dass ich Endometriose habe, richtig? Könnte ich bitte eine Überweisung an eine Gynäkologin bekommen, um die Möglichkeit von Endometriose zu besprechen?

Wenn dir eine Operation aufgrund deiner Endometriose bevorsteht:

- Welche Art von Operationsmethode werden Sie verwenden?
- Ich habe gehört, dass es bessere langfristige Ergebnisse mit etwas namens „Exzision" gibt.
- Werden Sie alle Läsionen entfernen?
- Wird das Gewebe zur Identifikation an die Pathologie gesendet?
- Haben Sie Erfahrung in der Entfernung von Endometriose an der Blase oder am Darm?

Perimenopausale Stimmungssymptome:

- Meine prämenstruellen Symptome werden schlimmer. Meines Wissens nach liegt das daran, dass ich perimenopausal bin und nicht soviel Progesteron habe wie früher.
- Könnten sie bitte mikronisierte Progesteronkapseln wie Prometrium® verschreiben? Es kann perimenopausale Stimmungssymptome erleichtern.
- Haben Sie meine Schilddrüse getestet?
- Was ist mein tatsächlicher TSH-Wert? Ich habe gehört, dass er idealerweise niedriger als 3 sein sollte.

Wenn du unter Druck gesetzt wirst, eine Hysterektomie zu haben:

- Ist die Mirena®-Spirale eine Option für mich?

- Ist Endometriumablation eine Option für mich?
- Ist Embolisation der Gebärmutterarterie eine Option für mich?
- Würden Sie diese Operation auch sich selbst, ihrer Frau oder ihrer Tochter empfehlen?
- Meines Wissens nach lösen sich Myome und Blutungen oft mit der Menopause auf. Kann ich versuchen, bis dahin durchzuhalten?
- Haben Sie mein FSH (follikelstimulierendes Hormon) getestet? Wenn es hoch ist, sagt das aus, dass ich bald in der Menopause sein werde? Kann ich versuchen, bis dahin durchzuhalten?
- Meine Mutter kam mit 45 (zum Beispiel) in die Menopause. Bedeutet das, dass ich auch bald in die Menopause kommen werde? Kann ich versuchen, bis dahin durchzuhalten?
- Könnten Sie bitte in Erwägung ziehen, mir Kapseln mit mikronisiertem Progesteron zu verschreiben, wie etwa Prometrium®? Ich habe gehört, dass es bei der Behandlung von starken Blutungen so gut funktioniert wie synthetisches Progestin, aber ohne die Nebenwirkungen.

Nach einer Hysterektomie:

- Bin ich in der Menopause?
- Können Sie bitte meinen FSH-Wert testen, um es herauszufinden?

Wie lange wird es dauern, bis Ergebnisse zu sehen sind?

Tage oder Wochen

PMS kann sich innerhalb von Stunden verbessern, sobald du die GABA-Produktion mit Magnesium und Vitamin B6 steigerst.

Normale Periodenschmerzen sollten sich innerhalb des allerersten Monats der Behandlung verbessern, sobald du

Kuhmilchprodukte weglässt und mit der Einnahme von Zink beginnst. Nach ein paar Monaten sollten sie sich vollständig auflösen.

Die Verbesserung von PMS und Periodenschmerzen besteht im Wesentlichen aus zwei Teilen. Der erste Teil ist, Östrogen und Entzündungen zu reduzieren. Das passiert schnell, also innerhalb von Tagen oder Wochen. Der nächste Teil ist Progesteron zu erhöhen. Das dauert die einhundert Tage, die deine Follikel für ihre Reife zum Eisprung brauchen.

Ein bis zwei Monate

Endometriose kann sich auch relativ schnell verbessern. Du kannst die ersten Ergebnisse erwarten, sobald die Entzündung innerhalb des ersten oder der ersten beiden Monate zurückgeht. Danach sollte die Verbesserung langsam aber stetig erfolgen.

Die **starken Blutungen** von Teenagern verbessern sich für gewöhnlich ab dem zweiten Monat, sobald du Milchprodukte vermeidest und mit der Einnahme von Eisen beginnst. Die starken Blutungen der Perimenopause können sich mit einer milchproduktefreien Ernährung, Eisen, Kurkuma und Progesteronkapseln auch ziemlich schnell verbessern – außer, es gibt ein zugrundeliegendes Problem mit der Schilddrüse oder Insulinresistenz. Dann wird die Verbesserung länger brauchen (siehe weiter unten).

Myome sollten innerhalb der ersten paar Monate aufhören zu wachsen. Dann wirst du die Behandlung aufrechterhalten müssen, bis die Myome in der Menopause schrumpfen. Myome schrumpfen mit natürlichen Behandlungen für gewöhnlich nicht.

Drei bis sechs Monate

Wenn deine **starken Blutungen der Perimenopause** aufgrund eines Problems mit der Schilddrüse oder Insulinresistenz (oder beiden) auftreten, wird die Besserung einige Monate brauchen.

Unregelmäßige Perioden (PCOS oder hypothalamische Amenorrhö) benötigen ein Minimum an drei Monaten, weil es so lange dauert, bis deine Follikel die Reifezeit zum Eisprung zurückgelegt haben. Von allen Erkrankungen, die wir in Kapitel 7 besprochen haben, verbessert sich das PCOS unbekannter Ursache am schnellsten. Sobald du die richtige Behandlung bekommst, kannst du innerhalb von drei Monaten eine Periode erwarten. Insulinresistentes PCOS braucht länger, weil du zuerst die Insulinresistenz behandeln musst, und das einige Monate dauern kann. Erst *dann* können deine Follikel ihre hunderttägige Reife bis zum Eisprung beginnen.

Akne wird sich innerhalb des ersten oder der ersten beiden Monate etwas verbessern, während du Entzündungen reduzierst. Danach musst du womöglich sechs Monate warten, weil es so lange dauert, den Talg zu verbannen, der deine Haut verstopft. Post-Pillen-Akne ist für gewöhnlich ein halbes Jahr nach dem Absetzen der Pille am schlimmsten. Für sechs Monate nach diesem Punkt kannst du eine vollständige Verbesserung erwarten.

Sechs Monate bis ein Jahr und darüber hinaus

Haarausfall verändert sich langsam. Du wirst mindestens drei Monate warten müssen, weil deine Haare solange in ihrer telogenen oder Ruhephase bleiben. Das trifft zu, wenn du alles in deinem Körper in Ordnung gebracht hast. Wenn du hormonelle Probleme hast, wirst du zuvor einige Monate benötigen, um diese in Ordnung zu bringen, und musst dann noch weitere drei Monate warten.

Hirsutismus ist das Symptom, das sich am langsamsten verändert. Die telogene Phase der Gesichtshaarfollikel ist sogar länger als jene von Haarfollikeln auf der Kopfhaut, daher kannst du keine Verbesserung deines Hirsutismus innerhalb von mindestens 12 Monaten erwarten. In der Zwischenzeit kannst du Haarentfernungsmethoden wie Zupfen, Wachsen, Lasern und Elektrolyse verwenden.

Eine letzte Botschaft: Vertraue deinem Körper

Dein Körper will gesund sein. Er will auch gesunde Periodenblutungen haben.

Behandle die Ursache und spiele auf lange Sicht.

Bleib bei deiner Behandlung. Vertraue deinem Körper.

Anhang A

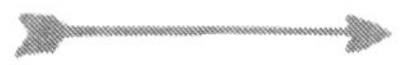

Weiterführende Quellen

Der Blog der Autorin

- Lara Briden—The Period Revolutionary
  http://www.larabriden.com/

Zyklus-Apps und Körperbildung

- Kindara: https://www.kindara.com/home
- Clue: http://www.helloclue.com/
- Groove: http://www.readytogroove.com/
- Selene: http://daringplan.com/
- Glow: https://glowing.com/features
- Daysy: https://daysy.me/
- Ovia: https://www.ovuline.com/
- Natural Cycles: https://app.naturalcycles.com/
- Das *Zyklustagebuch* des Zentrums für Menstruationszyklus- und Eisprungforschung, kurz CeMCOR (*Centre for Menstrual Cycle and Ovulation Research*): http://www.cemcor.ubc.ca/resources/daily-menstrual-cycle-diary

Menstruationszubehör

- Diva Cup: http://divacup.com/
- Lunette: http://www.lunette.com/
- Luna Pads: https://lunapads.com/

Verhütungszubehör

Natürliche Familienplanung (NFP)

- Daysy Zykluscomputer https://daysy.me/
- *Familienplanung: Das Standardwerk zur natürlichen Empfängnisverhütung, Kontrolle der Fruchtbarkeit sowie Erfüllung des Kinderwunsches* von Toni Weschler
- Wikipedia: https://en.wikipedia.org/wiki/Fertility_awareness
- Fertility Friday: https://fertilityfriday.com/
- Kindara: https://www.kindara.com/home
- Justisse: https://www.justisse.ca/
- FACTS: http://www.factsaboutfertility.org/
- Serena: http://serena.ca/
- Natural Womanhood: https://naturalwomanhood.org/
- Femmhealth: https://femmhealth.org/

Andere Verhütungsmethoden

- Femcap Portokappe: https://femcap.com/
- Caya Diaphragma: http://caya.us.com/
- Hex Kondome: https://www.lelo.com/hex-condoms-original
- myONE Perfect Fit von ONE Kondomen: https://myonecondoms.com/
- Gynefix rahmenlose Spirale: http://www.wildemeersch.com/products/gynefix/

PCOS Quellen

- *8 Steps to Reverse Your PCOS* von Dr. Fiona McCulloch
- PCOS Diva: http://pcosdiva.com/
- Die *Zyklische Progesterontherapie* des Zentrums für Menstruationszyklus- und Eisprungforschung, kurz

CeMCOR (*Centre for Menstrual Cycle and Ovulation Research*): http://www.cemcor.ca/resources/topics/cyclic-progesterone-therapy
- MFB Fertility Ovulation Double Check® (Progesteron-Urintest für Zuhause): http://www.mfbfertility.com/

Endometriose Quellen

- *Endo-what* Film: https://endowhat.com/
- *Citizen Endo* Forschungsprojekt und App: http://citizenendo.org/
- Die Nancy's Nook Endometriose Education and Discussion Group: https://www.facebook.com/groups/418136991574617/

Perimenopause Quellen

- Der *Tageskalender für die Perimenopause* des Zentrums für Menstruationszyklus- und Eisprungforschung, kurz CeMCOR (*Centre for Menstrual Cycle and Ovulation Research*): http://www.cemcor.ubc.ca/resources/daily-perimenopause-diary
- *Estrogen's Storm Season: Stories of Perimenopause* (Zweite Auflage, 2017) von Dr. Jerilynn Prior
- Die *Zyklische Progesterontherapie* des Zentrums für Menstruationszyklus- und Eisprungforschung, kurz CeMCOR (*Centre for Menstrual Cycle and Ovulation Research*): http://www.cemcor.ca/resources/topics/cyclic-progesterone-therapy
- Julva DHEA Vaginalcreme: https://order.julva.com/the-dream-cream

Menstruationsaktivismus

- Das fünfte Vitalzeichen: http://www.5thvitalsign.com/
- *Sweetening the Pill* von Holly Grigg-Spall http://www.sweeteningthepill.com/
- *Sweetening the Pill* Dokumentarfilm: https://vimeo.com/129738582
- Zentrum für Menstruationszyklus- und Eisprungforschung, kurz CeMCOR (*Centre for*

Menstrual Cycle and Ovulation Research):
http://www.cemcor.ubc.ca/
- Gesellschaft für Forschung zum Menstruationszyklus
(Society of Menstrual Cycle Research):
http://www.menstruationresearch.org/
- Period. Die Menstruationsbewegung:
https://www.period.org/
- Hormones Matter: https://www.hormonesmatter.com/
- The Cup Effect: http://www.thecupeffect.org/
- Menstruationshygienetag:
http://menstrualhygieneday.org/
- Nicole Jardim, The Period Girl: http://nicolejardim.com/

Hilfe bei Essstörungen

In Deutschland:

- Bundeszentrale für gesundheitliche Aufklärung –
Essstörungen
https://www.bzga-essstoerungen.de

Informationen über Umweltgifte

- Die Environmental Working Group
(Umweltarbeitsgruppe) bietet Informationen über
Kosmetikprodukte, Fisch, landwirtschaftliche
Erzeugnisse und anderen Quellen von Umweltgiften
http://www.ewg.org/

Verdauungsgesundheit

- Eine FODMAP-arme Ernährung beim Reizdarmsymdrom
http://www.med.monash.edu/cecs/gastro/fodmap/

Ergänzungen

Ich zähle hier einige Marken auf, aber diese stellen lediglich
einen *Ausgangspunkt* und keine vollständige Liste dar. Bitte
wähle eine Ergänzung, die für dich erhältlich und nicht zu teuer
ist.

Alpha-Liponsäure

- **Nützlich bei:** PCOS, Insulinresistenz, Entgiftung
- **Tägliche Dosis:** 100-600 mg
- **Vorgeschlagene Marke(n):** Douglas Laboratories Alpha-Liponsäure, Thorne Research Alpha-Liponsäure

Schlafbeere (Withania)

- **Nützlich bei:** Funktioneller hypothalamischer Amenorrhö, Müdigkeit, Perimenopause, Schilddrüsenerkrankung
- **Tägliche Dosis:** wie angegeben
- **Vorgeschlagene Marke(n):** Douglas Laboratories Ayur-Ashwagandha Kapseln, Douglas Laboratories AdrenoMend, Pure Encapsulations Phyto-ADR

B-Komplex

- **Nützlich bei:** HPA-Achsen-Dysfunktion, Angst und Beklemmungsgefühle, Müdigkeit
- **Tägliche Dosis:** Wie angegeben
- **Vorgeschlagene Marke(n):** Thorne Research Stress B-Complex, Integrative Therapeutics Aktiv B-Complex

Betain HCl

- **Nützlich bei:** Verdauungsproblemen, SIBO
- **Tägliche Dosis:** Wie angegeben
- **Vorgeschlagene Marke(n):** Thorne Research Betain HCL & Pepsin

Berberin

- **Nützlich bei:** PCOS, Akne, Verdauungsproblemen, SIBO
- **Tägliche Dosis:** Wie angegeben
- **Vorgeschlagene Marke(n):** Thorne Research Berberin 500 Kapseln, Metagenics CandiBactin-BR

Calcium D-Glucarat

- **Nützlich bei:** PMS, Gebärmuttermyomen, Entgiftung, Perimenopause

- **Tägliche Dosis:** 1000-1500 mg
- **Vorgeschlagene Marke(n):** Thorne Research Calcium D-Glucarat

Coenzym Q10

- **Nützlich bei:** Perimenopause
- **Tägliche Dosis:** 100 mg
- **Vorgeschlagene Marke(n):** Thorne Research Q-Best, Douglas Laboratories Ubiquinol-QH

Diindolylmethan (DIM)

- **Nützlich bei:** Hirsutismus, Akne, Perimenopause
- **Tägliche Dosis:** 200 mg
- **Vorgeschlagene Marke(n):** Source Naturals DIM (Diindolylmethan)

Fischöl

- **Nützlich bei:** Periodenschmerzen
- **Tägliche Dosis:** 1000 mg
- **Vorgeschlagene Marke(n):** Thorne Research Super EPA, Nordic Naturals Omega-3

Glutathion

- **Nützlich bei:** Entgiftung und Immununterstützung
- **Tägliche Dosis:** 100-400 mg
- **Vorgeschlagene Marke(n):** LypriCel Liposomal GSH

Jod

- **Nützlich bei:** PMS, Brustschmerzen, Gebärmuttermyomen, starken Perioden, Ovarialzysten, Schilddrüsenerkrankung, Perimenopause
- **Tägliche Dosis:** 200-3000 mcg (0,2-3 mg)
- **Vorgeschlagene Marke(n):** Violet Daily

Eisen

- **Nützlich bei:** PMS, starken Perioden
- **Tägliche Dosis:** 15-50 mg

- **Vorgeschlagene Marke(n):** Thorne Research Eisen Bisglycinat

Magnesium

- **Nützlich bei:** PCOS, Insulinresistenz, funktionelle hypothalamische Amenorrhö, PMS, Migräne, Müdigkeit, Schlaf, Periodenschmerzen, Entgiftung, Perimenopause
- **Tägliche Dosis:** 300 mg
- **Vorgeschlagene Marke(n):** Designs for Health Magnesium Glycinat Chelat, Pure Encapsulations Magnesium Glycinat, Natural Factors WomenSense MagSense Puder, Metagenics Australia CardioX, Orthoplex MagTaur Xcell

Melatonin

- **Nützlich bei:** Schlaf, PCOS, Haarausfall, Migräne
- **Tägliche Dosis:** 0,5 bis 3 mg

Mariendistel

- **Nützlich bei:** Entgiftung, SIBO
- **Tägliche Dosis:** Wie angegeben
- **Vorgeschlagene Marke(n):** Designs for Health LV-GB, Thorne Research S.A.T, Flordis Legalon

Pilzextrakt

- **Nützlich bei:** Immununterstützung
- **Tägliche Dosis:** Wie angegeben
- **Vorgeschlagene Marke(n):** Thorne Research Myco-Immune Liquid

myo-inositol

- **Nützlich bei:** PCOS
- **Tägliche Dosis:** 2000-3000 mg
- **Vorgeschlagene Marke(n):** Ovasitol Inositol Puder

N-Acetylcystein

- **Nützlich für:** PCOS, Endometriose, Entgiftung

- **Tägliche Dosis:** 500-2000 mg
- **Vorgeschlagene Marke(n):** Pure Encapsulations NAC, Douglas Laboratories N-Acetyl-L-Cystein

Pfingstrose und Süßholz

- **Nützlich bei:** PCOS, Hirsutismus
- **Tägliche Dosis:** Wie angegeben
- **Vorgeschlagene Marke(n):** Kan Herbs Pfingstrose und Süßholz Formel, Metagenics Australia T-Clear

Probiotika

- **Nützlich bei:** Östrogenüberschuss, PMS, Endometriose, Verdauungsprobleme, Vaginalpilz und bakterieller Vaginose
- **Tägliche Dosis:** Wie angegeben
- **Vorgeschlagene Marke(n):** Bitte lies den Abschnitt ein Probiotikum auswählen in Kapitel 11

Progesteron (Mikronisiert oder Natürlich)

- **Nützlich bei:** PCOS, Hirsutismus, PMS, Migräne, starken Perioden, Endometriose, Perimenopause
- **Tägliche Dosis:** 10-100 mg
- **Vorgeschlagene Marke(n):** Metabolic Maintenance Progese Creme, Now Foods Natürliches Progesteron, Prometrium Kapseln

Resveratrol

- **Nützlich bei:** PCOS, Endometriose
- **Tägliche Dosis:** 40-200 mg
- **Vorgeschlagene Marke(n):** Pure Encapsulations Resveratrol

Rosenwurz (Rhodiola)

- **Nützlich bei:** PMS, Müdigkeit
- **Tägliche Dosis:** 150-300 mg einer standardisierten Zubereitung
- **Vorgeschlagene Marke(n):** Thorne Research Rhodiola, Metagenics Australia Adrenoton

S-Adenosylmethionin (SAMe)

- **Nützlich bei:** PMS, Entgiftung
- **Tägliche Dosis:** 200 mg
- **Vorgeschlagene Marke(n):** Pure Encapsulations SAMe (S-Adenosylmethionin)

Selen

- **Nützlich bei:** PMS, Endometriose, Ovarialzysten, Entgiftung, Schilddrüsenerkrankung
- **Tägliche Dosis:** 100-150 mcg
- **Vorgeschlagene Marke(n):** Thorne Research Selenomethionin

Johanniskraut

- **Nützlich bei:** PMS
- **Tägliche Dosis:** 300 mg zweimal täglich
- **Vorgeschlagene Marke(n):** Flordis Remotiv

Taurin

- **Nützlich bei:** Insulinresistentem PCOS, Perimenopause
- **Tägliche Dosis:** 1000-3000 mg
- **Vorgeschlagene Marke(n):** Natural Factors WomenSense MagSense Puder, Metagenics Australia CardioX, Orthoplex MagTaur Xcell

Kurkuma oder Kurkumin

- **Nützlich bei:** Starken Perioden, Periodenschmerzen, Endometriose, Adenomyose, Entgiftung
- **Tägliche Dosis:** Wie angegeben
- **Vorgeschlagene Marke(n):** Thorne Research Meriva 500-SF, Pure Encapsulations Kurkumin 500 mit Bioperin

Vitamin B2 (Riboflavin)

- **Nützlich bei:** Migräne
- **Tägliche Dosis:** Bis zu 200 mg zweimal täglich
- **Vorgeschlagene Marke(n):** Thorne Research Riboflavin 5'Phosphat, Now Foods B-2

Vitamin B6 (P5P)

- **Nützlich bei:** PMS, Histaminintoleranz, starke Perioden, Perimenopause
- **Tägliche Dosis:** 10-150 mg
- **Vorgeschlagene Marke(n):** Thorne Research Pyridoxal 5'Phosphat, Douglas Laboratories® B-6

Vitamin B12 (Methylcobalamin)

- **Nützlich bei:** PMS, starken Perioden
- **Tägliche Dosis:** 1000 mcg
- **Vorgeschlagene Marke(n):** Douglas Laboratories Methyl B12 Plus

Vitamin E

- **Nützlich bei:** Brustschmerzen
- **Tägliche Dosis:** 400 IU pro Tag
- **Vorgeschlagene Marke(n):** Thorne Research Ultimate-E

Vitex (Mönchspfeffer)

- **Nützlich bei:** Hirsutismus, hypothalamischer Amenorrhö, hohem Prolaktin, PMS, Brustschmerzen
- **Tägliche Dosis:** 200-2000 mg
- **Vorgeschlagene Marke(n):** Flordis Premular

Zink

- **Nützlich bei:** HPA-Achsen-Dysfunktion, PCOS, Akne, PMS, Endometriose, Periodenschmerzen
- **Tägliche Dosis:** 20-50 mg
- **Vorgeschlagene Marke(n):** Thorne Research Zink Picolinat

Ziziphus (Syrischer Christusdorn)

- **Nützlich bei:** Schlaf, Perimenopause
- **Tägliche Dosis:** 20-30 mg
- **Vorgeschlagene Marke(n):** Douglas Laboratories® Seditol Plus

Anhang B

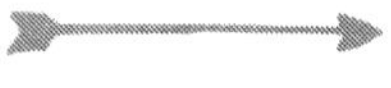

Glossar

17-OH Progesteron

17-OH Progesteron ist ein Nebennierenhormon, das beim Andrenogenitalen Syndrom (AGS) erhöht ist – eine Krankheit, bei der die Nebennierenrinde überstimuliert wird.

Adaptogen

In der Alternativmedizin ist ein Adaptogen ein Pflanzenextrakt, das dem Körper dabei hilft, sich an Stress anzupassen. Der Begriff wird von der wissenschaftlichen Gemeinschaft nicht anerkannt.

Adenomyose

Adenomyose ist eine schmerzhafte Erkrankung, bei der endometriales Gewebe innerhalb der Muskelwand der Gebärmutter vorhanden ist und wächst.

Allopregnanolon (ALLO)

Allopregnanolon ist ein beruhigendes Neurosteroid, das sich in deinem Gehirn wie GABA verhält.

Alopezie

Alopezie bedeutet Haarausfall.

Amenorrhö

Amenorrhö bedeutet, keine Periode zu haben.

Andrenogenitales Syndrom

Das andrenogenitale Syndrom ist eine häufige genetische Krankheit, welche die Nebenniere zur Überproduktion von zu vielen Androgenen anregt.

Androgen

Ein Androgen ist ein männliches Sexualhormon, das die Ausprägung von männlichen Geschlechtsmerkmalen fördert.

Androgenetische Alopezie

Androgenetische Alopezie wird auch „anlagebedingter Haarausfall" oder „weibliche Glatzenbildung" genannt und wird von Androgenüberschuss oder Androgenempfindlichkeit verursacht.

Androstendion

Androstendion ist ein Androgen, das von deinen Eierstöcken und der Nebennierendrüse hergestellt wird.

Anovulatorischer Zyklus

Ein anovulatorischer Zyklus ist ein Zyklus, in dem kein Eisprung erfolgt ist und kein Progesteron gebildet wurde.

Anti-Müller-Hormon (AMH)

Anti-Müller-Hormon wird von den Follikeln produziert. Zu viel AMH ist ein Anzeichen für das Polyzystische Ovarsyndrom (PCOS). Zu wenig AMH ist ein Anzeichen für die Periomenopause.

Antiandrogen

Antiandrogene (auch als Androgen-Antagonisten oder Testosteronblocker bekannt) sind Medikamente oder Ergänzungen, die Androgene reduzieren oder ihre Effekte blockieren.

Autoimmunerkrankungen

Autoimmunerkrankungen bedeuten, dass dein Immunsystem dein eigenes gesundes Gewebe attackiert. Es gibt mehr als 80 Arten von Autoimmunerkrankungen, inklusive Hashimoto-Thyreoiditis und rheumatoider Arthritis.

Bakterielle Vaginose

Vaginose bezeichnet einen Überwuchs von einer oder mehreren Arten normaler vaginaler Bakterien.

Bioidentisches Hormon

Ein bioidentisches Hormon ist ein Hormon, das strukturidentisch zu deinen körpereigenen Hormonen ist.

Blutbild

Das Blutbild ist ein Bluttest, um die Anzahl der Blutzellen und Hämoglobine festzustellen.

Blutplättchen

Blutplättchen sind Blutzellen, deren Funktion es ist, Blutungen zu stoppen.

Body-Mass-Index (BMI)

Der BMI bewertet das Körpergewicht in Relation zur Körpergröße. Dein BMI ist dein Gewicht in Kilogramm, dividiert durch die Quadratzahl deiner Körpergröße in Metern. Ein normaler BMI liegt zwischen 18,5 und 24,9.

DHEAS

DHEAS (Dehydroepiandrosteron) ist ein steroides Hormon, das von der Nebennierendrüse hergestellt wird. Beim polyzystischen Ovarsyndrom (PCOS) ist es oft hoch und bei einer Dysfunktion der HPA-Achse niedrig. DHEAS nimmt mit zunehmendem Alter natürlich ab.

Dopamin

Dopamin ist ein Neurotransmitter, der mit Motivation und Wohlbefinden assoziiert ist.

Dünndarmfehlbesiedelung (SIBO)

Dünndarmfehlbesiedelung (SIBO) ist die Fehlbesiedelung deines Dünndarms mit normalen Darmbakterien.

Dysfunktion der HPA-Achse

Eine Dysfunktion der HPA-Achse ist ein Muster aus chronischem Stress und einer nicht normalen Regulierung von Cortisol. Es ist der korrekte medizinische Begriff für etwas, das von Ärzten früher als „Adrenaline Ermüdungserschöpfung" oder „Adrenalin-Erschöpfung" beschrieben wurde.

Dysmenorrhö

Dysmenorrhö ist die medizinische Bezeichnung für eine schmerzhafte Menstruation.

Eibläschen

Ein Eibläschen ist der Sack, der eine Eizelle beinhaltet (Oozyt). Es ist der Teil deiner Eierstöcke, der Östrogen, Progesteron und Testosteron produziert.

Endokrin aktive Substanzen (EAS)

Endokrin aktive Substanzen sind Substanzen, die nachteilige Gesundheitseffekte verursachen, indem sie die Funktion des endokrinen oder hormonellen Systems verändern. Zu ihnen zählen Pestizide, Metalle, Industrieschadstoffe, Lösungsmittel, Lebensmittelzusatzstoffe und Kosmetikprodukte.

Fehlerquote bei Verhütung

Der Pearl-Index einer Verhütungsmethode ist der Prozentsatz an Paaren, die eine ungewollte Schwangerschaft während des ersten Jahres der Verwendung der Methode erleben. Es gibt den Pearl-Index bei *perfekter Anwendung* und *typischer Anwendung*.

Ferritin

Serum-Ferritin ist der Bluttest für gespeichertes Eisen.

FODMAPs

FODMAPs (Fermentierbare Oligo-, Di-, Mono-saccharide und Polyole) sind kurzkettige Kohlenhydrate, die nur schlecht im Dünndarm absorbiert werden.

Follikelstimulierendes Hormon (FSH)

Das Follikelstimulierende Hormon ist ein Hypophysenhormon, das die Eibläschen, in denen Eizellen heranreifen, zum Wachstum stimuliert.

FSH

FSH (Follikelstimulierendes Hormon) ist ein Hypophysenhormon, das deine Eierstöcke stimuliert.

γ-Aminobuttersäure (GABA)

GABA oder γ-Aminobuttersäure ist ein Neurotransmitter, der Entspannung fördert und den Schlaf verbessert.

Gebärmutterpolypen

Gebärmutterpolypen oder endometriale Polypen sind Auswüchse der Gebärmutterschleimhaut (Endometrium). Sie sind für gewöhnlich gutartig und nicht krebsartig.

Gelbkörper (Corpus luteum)

Der Gelbkörper ist eine vorübergehende endokrine Drüse, die sich nach dem Eisprung aus dem leeren Eibläschen bildet.

Hämoglobin

Hämoglobin ist das eisenhaltige Protein, das sich in den roten Blutkörperchen befindet.

Hirsutismus

Hirsutismus ist der übermäßige Haarwuchs im Gesicht oder am Körper. Ein bisschen Behaarung auf deiner Oberlippe ist normal und kein Hirsutismus. Bei richtigem Hirsutismus hast du übermäßige Behaarung am Kinn, an den Wangen, am Bauch und um die Brustwarzen.

Histaminintoleranz

Histaminintoleranz ist der Zustand von zuviel Histamin im Körper und seiner gesteigerten Empfindlichkeit. Sie kann Kopfschmerzen, Ängstlichkeit, Schlaflosigkeit, Gedächtnisschwierigkeiten, Ausschlag und eine verstopfte Nase verursachen oder verschlimmert Symptome wie Akne, PMS oder Periodenschmerzen.

Hormonelle Verhütung

Hormonelle Verhütung ist der Überbegriff für alle Tabletten, Pflaster und Spritzen, mit denen steroide Medikamente zur Unterdrückung der Ovarialfunktion verabreicht werden. Die *Pille* ist die gefragteste Art.

Hormonrezeptor

Ein Hormonrezeptor ist eine Station, an der Hormone wie Östrogen oder Progesteron andocken können. Sie existieren in jeder Art von Zelle und übermitteln hormonelle Nachrichten bis tief in die Zelle hinein.

Hypophyse (Hirnanhangdrüse)

Die Hirnanhangdrüse ist eine kleine endokrine Drüse im unteren Teil des Gehirns.

Hypothalamus

Der Hypothalamus ist der Teil des Gehirns genau über der Hypophyse (Hirnanhangdrüse). Er sendet über die Hypophyse Nachrichten an die anderen endokrinen Drüsen, einschließlich den Eierstöcken, der Schilddrüse und den Nebennierendrüsen.

Hypothyreose

Hypothyreose bedeutet eine *ungenügende Versorgung des Körpers mit dem Schilddrüsenhormon.*

Hysterektomie

Hysterektomie ist die chirurgische Entfernung der Gebärmutter. Die chirurgische Entfernung der Gebärmutter und des Gebärmutterhalses und womöglich auch der Eierstöcke wird *totale Hysterektomie* genannt. Die chirurgische Entfernung der Gebärmutter, aber nicht des Gebärmutterhalses oder der Eierstöcke, wird *partielle Hysterektomie* genannt.

Insulin

Insulin ist ein Hormon, das von deiner Bauchspeicheldrüse hergestellt wird. Es stimuliert deine Leber und Muskeln dazu, Zucker aus deinem Blut aufzunehmen und ihn in Energie zu verwandeln.

Insulinresistenz

Insulinresistenz ist ein Zustand, in dem es den Zellen der Leber und der Muskeln trotz einer hohen Insulinausschüttung nicht gelingt, angemessen auf Insulin zu reagieren. Insulinresistenz ist der Vorläufer für Typ-2-Diabetes.

Interstitielle Zystitis

Interstitielle Zystitis wird auch Blasenschmerzsyndrom genannt. Es ist die permanente Empfindung von Druck oder Schmerzen in der Blase oder dem Becken.

Lebensmittelallergie

Eine Lebensmittelallergie ist eine unmittelbare Reaktion auf Lebensmittel. Sie wird von einem Teil des Immunsystems namens lgE Antikörper (Immonglobulin E) vermittelt und verursacht Symptome wie Ausschlag und geschwollene Atemwege.

Lebensmittelempfindlichkeit

Lebensmittelempfindlichkeit ist eine breite Kategorie negativer Reaktionen auf Lebensmittel. Oft handelt es sich um eine verspätete Reaktion, die entzündungsfördernd Zytokine umfasst. Eine Lebensmittelempfindlichkeit unterscheidet sich von einer tatsächlichen Lebensmittelallergie.

Lutealphase

Die Lutealphase des Zyklus sind die 10 bis 16 Tage zwischen dem Eisprung und der Blutung. Sie wird von der Lebensdauer des Gelbkörpers bestimmt.

Luteinisierendes Hormon (LH)

Das luteinisierende Hormon ist das Hypophysenhormon, das deinen Eierstöcken signalisiert, eine Eizelle freizugeben.

Makronährstoffe

Makronährstoffe sind Substanzen, die du in relativ großen Mengen benötigst und aus der Nahrung beziehst.

Melatonin

Melatonin ist ein Hormon, das von der Zirbeldrüse im oberen Teil deines Gehirns hergestellt wird.

Menopause

Menopause bedeutet das Ende der Periode. Es ist der Lebensabschnitt, der ein Jahr nach deiner letzten Periode beginnt[5].

Mikrobiom

Das genetische Material der Mikroorganismen in einem speziellen Umfeld wie dem Körper oder einem Teil des Körpers, auch Bakterienflora genannt.

Mikronährstoffe

Mikronährstoffe sind Substanzen, die du in kleinen Mengen benötigst und aus der Nahrung beziehst.

Mikronisiertes Progesteron

Mikronisiertes Progesteron ist eine Art Ersatzhormon. Anstelle von synthetischem Progestin ist es natürliches oder bioidentisches Progesteron. Es kann als Creme aufgetragen oder als Kapsel, wie z.B. von der Marke Prometrium®, genommen werden.

Mitochondrien

Mitochondrien sind winzige Organellen in allen Zellen. Sie haben viele Aufgaben, zu denen auch die Herstellung von Steroidhormonen und die Zellatmung für die Energiegewinnung zählen.

MTHFR (Methylen-Tetrahydrofolat-Reduktase)

MTHFR ist ein Enzym das Folat (Folsäure) in seine aktive Form verwandelt. Etwa eine von drei Personen hat eine Genvariante, die das Enzym herstellt. Die MTHFR-Genmutation kann mit einem einfachen Bluttest festgestellt werden. Wenn du die Genvariante hast, benötigst du womöglich eine höhere Dosis an B-Vitaminen.

Oraler Insulin-Glukosetoleranztest

Ein 2-Stunden Insulin-Glukosetoleranztest wird auch *Insulinassay mit Glukosetoleranzschlucktest* oder *Glukosetoleranztest mit Insulin* genannt. Er ähnelt dem Glukosetoleranztest, testet aber neben Glukose auch Insulin. Er beinhaltet mehrere Blutproben, die über einige Stunden hinweg nach der Einnahme eines süßen Getränks entnommen werden.

Östrogenstoffwechsel

Der Östrogenstoffwechsel ist die gesunde Entfernung oder Entgiftung von Östrogen aus deinem Körper.

Perimenopause

Perimenopause bedeutet „um die Menopause herum" und bezieht sich auf die hormonellen Veränderungen (wie erhöhtes Östrogen und niedriges Progesteron), die zwischen den zwei bis zwölf Jahren vor der Menopause auftreten. Der letzte Teil der Perimenopause wird als der *Übergang in die Menopause* bezeichnet.

PMDS

Prämenstruelle dysphorische Störung ist ein Zustand schwerer prämenstrueller Depression, Reizbarkeit oder Angst. Etwa 1 von 20 Frauen ist davon betroffen.

Polyzystisches Ovarsyndrom (PCOS)

Eine häufig vorkommende hormonelle Erkrankung, die durch einen Überschuss an männlichen Hormonen bei Frauen gekennzeichnet ist. Mehr dazu in Kapitel 7.

Primäre Amenorrhö

Primäre Amenorrhö bedeutet, dass du noch nie eine Periode hattest.

Progesteron

Progesteron ist eines von mehreren Steroidhormonen, die in den Eierstöcken produziert werden. Es ist essentiell für die Schwangerschaft, aber es hat auch viele andere nützliche Funktionen.

Progestin

Progestin ist ein allgemeiner Ausdruck für Moleküle, die Progesteron ähneln. Der Wirkstoff Progestin beinhaltet Levonorgestrel und Drospirenon, die teils dieselben Auswirkungen wie Progesteron haben, aber auch viele gegenteilige Effekte. Die Begriffe Progestin und Progesteron können **nicht** synonym verwendet werden.

Prolaktin

Prolaktin ist ein Hypophysenhormon, das die Brustentwicklung und Muttermilch stimuliert. Es unterdrückt den Eisprung.

Prostaglandine

Prostaglandine sind hormonähnliche Stoffe, die eine Reihe physiologischer Auswirkungen wie die Verengung und Ausdehnung von Blutgefäßen haben.

Sekundäre Amenorrhö

Sekundäre Amenorrhö bedeutet, dass du mal Perioden hattest, die dann auf einmal ausblieben.

Serotonin

Serotonin ist ein Neurotransmitter, der Wohlbefinden und Glücksgefühle steigert.

Sexualhormon-bindendes Globulin (SHBG)

Sexualhormon-bindendes Globulin ist ein Protein, das von deiner Leber hergestellt wird. Es bindet sich an Testosteron und Östrogen.

Standardgetränk

Ein Standardgetränk in Amerika enthält 18 ml Alkohol, was 350 ml Bier oder 150 ml Wein entspricht. Ein Standardgetränk in Deutschland enthält etwa 13 ml Alkohol.

Telogene Phase

Haare in der telogenen Phase sind schlafend oder ruhend, bevor sie ausfallen. Die telogene Phase hat eine fixe Dauer zwischen einem und vier Monaten. Haare in der Anagenphase sind hingegen aktiv wachsend. Die Dauer der Anagenphase ist unterschiedlich lange und dauert mehrere Jahre an.

Transfette

Transfette sind eine Art von Fett, die bei der Verarbeitung oder Hydrierung von pflanzlichen Ölen entstehen.

TSH

TSH (Thyreoidea-stimulierendes Hormon) ist ein Hypophysenhormon, das deine Schilddrüse stimuliert. Es ist der Standardtest bei Schilddrüsendysfunktion und sollte zwischen 0,5 und 4 mIU/l liegen.

Ultraschall

Bei einem Ultraschall des Beckens wird ein Bild von deinen Eierstöcken und deiner Gebärmutter gemacht. Ein Ultraschall verwendet Schall- oder Klangwellen (keine Strahlung) und ist eine sichere, nicht invasive und schmerzfreie Untersuchungsmethode.

Verwachsungen

Verwachsungen sind Bänder aus Bindegewebe oder Narbengewebe, die Beckenstrukturen zusammenbinden und Schmerzen verursachen. Sie sind das Resultat sowohl des Krankheitsverlaufs von Endometriose als auch der Operation, um sie zu behandeln.

Zytokine

Entzündungsfördernde Zytokine sind chemische Botenstoffe, die dein Körper verwendet, um Infektionen zu bekämpfen. Sie sind Teil der Entzündungsreaktion des Körpers.

Referenzen

1: . ACOG Committee Opinion No. 651: Menstruation in Girls and Adolescents: Using the Menstrual Cycle as a Vital Sign. Obstet Gynecol. 2015 Dec;126(6):e143-6. PubMed PMID: 26595586

2: https://www.psoriasis.org/advance/do-gluten-free-diets-improve-psoriasis

3: Pellicano R, Astegiano M, Bruno M, Fagoonee S, Rizzetto M. Women and celiac disease: association with unexplained infertility. Minerva Med. 2007 Jun;98(3):217-9. PubMed PMID: 17592443

4: Vollman RF. The menstrual cycle. In: Friedman EA, editor. Major Problems in Obstetrics and Gynecology, Vol 7. 1 ed. Toronto: W.B. Saunders Company; 1977 11-193

5: Personal communication with Dr. Jerilynn Prior

6: https://www.ncbi.nlm.nih.gov/pmc/articles/PMC3520685/

7: Henderson VW, St John JA, Hodis HN, McCleary CA, Stanczyk FZ, Karim R, et al. Cognition, mood, and physiological concentrations of sex hormones in the early and late postmenopause. Proc Natl Acad Sci U S A. 2013 Dec 10;110(50):20290-5. PubMed PMID: 24277815

8: Skovlund CW, Mørch LS, Kessing LV, Lidegaard Ø. Association of Hormonal Contraception With Depression. JAMA Psychiatry. 2016 Nov 1;73(11):1154-1162. PubMed PMID: 27680324

9: Birch Petersen K, Hvidman HW, Forman JL, Pinborg A, Larsen EC, Macklon KT, et al. Ovarian reserve assessment in users of oral contraception seeking fertility advice on their reproductive lifespan. Hum Reprod. 2015 Oct;30(10):2364-75. PubMed PMID: 26311148

10: http://www.huffingtonpost.com/2013/12/18/nuvaring-blood-clots_n_4461429.html

11: Cole JA, Norman H, Doherty M, Walker AM. Venous thromboembolism, myocardial infarction, and stroke among transdermal contraceptive system users. Obstet Gynecol. 2007 Feb;109(2 Pt 1):339-46. PubMed PMID: 17267834

12: Pattman, Richard; Sankar, K. Nathan; Elewad, Babiker; Handy, Pauline; Price, David Ashley, eds. (November 19, 2010). „Chapter 33. Contraception including contraception in HIV infection and infection reduction". Oxford Handbook of Genitourinary Medicine, HIV, and Sexual Health (2nd ed.). Oxford: Oxford University Press. p. 360.

13: GARCIA CR, PINCUS G, ROCK J. Effects of certain 19-nor steroids on the normal human menstrual cycle. Science. 1956 Nov 2;124(3227):891-3. PubMed PMID: 13380401

14: http://www.medicalobserver.com.au/news/early-implanon-removal-often-due-to-bleeding-and-weight-gain-study

15: Lange HL, Belury MA, Secic M, Thomas A, Bonny AE. Dietary Intake and Weight Gain Among Adolescents on Depot Medroxyprogesterone Acetate. J Pediatr Adolesc Gynecol. 2015 Jun;28(3):139-43. PubMed PMID: 26046602

16: http://www.cemcor.ubc.ca/resources/depo-provera-use-and-bone-health

17: Li CI, Beaber EF, Tang MT, Porter PL, Daling JR, Malone KE. Effect of depo-medroxyprogesterone acetate on breast cancer risk among women 20 to 44 years of age. Cancer Res. 2012 Apr 15;72(8):2028-35. PubMed PMID: 22369929

18: Kailasam C, Cahill D. Review of the safety, efficacy and patient acceptability of the levonorgestrel-releasing intrauterine system. Patient Prefer Adherence. 2008 Feb 2;2:293-302. PubMed PMID: 19920976

19: Skovlund CW, Mørch LS, Kessing LV, Lidegaard Ø. Association of Hormonal Contraception With Depression. JAMA Psychiatry. 2016 Nov 1;73(11):1154-1162. PubMed PMID: 27680324

20: Aleknaviciute J, Tulen JHM, De Rijke YB, Bouwkamp CG, van der Kroeg M, Timmermans M, et al. The levonorgestrel-releasing intrauterine device potentiates stress reactivity. Psychoneuroendocrinology. 2017 Jun;80:39-45. PubMed PMID: 28315609

21: Beaber EF, Buist DS, Barlow WE, Malone KE, Reed SD, Li CI. Recent oral contraceptive use by formulation and breast cancer risk among women 20 to 49 years of age. Cancer Res. 2014 Aug 1;74(15):4078-89. PubMed PMID: 25085875

22: Li CI, Beaber EF, Tang MT, Porter PL, Daling JR, Malone KE. Effect of depo-medroxyprogesterone acetate on breast cancer risk among women 20 to 44 years of age. Cancer Res. 2012 Apr 15;72(8):2028-35. PubMed PMID: 22369929

23: Seaman, Barbara. 1995. The Doctor's Case Against the Pill (dt. Die ärztliche Praxis gegen die Pille). Hunter House (CA); 25 Anv. Edition (July 1995). ISBN: 978-0-89793-181-6

24: Lidegaard O, Nielsen LH, Skovlund CW, Løkkegaard E. Venous thrombosis in users of non-oral hormonal contraception: follow-up study, Denmark 2001-10. BMJ. 2012 May 10;344:e2990. PubMed PMID: 22577198

25: Skovlund CW, Mørch LS, Kessing LV, Lidegaard Ø. Association of Hormonal Contraception With Depression. JAMA Psychiatry. 2016 Nov 1;73(11):1154-1162. PubMed PMID: 27680324

26: http://www.reuters.com/article/us-health-depression-hormones-idUSKCN11Z33J

27: Aleknaviciute J, Tulen JHM, De Rijke YB, Bouwkamp CG, van der Kroeg M, Timmermans M, et al. The levonorgestrel-releasing intrauterine device potentiates stress reactivity. Psychoneuroendocrinology. 2017 Jun;80:39-45. PubMed PMID: 28315609

28: Macut D, Božić Antić I, Nestorov J, Topalović V, Bjekić Macut J, Panidis D, et al. The influence of combined oral contraceptives containing drospirenone on hypothalamic-pituitary-adrenocortical axis activity and glucocorticoid receptor expression and function in women with polycystic ovary syndrome. Hormones (Athens). 2015 Jan-Mar;14(1):109-17. PubMed PMID: 25402380

29: Petersen N, Touroutoglou A, Andreano JM, Cahill L. Oral contraceptive pill use is associated with localized decreases in cortical thickness. Hum Brain Mapp. 2015 Jul;36(7):2644-54. PubMed PMID: 25832993

30: https://www.marieclaire.com.au/article/news/yasmin-side-effects

31: https://kinseyconfidential.org/hormonal-birth-control-sexual-functioningwhats-deal/

32: Panzer C, Wise S, Fantini G, Kang D, Munarriz R, Guay A, et al. Impact of oral contraceptives on sex hormone-binding globulin and androgen levels: a retrospective study in women with sexual dysfunction. J Sex Med. 2006 Jan;3(1):104-13. PubMed PMID: 16409223

33: http://www.americanhairloss.org/women_hair_loss/oral_contraceptives.asp

34: http://www.sciencedaily.com/releases/2009/04/090417084014.htm

35: Scholes D, Ichikawa L, LaCroix AZ, Spangler L, Beasley JM, Reed S, et al. Oral contraceptive use and bone density in adolescent and young adult women. Contraception. 2010 Jan;81(1):35-40. PubMed PMID: 20004271

36: Scholes D, Hubbard RA, Ichikawa LE, LaCroix AZ, Spangler L, Beasley JM, et al. Oral contraceptive use and bone density change in adolescent and young adult women: a prospective study of age, hormone dose, and discontinuation. J Clin Endocrinol Metab. 2011 Sep;96(9):E1380-7. PubMed PMID: 21752879

37: Stewart ME, Greenwood R, Cunliffe WJ, Strauss JS, Downing DT. Effect of cyproterone acetate-ethinyl estradiol treatment on the proportions of linoleic and sebaleic acids in various skin surface lipid classes. Arch Dermatol Res. 1986;278(6):481-5. PubMed PMID: 2947544

38: Turner JV. Fertility-awareness practice and education in general practice. Aust J Prim Health. 2016 Sep 27;. PubMed PMID: 27671339

39: http://www.acog.org/Patients/FAQs/Fertility-Awareness-Based-Methods-of-Family-Planning

40: Frank-Herrmann P, Heil J, Gnoth C, Toledo E, Baur S, Pyper C, et al. The effectiveness of a fertility awareness based method to avoid pregnancy in relation to a couple's sexual behaviour during the fertile time: a prospective longitudinal study. Hum Reprod. 2007 May;22(5):1310-9. PubMed PMID: 17314078

41: Frank-Herrmann P, Heil J, Gnoth C, Toledo E, Baur S, Pyper C, et al. The effectiveness of a fertility awareness based method to avoid pregnancy in relation to a couple's sexual behaviour during the fertile time: a prospective longitudinal study. Hum Reprod. 2007 May;22(5):1310-9. PubMed PMID: 17314078

42: https://www.cdc.gov/reproductivehealth/contraception/index.htm

43: Koch MC, Lermann J, van de Roemer N, Renner SK, Burghaus S, Hackl J, et al. Improving usability and pregnancy rates of a fertility monitor by an additional mobile application: results of a retrospective efficacy study of Daysy and DaysyView app. Reprod Health. 2018 Mar 2;15(1):37. PubMed PMID: 29499716

44: Personal communication with Dr. Jerilynn Prior.

45: https://www.cdc.gov/reproductivehealth/contraception/index.htm

46: https://www.cdc.gov/reproductivehealth/contraception/index.htm

47: https://www.cdc.gov/reproductivehealth/contraception/index.htm

48: https://en.wikipedia.org/wiki/FemCap

49: http://www.independent.co.uk/life-style/health-and-families/features/the-best-contraception-is-an-iud-why-i-love-having-a-coil-9578198.html

50: Foster DG, Karasek D, Grossman D, Darney P, Schwarz EB. Interest in using intrauterine contraception when the option of self-removal is provided. Contraception. 2012 Mar;85(3):257-62. PubMed PMID: 22067772

51: Hurd, TM. 2007. Clinical reproductive medicine and surgery. Philadelphia: Mosby. p. 409. ISBN 978-0-32303-309-1

52: https://www.bustle.com/articles/100406-more-sexually-active-women-are-satisfied-with-iuds-than-with-birth-control-pills-new-research-shows

53: Mohllajee AP, Curtis KM, Peterson HB. Does insertion and use of an intrauterine device increase the risk of pelvic inflammatory disease among women with sexually transmitted infection? A systematic review. Contraception. 2006 Feb;73(2):145-53. PubMed PMID: 16413845

54: Hubacher D, Chen PL, Park S. Side effects from the copper IUD: do they decrease over time?. Contraception. 2009 May;79(5):356-62. PubMed PMID: 19341847

55: Andrade AT, Pizarro E, Shaw ST Jr, Souza JP, Belsey EM, Rowe PJ. Consequences of uterine blood loss caused by various intrauterine contraceptive devices in South American women. World Health Organization Special Programme of Research, Development and Research Training in Human Reproduction. Contraception. 1988 Jul;38(1):1-18. PubMed PMID: 3048870

56: http://www.medscape.com/viewarticle/410619_5

57: Wu S, Hu J, Wildemeersch D. Performance of the frameless GyneFix and the TCu380A IUDs in a 3-year multicenter, randomized, comparative trial in parous women. Contraception. 2000 Feb;61(2):91-8. PubMed PMID: 10802273

58: Mohllajee AP, Curtis KM, Peterson HB. Does insertion and use of an intrauterine device increase the risk of pelvic inflammatory disease among women with sexually transmitted infection? A systematic review. Contraception. 2006 Feb;73(2):145-53. PubMed PMID: 16413845

59: De la Cruz D, Cruz A, Arteaga M, Castillo L, Tovalin H. Blood copper levels in Mexican users of the T380A IUD. Contraception. 2005 Aug;72(2):122-5. PubMed PMID: 16022851

60: Elizabeth G. Raymond, Pai Lien Chen, Joanne Luoto, for the Spermicide Trial Group. "Contraceptive Effectiveness and Safety of Five Nonoxynol-9 Spermicides: A Randomized Trial" Obstetrics & Gynecology. 2004; 103:430-439

61: Falconer H, Yin L, Grönberg H, Altman D. Ovarian cancer risk after salpingectomy: a nationwide population-based study. J Natl Cancer Inst. 2015 Feb;107(2). PubMed PMID: 25628372

62: Sadatmahalleh SJ, Ziaei S, Kazemnejad A, Mohamadi E. Menstrual Pattern following Tubal Ligation: A Historical Cohort Study. Int J Fertil Steril. 2016 Jan-Mar;9(4):477-82. PubMed PMID: 26985334

63: Morley C, Rogers A, Zaslau S. Post-vasectomy pain syndrome: clinical features and treatment options. Can J Urol. 2012 Apr;19(2):6160-4. PubMed PMID: 22512957

64: http://www.parsemusfoundation.org/vasalgel-faqs/

65: Mauvais-Jarvis F, Clegg DJ, Hevener AL. The role of estrogens in control of energy balance and glucose homeostasis. Endocr Rev. 2013 Jun;34(3):309-38. PubMed PMID: 23460719

66: http://www.abc.net.au/science/articles/2013/07/09/3798293.htm

67: Care AS, Diener KR, Jasper MJ, Brown HM, Ingman WV, Robertson SA. Macrophages regulate corpus luteum development during embryo implantation in mice. J Clin Invest. 2013 Aug;123(8):3472-87. PubMed PMID: 23867505

68: Mohammed H, Russell IA, Stark R, Rueda OM, Hickey TE, Tarulli GA, et al. Progesterone receptor modulates ERα action in breast cancer. Nature. 2015 Jul 16;523(7560):313-7. PubMed PMID: 26153859

69: Sathi P, Kalyan S, Hitchcock CL, Pudek M, Prior JC. Progesterone therapy increases free thyroxine levels--data from a randomized placebo-controlled 12-week hot flush trial. Clin Endocrinol (Oxf). 2013 Aug;79(2):282-7. PubMed PMID: 23252963

70: Melcangi RC, Giatti S, Calabrese D, Pesaresi M, Cermenati G, Mitro N, et al. Levels and actions of progesterone and its metabolites in the nervous system during physiological and pathological conditions. Prog Neurobiol. 2014 Feb;113:56-69. PubMed PMID: 23958466

71: Smith GI, Yoshino J, Reeds DN, Bradley D, Burrows RE, Heisey HD, et al. Testosterone and progesterone, but not estradiol, stimulate muscle protein synthesis in postmenopausal women. J Clin Endocrinol Metab. 2014 Jan;99(1):256-65. PubMed PMID: 24203065

72: Schüssler P, Kluge M, Yassouridis A, Dresler M, Held K, Zihl J, et al. Progesterone reduces wakefulness in sleep EEG and has no effect on cognition in healthy postmenopausal women. Psychoneuroendocrinology. 2008 Sep;33(8):1124-31. PubMed PMID: 18676087

73: Mong JA, Baker FC, Mahoney MM, Paul KN, Schwartz MD, Semba K, et al. Sleep, rhythms, and the endocrine brain: influence of sex and gonadal hormones. J Neurosci. 2011 Nov 9;31(45):16107-16. PubMed PMID: 22072663

74: Prior JC (2014) Progesterone within ovulatory menstrual cycles needed for cardiovascular protection- an evidence-based hypothesis. Journal of Restorative Medicine 3: 85–103.

75: Gordon JL, Girdler SS, Meltzer-Brody SE, Stika CS, Thurston RC, Clark CT, et al. Ovarian hormone fluctuation, neurosteroids, and HPA axis dysregulation in perimenopausal depression: a novel heuristic model. Am J Psychiatry. 2015 Mar 1;172(3):227-36. PubMed PMID: 25585035

76: Petersen N, Touroutoglou A, Andreano JM, Cahill L. Oral contraceptive pill use is associated with localized decreases in cortical thickness. Hum Brain Mapp. 2015 Jul;36(7):2644-54. PubMed PMID: 25832993

77: Prior JC, Naess M, Langhammer A, Forsmo S. Ovulation Prevalence in Women with Spontaneous Normal-Length Menstrual Cycles - A Population-Based Cohort from HUNT3, Norway. PLoS One. 2015;10(8):e0134473. PubMed PMID: 26291617

78: Prior JC, Naess M, Langhammer A, Forsmo S. Ovulation Prevalence in Women with Spontaneous Normal-Length Menstrual Cycles - A Population-Based Cohort from HUNT3, Norway. PLoS One. 2015;10(8):e0134473. PubMed PMID: 26291617

79: Mountjoy M, Sundgot-Borgen J, Burke L, Carter S, Constantini N, Lebrun C, et al. The IOC consensus statement: beyond the Female Athlete Triad--Relative Energy Deficiency in Sport (RED-S). Br J Sports Med. 2014 Apr;48(7):491-7. PubMed PMID: 24620037

80: Loucks AB, Thuma JR. Luteinizing hormone pulsatility is disrupted at a threshold of energy availability in regularly menstruating women. J Clin Endocrinol Metab. 2003 Jan;88(1):297-311. PubMed PMID: 12519869

81: http://www.pcosfoundation.org/what-is-pcos

82: Personal communication with Dr. Jerilynn Prior.

83: Shepard MK, Senturia YD. Comparison of serum progesterone and endometrial biopsy for confirmation of ovulation and evaluation of luteal function. Fertil Steril. 1977 May;28(5):541-8. PubMed PMID: 856637

84: Stoddard FR 2nd, Brooks AD, Eskin BA, Johannes GJ. Iodine alters gene expression in the MCF7 breast cancer cell line: evidence for an anti-estrogen effect of iodine. Int J Med Sci. 2008 Jul 8;5(4):189-96. PubMed PMID: 18645607

85: Eldering J, Nay M, Hoberg L, Longcope C, McCracken J. Hormonal regulation of prostaglandin production by rhesus monkey endometrium. J Clin Endocrinol Metab 1990; 71(3):596-604.

86: García-Velasco JA, Menabrito M, Catalán IB. What fertility specialists should know about the vaginal microbiome: a review. Reprod Biomed Online. 2017 Jul;35(1):103-112. PubMed PMID: 28479120

87: http://www.cemcor.ubc.ca/resources/daily-menstrual-cycle-diary

88: http://www.cemcor.ubc.ca/resources/documenting-ovulation-quantitative-basal-temperature-qbt

89: Whirledge S, Cidlowski JA. Glucocorticoids, stress, and fertility. Minerva Endocrinol. 2010 Jun;35(2):109-25. PubMed PMID: 20595939

90: Aleknaviciute J, Tulen JHM, De Rijke YB, Bouwkamp CG, van der Kroeg M, Timmermans M, et al. The levonorgestrel-releasing intrauterine device potentiates stress reactivity. Psychoneuroendocrinology. 2017 Jun;80:39-45. PubMed PMID: 28315609

91: Cadegiani FA, Kater CE. Adrenal fatigue does not exist: a systematic review. BMC Endocr Disord. 2016 Aug 24;16(1):48. PubMed PMID: 27557747

92: Sjörs A, Ljung T, Jonsdottir IH. Long-term follow-up of cortisol awakening response in patients treated for stress-related exhaustion. BMJ Open. 2012;2(4). PubMed PMID: 22786949

93: Schumacher S, Kirschbaum C, Fydrich T, Ströhle A. Is salivary alpha-amylase an indicator of autonomic nervous system dysregulations in mental disorders?--a review of preliminary findings and the interactions with cortisol. Psychoneuroendocrinology. 2013 Jun;38(6):729-43. PubMed PMID: 23481259

94: Swardfager W, Herrmann N, McIntyre RS, Mazereeuw G, Goldberger K, Cha DS, et al. Potential roles of zinc in the pathophysiology and treatment of major depressive disorder. Neurosci Biobehav Rev. 2013 Jun;37(5):911-29. PubMed PMID: 23567517

95: Long SJ, Benton D. Effects of vitamin and mineral supplementation on stress, mild psychiatric symptoms, and mood in nonclinical samples: a meta-analysis. Psychosom Med. 2013 Feb;75(2):144-53. PubMed PMID: 23362497

96: Hung SK, Perry R, Ernst E. The effectiveness and efficacy of Rhodiola rosea L.: a systematic review of randomized clinical trials. Phytomedicine. 2011 Feb 15;18(4):235-44. PubMed PMID: 21036578

97: Olsson EM, von Schéele B, Panossian AG. A randomised, double-blind, placebo-controlled, parallel-group study of the standardised extract shr-5 of the roots of Rhodiola rosea in the treatment of subjects with stress-related fatigue. Planta Med. 2009 Feb;75(2):105-12. PubMed PMID: 19016404

98: Darbinyan V, Aslanyan G, Amroyan E, Gabrielyan E, Malmström C, Panossian A. Clinical trial of Rhodiola rosea L. extract SHR-5 in the treatment of mild to moderate depression. Nord J Psychiatry. 2007;61(5):343-8. PubMed PMID: 17990195

99: Jiang JG, Huang XJ, Chen J, Lin QS. Comparison of the sedative and hypnotic effects of flavonoids, saponins, and polysaccharides extracted from Semen Ziziphus jujube. Nat Prod Res. 2007 Apr;21(4):310-20. PubMed PMID: 17479419

100: Koetter U, Barrett M, Lacher S, Abdelrahman A, Dolnick D. Interactions of Magnolia and Ziziphus extracts with selected central nervous system receptors. J Ethnopharmacol. 2009 Jul 30;124(3):421-5. PubMed PMID: 19505549

101: Pedersen BK. Anti-inflammatory effects of exercise: role in diabetes and cardiovascular disease. Eur J Clin Invest. 2017 Aug;47(8):600-611. PubMed PMID:

28722106

102: Mountjoy M, Sundgot-Borgen J, Burke L, Carter S, Constantini N, Lebrun C, et al. The IOC consensus statement: beyond the Female Athlete Triad--Relative Energy Deficiency in Sport (RED-S). Br J Sports Med. 2014 Apr;48(7):491-7. PubMed PMID: 24620037

103: Zhang DM, Jiao RQ, Kong LD. High Dietary Fructose: Direct or Indirect Dangerous Factors Disturbing Tissue and Organ Functions. Nutrients. 2017 Mar 29;9(4). PubMed PMID: 28353649

104: Stanhope KL, Schwarz JM, Keim NL, Griffen SC, Bremer AA, Graham JL, et al. Consuming fructose-sweetened, not glucose-sweetened, beverages increases visceral adiposity and lipids and decreases insulin sensitivity in overweight/obese humans. J Clin Invest. 2009 May;119(5):1322-34. PubMed PMID: 19381015

105: Page KA, Chan O, Arora J, Belfort-Deaguiar R, Dzuira J, Roehmholdt B, et al. Effects of fructose vs glucose on regional cerebral blood flow in brain regions involved with appetite and reward pathways. JAMA. 2013 Jan 2;309(1):63-70. PubMed PMID: 23280226

106: Sugiyama M, Tang AC, Wakaki Y, Koyama W. Glycemic index of single and mixed meal foods among common Japanese foods with white rice as a reference food. Eur J Clin Nutr. 2003 Jun;57(6):743-52. PubMed PMID: 12792658

107: http://www.sciencedaily.com/releases/2007/12/071212201311.htm

108: http://www.bmj.com/content/357/bmj.j2353

109: Topiwala A, Allan CL, Valkanova V, Zsoldos E, Filippini N, Sexton C, et al. Moderate alcohol consumption as risk factor for adverse brain outcomes and cognitive decline: longitudinal cohort study. BMJ. 2017 Jun 6;357:j2353. PubMed PMID: 28588063

110: Sun K, Ren M, Liu D, Wang C, Yang C, Yan L. Alcohol consumption and risk of metabolic syndrome: a meta-analysis of prospective studies. Clin Nutr. 2014 Aug;33(4):596-602. PubMed PMID: 24315622

111: Lowe PP, Gyongyosi B, Satishchandran A, Iracheta-Vellve A, Ambade A, Kodys K, et al. Alcohol-related changes in the intestinal microbiome influence neutrophil infiltration, inflammation and steatosis in early alcoholic hepatitis in mice. PLoS One. 2017;12(3):e0174544. PubMed PMID: 28350851

112: Zhang SM, Lee IM, Manson JE, Cook NR, Willett WC, Buring JE. Alcohol consumption and breast cancer risk in the Women's Health Study. Am J Epidemiol. 2007 Mar 15;165(6):667-76. PubMed PMID: 17204515

113: Fasano A. Zonulin and its regulation of intestinal barrier function: the biological door to inflammation, autoimmunity, and cancer. Physiol Rev. 2011 Jan;91(1):151-75. PubMed PMID: 21248165

114: Aziz I, Hadjivassiliou M, Sanders DS. The spectrum of noncoeliac gluten sensitivity. Nat Rev Gastroenterol Hepatol. 2015 Sep;12(9):516-26. PubMed PMID: 26122473

115: Elli L, Roncoroni L, Bardella MT. Non-celiac gluten sensitivity: Time for sifting the grain. World J Gastroenterol. 2015 Jul 21;21(27):8221-6. PubMed PMID: 26217073

116: Vazquez-Roque M, Oxentenko AS. Nonceliac Gluten Sensitivity. Mayo Clin Proc. 2015 Sep;90(9):1272-7. PubMed PMID: 26355401

117: Peters SL, Biesiekierski JR, Yelland GW, Muir JG, Gibson PR. Randomised clinical trial: gluten may cause depression in subjects with non-coeliac gluten sensitivity - an exploratory clinical study. Aliment Pharmacol Ther. 2014 May;39(10):1104-12. PubMed PMID: 24689456

118: Woodford, Keith. 2009. Devil in the Milk: Illness, Health and the Politics of A1 and A2 Milk. Chelsea Green Publishing. ISBN: 978-1603581028

119: Ul Haq MR, Kapila R, Sharma R, Saliganti V, Kapila S. Comparative evaluation of cow β-casein variants (A1/A2) consumption on Th2-mediated inflammatory response in mouse gut. Eur J Nutr. 2014 Jun;53(4):1039-49. PubMed PMID: 24166511

120: Deth R, Clarke A, Ni J, Trivedi M. Clinical evaluation of glutathione concentrations after consumption of milk containing different subtypes of β-casein: results from a randomized, cross-over clinical trial. Nutr J. 2016 Sep 29;15(1):82. PubMed PMID: 27680716

121: Szelag A, Merwid-Lad A, Trocha M. [Histamine receptors in the female reproductive system. Part I. Role of the mast cells and histamine in female reproductive system]. Ginekol Pol. 2002 Jul;73(7):627-35. PubMed PMID: 12369286

122: Zhou J, Lee AW, Devidze N, Zhang Q, Kow LM, Pfaff DW. Histamine-induced excitatory responses in mouse ventromedial hypothalamic neurons: ionic mechanisms and estrogenic regulation. J Neurophysiol. 2007 Dec;98(6):3143-52. PubMed PMID: 17942628

123: Zierau O, Zenclussen AC, Jensen F. Role of female sex hormones, estradiol and progesterone, in mast cell behavior. Front Immunol. 2012;3:169. PubMed PMID: 22723800

124: Fogel WA. Diamine oxidase (DAO) and female sex hormones. Agents Actions. 1986 Apr;18(1-2):44-5. PubMed PMID: 3088928

125: Bódis J, Tinneberg HR, Schwarz H, Papenfuss F, Török A, Hanf V. The effect of histamine on progesterone and estradiol secretion of human granulosa cells in serum-free culture. Gynecol Endocrinol. 1993 Dec;7(4):235-9. PubMed PMID: 8147232

126: Martner-Hewes PM, Hunt IF, Murphy NJ, Swendseid ME, Settlage RH. Vitamin B-6 nutriture and plasma diamine oxidase activity in pregnant Hispanic teenagers. Am J Clin Nutr. 1986 Dec;44(6):907-13. PubMed PMID: 3098085

127: Ludwig DS, Willett WC. Three daily servings of reduced-fat milk: an evidence-based recommendation?. JAMA Pediatr. 2013 Sep;167(9):788-9. PubMed PMID: 23818041

128: Silvio Buscemi et al. Coffee and metabolic impairment: An updated review of epidemiological studies. NFS Journal, Volume 3, August 2016, Pages 1-7

129: Ding M, Bhupathiraju SN, Chen M, van Dam RM, Hu FB. Caffeinated and decaffeinated coffee consumption and risk of type 2 diabetes: a systematic review and a dose-response meta-analysis. Diabetes Care. 2014 Feb;37(2):569-86. PubMed PMID: 24459154

130: Schliep KC, Schisterman EF, Mumford SL, Pollack AZ, Zhang C, Ye A, et al. Caffeinated beverage intake and reproductive hormones among premenopausal women in the BioCycle Study. Am J Clin Nutr. 2012 Feb;95(2):488-97. PubMed PMID: 22237060

131: Ganmaa D, Willett WC, Li TY, Feskanich D, van Dam RM, Lopez-Garcia E, et al. Coffee, tea, caffeine and risk of breast cancer: a 22-year follow-up. Int J Cancer. 2008 May 1;122(9):2071-6. PubMed PMID: 18183588

132: Hahn KA, Wise LA, Riis AH, Mikkelsen EM, Rothman KJ, Banholzer K, et al. Correlates of menstrual cycle characteristics among nulliparous Danish women. Clin Epidemiol. 2013;5:311-9. PubMed PMID: 23983490

133: Patwardhan RV, Desmond PV, Johnson RF, Schenker S. Impaired elimination of caffeine by oral contraceptive steroids. J Lab Clin Med. 1980 Apr;95(4):603-8. PubMed PMID: 7359014

134: Patisaul HB, Jefferson W. The pros and cons of phytoestrogens. Front Neuroendocrinol. 2010 Oct;31(4):400-19. PubMed PMID: 20347861

135: Patisaul HB, Jefferson W. The pros and cons of phytoestrogens. Front Neuroendocrinol. 2010 Oct;31(4):400-19. PubMed PMID: 20347861

136: Hampl R, Ostatnikova D, Celec P, Putz Z, Lapcík O, Matucha P. Short-term effect of soy consumption on thyroid hormone levels and correlation with phytoestrogen level in healthy subjects. Endocr Regul. 2008 Jun;42(2-3):53-61. PubMed PMID: 18624607

137: Feinman RD, Pogozelski WK, Astrup A, Bernstein RK, Fine EJ, Westman EC, et al. Dietary carbohydrate restriction as the first approach in diabetes management: critical review and evidence base. Nutrition. 2015 Jan;31(1):1-13. PubMed PMID: 25287761

138: Spaulding SW, Chopra IJ, Sherwin RS, Lyall SS. Effect of caloric restriction and dietary composition of serum T3 and reverse T3 in man. J Clin Endocrinol Metab. 1976 Jan;42(1):197-200. PubMed PMID: 1249190

139: Loucks AB, Thuma JR. Luteinizing hormone pulsatility is disrupted at a threshold of energy availability in regularly menstruating women. J Clin Endocrinol Metab. 2003 Jan;88(1):297-311. PubMed PMID: 12519869

140: Wong CP, Rinaldi NA, Ho E. Zinc deficiency enhanced inflammatory response by increasing immune cell activation and inducing IL6 promoter demethylation. Mol Nutr Food Res. 2015 May;59(5):991-9. PubMed PMID: 25656040

141: Swardfager W, Herrmann N, McIntyre RS, Mazereeuw G, Goldberger K, Cha DS, et al. Potential roles of zinc in the pathophysiology and treatment of major depressive disorder. Neurosci Biobehav Rev. 2013 Jun;37(5):911-29. PubMed PMID: 23567517

142: Jamilian M, Foroozanfard F, Bahmani F, Talaee R, Monavari M, Asemi Z. Effects of Zinc Supplementation on Endocrine Outcomes in Women with Polycystic Ovary

Syndrome: a Randomized, Double-Blind, Placebo-Controlled Trial. Biol Trace Elem Res. 2016 Apr;170(2):271-8. PubMed PMID: 26315303

143: Stoddard FR 2nd, Brooks AD, Eskin BA, Johannes GJ. Iodine alters gene expression in the MCF7 breast cancer cell line: evidence for an anti-estrogen effect of iodine. Int J Med Sci. 2008 Jul 8;5(4):189-96. PubMed PMID: 18645607

144: Slebodziński AB. Ovarian iodide uptake and triiodothyronine generation in follicular fluid. The enigma of the thyroid ovary interaction. Domest Anim Endocrinol. 2005 Jul;29(1):97-103. PubMed PMID: 15927769

145: Medici M, Ghassabian A, Visser W, de Muinck Keizer-Schrama SM, Jaddoe VW, Visser WE, et al. Women with high early pregnancy urinary iodine levels have an increased risk of hyperthyroid newborns: the population-based Generation R Study. Clin Endocrinol (Oxf). 2014 Apr;80(4):598-606. PubMed PMID: 23992400

146: Luo Y, Kawashima A, Ishido Y, Yoshihara A, Oda K, Hiroi N, et al. Iodine excess as an environmental risk factor for autoimmune thyroid disease. Int J Mol Sci. 2014 Jul 21;15(7):12895-912. PubMed PMID: 25050783

147: Kessler JH. The effect of supraphysiologic levels of iodine on patients with cyclic mastalgia. Breast J. 2004 Jul-Aug;10(4):328-36. PubMed PMID: 15239792

148: Faris MA, Kacimi S, Al-Kurd RA, Fararjeh MA, Bustanji YK, Mohammad MK, et al. Intermittent fasting during Ramadan attenuates proinflammatory cytokines and immune cells in healthy subjects. Nutr Res. 2012 Dec;32(12):947-55. PubMed PMID: 23244540

149: Arnason TG, Bowen MW, Mansell KD. Effects of intermittent fasting on health markers in those with type 2 diabetes: A pilot study. World J Diabetes. 2017 Apr 15;8(4):154-164. PubMed PMID: 28465792

150: Marinac CR, Nelson SH, Breen CI, Hartman SJ, Natarajan L, Pierce JP, et al. Prolonged Nightly Fasting and Breast Cancer Prognosis. JAMA Oncol. 2016 Aug 1;2(8):1049-55. PubMed PMID: 27032109

151: . ACOG Committee Opinion No. 651: Menstruation in Girls and Adolescents: Using the Menstrual Cycle as a Vital Sign. Obstet Gynecol. 2015 Dec;126(6):e143-6. PubMed PMID: 26595586

152: http://www.cemcor.ubc.ca/resources/contraceptive-choices_effective-convenient-safe

153: Lundsgaard AM, Kiens B. Gender differences in skeletal muscle substrate metabolism - molecular mechanisms and insulin sensitivity. Front Endocrinol (Lausanne). 2014;5:195. PubMed PMID: 25431568

154: Scholes D, Hubbard RA, Ichikawa LE, LaCroix AZ, Spangler L, Beasley JM, et al. Oral contraceptive use and bone density change in adolescent and young adult women: a prospective study of age, hormone dose, and discontinuation. J Clin Endocrinol Metab. 2011 Sep;96(9):E1380-7. PubMed PMID: 21752879

155: Prior JC, Naess M, Langhammer A, Forsmo S. Ovulation Prevalence in Women with Spontaneous Normal-Length Menstrual Cycles - A Population-Based Cohort from HUNT3, Norway. PLoS One. 2015;10(8):e0134473. PubMed PMID: 26291617

156: Polson DW, Adams J, Wadsworth J, Franks S. Polycystic ovaries--a common finding in normal women. Lancet. 1988 Apr 16;1(8590):870-2. PubMed PMID: 2895373

157: Dewailly D, Lujan ME, Carmina E, Cedars MI, Laven J, Norman RJ, et al. Definition and significance of polycystic ovarian morphology: a task force report from the Androgen Excess and Polycystic Ovary Syndrome Society. Hum Reprod Update. 2014 May-Jun;20(3):334-52. PubMed PMID: 24345633

158: Teede H, Deeks A, Moran L. Polycystic ovary syndrome: a complex condition with psychological, reproductive and metabolic manifestations that impacts on health across the lifespan. BMC Med. 2010 Jun 30;8:41. PubMed PMID: 20591140

159: Copp T, Jansen J, Doust J, Mol BW, Dokras A, McCaffery K. Are expanding disease definitions unnecessarily labelling women with polycystic ovary syndrome?. BMJ. 2017 Aug 16;358:j3694. PubMed PMID: 28814559

160: Dewailly D, Lujan ME, Carmina E, Cedars MI, Laven J, Norman RJ, et al. Definition and significance of polycystic ovarian morphology: a task force report from the Androgen Excess and Polycystic Ovary Syndrome Society. Hum Reprod Update. 2014 May-Jun;20(3):334-52. PubMed PMID: 24345633

161: Granger DA, Shirtcliff EA, Booth A, Kivlighan KT, Schwartz EB. The "trouble" with salivary testosterone. Psychoneuroendocrinology. 2004 Nov;29(10):1229-40. PubMed PMID: 15288702

162: Rosenfield RL. The Diagnosis of Polycystic Ovary Syndrome in Adolescents. Pediatrics. 2015 Dec;136(6):1154-65. PubMed PMID: 26598450

163: Witchel SF. Nonclassic congenital adrenal hyperplasia. Curr Opin Endocrinol Diabetes Obes. 2012 Jun;19(3):151-8. PubMed PMID: 22499220

164: Hudecova M, Holte J, Olovsson M, Sundström Poromaa I. Long-term follow-up of patients with polycystic ovary syndrome: reproductive outcome and ovarian reserve. Hum Reprod. 2009 May;24(5):1176-83. PubMed PMID: 19168874

165: Palioura E, Diamanti-Kandarakis E. Industrial endocrine disruptors and polycystic ovary syndrome. J Endocrinol Invest. 2013 Dec;36(11):1105-11. PubMed PMID: 24445124

166: Zhang DM, Jiao RQ, Kong LD. High Dietary Fructose: Direct or Indirect Dangerous Factors Disturbing Tissue and Organ Functions. Nutrients. 2017 Mar 29;9(4). PubMed PMID: 28353649

167: Pande AR, Guleria AK, Singh SD, Shukla M, Dabadghao P. β cell function and insulin resistance in lean cases with polycystic ovary syndrome. Gynecol Endocrinol. 2017 Jul 13;:1-5. PubMed PMID: 28704124

168: Arnason TG, Bowen MW, Mansell KD. Effects of intermittent fasting on health markers in those with type 2 diabetes: A pilot study. World J Diabetes. 2017 Apr 15;8(4):154-164. PubMed PMID: 28465792

169: Van Der Heijden GJ, Wang ZJ, Chu Z, Toffolo G, Manesso E, Sauer PJ, et al. Strength exercise improves muscle mass and hepatic insulin sensitivity in obese youth. Med Sci Sports Exerc. 2010 Nov;42(11):1973-80. PubMed PMID: 20351587

170: Diamanti-Kandarakis E, Baillargeon JP, Iuorno MJ, Jakubowicz DJ, Nestler JE. A modern medical quandary: polycystic ovary syndrome, insulin resistance, and oral contraceptive pills. J Clin Endocrinol Metab. 2003 May;88(5):1927-32. PubMed PMID: 12727935

171: http://www.sciencedaily.com/releases/2009/04/090417084014.htm

172: Adeniji AA, Essah PA, Nestler JE, Cheang KI. Metabolic Effects of a Commonly Used Combined Hormonal Oral Contraceptive in Women With and Without Polycystic Ovary Syndrome. J Womens Health (Larchmt). 2016 Jun;25(6):638-45. PubMed PMID: 26871978

173: Hruby A, Meigs JB, O'Donnell CJ, Jacques PF, McKeown NM. Higher magnesium intake reduces risk of impaired glucose and insulin metabolism and progression from prediabetes to diabetes in middle-aged americans. Diabetes Care. 2014 Feb;37(2):419-27. PubMed PMID: 24089547

174: Hata A, Doi Y, Ninomiya T, Mukai N, Hirakawa Y, Hata J, et al. Magnesium intake decreases Type 2 diabetes risk through the improvement of insulin resistance and inflammation: the Hisayama Study. Diabet Med. 2013 Dec;30(12):1487-94. PubMed PMID: 23758216

175: Guerrero-Romero F, Tamez-Perez HE, González-González G, Salinas-Martínez AM, Montes-Villarreal J, Treviño-Ortiz JH, et al. Oral magnesium supplementation improves insulin sensitivity in non-diabetic subjects with insulin resistance. A double-blind placebo-controlled randomized trial. Diabetes Metab. 2004 Jun;30(3):253-8. PubMed PMID: 15223977

176: Masharani U, Gjerde C, Evans JL, Youngren JF, Goldfine ID. Effects of controlled-release alpha lipoic acid in lean, nondiabetic patients with polycystic ovary syndrome. J Diabetes Sci Technol. 2010 Mar 1;4(2):359-64. PubMed PMID: 20307398

177: De Cicco S, Immediata V, Romualdi D, Policola C, Tropea A, Di Florio C, et al. Myoinositol combined with alpha-lipoic acid may improve the clinical and endocrine features of polycystic ovary syndrome through an insulin-independent action. Gynecol Endocrinol. 2017 Apr 23;:1-4. PubMed PMID: 28434274

178: De Cicco S, Immediata V, Romualdi D, Policola C, Tropea A, Di Florio C, et al. Myoinositol combined with alpha-lipoic acid may improve the clinical and endocrine features of polycystic ovary syndrome through an insulin-independent action. Gynecol Endocrinol. 2017 Apr 23;:1-4. PubMed PMID: 28434274

179: Monastra G, Unfer V, Harrath AH, Bizzarri M. Combining treatment with myo-inositol and D-chiro-inositol (40:1) is effective in restoring ovary function and metabolic balance in PCOS patients. Gynecol Endocrinol. 2017 Jan;33(1):1-9. PubMed PMID: 27898267

180: La Marca A, Grisendi V, Dondi G, Sighinolfi G, Cianci A. The menstrual cycle regularization following D-chiro-inositol treatment in PCOS women: a retrospective study. Gynecol Endocrinol. 2015 Jan;31(1):52-6. PubMed PMID: 25268566

181: Brzozowska M, Karowicz-Bilińska A. [The role of vitamin D deficiency in the etiology of polycystic ovary syndrome disorders]. Ginekol Pol. 2013 Jun;84(6):456-60. PubMed PMID: 24032264

182: Wei W, Zhao H, Wang A, Sui M, Liang K, Deng H, et al. A clinical study on the short-term effect of berberine in comparison to metformin on the metabolic characteristics of women with polycystic ovary syndrome. Eur J Endocrinol. 2012 Jan;166(1):99-105. PubMed PMID: 22019891

183: An Y, Sun Z, Zhang Y, Liu B, Guan Y, Lu M. The use of berberine for women with polycystic ovary syndrome undergoing IVF treatment. Clin Endocrinol (Oxf). 2014 Mar;80(3):425-31. PubMed PMID: 23869585

184: Peng WH, Wu CR, Chen CS, Chen CF, Leu ZC, Hsieh MT. Anxiolytic effect of berberine on exploratory activity of the mouse in two experimental anxiety models: interaction with drugs acting at 5-HT receptors. Life Sci. 2004 Oct 1;75(20):2451-62. PubMed PMID: 15350820

185: Zhang X, Zhao Y, Xu J, Xue Z, Zhang M, Pang X, et al. Modulation of gut microbiota by berberine and metformin during the treatment of high-fat diet-induced obesity in rats. Sci Rep. 2015 Sep 23;5:14405. PubMed PMID: 26396057

186: Han J, Lin H, Huang W. Modulating gut microbiota as an anti-diabetic mechanism of berberine. Med Sci Monit. 2011 Jul;17(7):RA164-7. PubMed PMID: 21709646

187: Li L, Li C, Pan P, Chen X, Wu X, Ng EH, et al. A Single Arm Pilot Study of Effects of Berberine on the Menstrual Pattern, Ovulation Rate, Hormonal and Metabolic Profiles in Anovulatory Chinese Women with Polycystic Ovary Syndrome. PLoS One. 2015;10(12):e0144072. PubMed PMID: 26645811

188: Zhao L, Li W, Han F, Hou L, Baillargeon JP, Kuang H, et al. Berberine reduces insulin resistance induced by dexamethasone in theca cells in vitro. Fertil Steril. 2011 Jan;95(1):461-3. PubMed PMID: 20840879

189: Gu L, Li N, Gong J, Li Q, Zhu W, Li J. Berberine ameliorates intestinal epithelial tight-junction damage and down-regulates myosin light chain kinase pathways in a mouse model of endotoxinemia. J Infect Dis. 2011 Jun 1;203(11):1602-12. PubMed PMID: 21592990

190: Guler I, Himmetoglu O, Turp A, Erdem A, Erdem M, Onan MA, et al. Zinc and homocysteine levels in polycystic ovarian syndrome patients with insulin resistance. Biol Trace Elem Res. 2014 Jun;158(3):297-304. PubMed PMID: 24664271

191: Jamilian M, Foroozanfard F, Bahmani F, Talaee R, Monavari M, Asemi Z. Effects of Zinc Supplementation on Endocrine Outcomes in Women with Polycystic Ovary Syndrome: a Randomized, Double-Blind, Placebo-Controlled Trial. Biol Trace Elem Res. 2016 Apr;170(2):271-8. PubMed PMID: 26315303

192: Takahashi K, Kitao M. Effect of TJ-68 (shakuyaku-kanzo-to) on polycystic ovarian disease. Int J Fertil Menopausal Stud. 1994 Mar-Apr;39(2):69-76. PubMed PMID: 8012442

193: Takeuchi T, Nishii O, Okamura T, Yaginuma T. Effect of paeoniflorin, glycyrrhizin and glycyrrhetic acid on ovarian androgen production. Am J Chin Med. 1991;19(1):73-8. PubMed PMID: 1897494

194: Armanini D, Mattarello MJ, Fiore C, Bonanni G, Scaroni C, Sartorato P, et al. Licorice reduces serum testosterone in healthy women. Steroids. 2004 Oct-Nov;69(11-

12):763-6. PubMed PMID: 15579328

195: Somjen D, Knoll E, Vaya J, Stern N, Tamir S. Estrogen-like activity of licorice root constituents: glabridin and glabrene, in vascular tissues in vitro and in vivo. J Steroid Biochem Mol Biol. 2004 Jul;91(3):147-55. PubMed PMID: 15276622

196: Takahashi K, Kitao M. Effect of TJ-68 (shakuyaku-kanzo-to) on polycystic ovarian disease. Int J Fertil Menopausal Stud. 1994 Mar-Apr;39(2):69-76. PubMed PMID: 8012442

197: http://www.cemcor.ca/resources/topics/cyclic-progesterone-therapy

198: Diamanti-Kandarakis E, Baillargeon JP, Iuorno MJ, Jakubowicz DJ, Nestler JE. A modern medical quandary: polycystic ovary syndrome, insulin resistance, and oral contraceptive pills. J Clin Endocrinol Metab. 2003 May;88(5):1927-32. PubMed PMID: 12727935

199: Adeniji AA, Essah PA, Nestler JE, Cheang KI. Metabolic Effects of a Commonly Used Combined Hormonal Oral Contraceptive in Women With and Without Polycystic Ovary Syndrome. J Womens Health (Larchmt). 2016 Jun;25(6):638-45. PubMed PMID: 26871978

200: Wang JG, Lobo RA. The complex relationship between hypothalamic amenorrhea and polycystic ovary syndrome. J Clin Endocrinol Metab. 2008 Apr;93(4):1394-7. PubMed PMID: 18230664

201: Loucks AB, Thuma JR. Luteinizing hormone pulsatility is disrupted at a threshold of energy availability in regularly menstruating women. J Clin Endocrinol Metab. 2003 Jan;88(1):297-311. PubMed PMID: 12519869

202: Takahashi K, Kitao M. Effect of TJ-68 (shakuyaku-kanzo-to) on polycystic ovarian disease. Int J Fertil Menopausal Stud. 1994 Mar-Apr;39(2):69-76. PubMed PMID: 8012442

203: Long X, Li R, Yang Y, Qiao J. Overexpression of IL-18 in the Proliferative Phase Endometrium of Patients With Polycystic Ovary Syndrome. Reprod Sci. 2017 Feb;24(2):252-257. PubMed PMID: 27313119

204: González F. Inflammation in Polycystic Ovary Syndrome: underpinning of insulin resistance and ovarian dysfunction. Steroids. 2012 Mar 10;77(4):300-5. PubMed PMID: 22178787

205: Bisanz JE, Enos MK, Mwanga JR, Changalucha J, Burton JP, Gloor GB, et al. Randomized open-label pilot study of the influence of probiotics and the gut microbiome on toxic metal levels in Tanzanian pregnant women and school children. MBio. 2014 Oct 7;5(5):e01580-14. PubMed PMID: 25293764

206: Thakker D, Raval A, Patel I, Walia R. N-acetylcysteine for polycystic ovary syndrome: a systematic review and meta-analysis of randomized controlled clinical trials. Obstet Gynecol Int. 2015;2015:817849. PubMed PMID: 25653680

207: Tagliaferri V, Romualdi D, Scarinci E, Cicco S, Florio CD, Immediata V, et al. Melatonin Treatment May Be Able to Restore Menstrual Cyclicity in Women With PCOS: A Pilot Study. Reprod Sci. 2017 Jan 1;:1933719117711262. PubMed PMID: 28558523

208: Gourgari E, Lodish M, Keil M, Sinaii N, Turkbey E, Lyssikatos C, et al. Bilateral Adrenal Hyperplasia as a Possible Mechanism for Hyperandrogenism in Women With Polycystic Ovary Syndrome. J Clin Endocrinol Metab. 2016 Sep;101(9):3353-60. PubMed PMID: 27336356

209: Azziz R, Carmina E, Dewailly D, Diamanti-Kandarakis E, Escobar-Morreale HF, Futterweit W, et al. The Androgen Excess and PCOS Society criteria for the polycystic ovary syndrome: the complete task force report. Fertil Steril. 2009 Feb;91(2):456-88. PubMed PMID: 18950759

210: Barrett ES, Sobolewski M. Polycystic ovary syndrome: do endocrine-disrupting chemicals play a role?. Semin Reprod Med. 2014 May;32(3):166-76. PubMed PMID: 24715511

211: Rasmusson AM, Vasek J, Lipschitz DS, Vojvoda D, Mustone ME, Shi Q, et al. An increased capacity for adrenal DHEA release is associated with decreased avoidance and negative mood symptoms in women with PTSD. Neuropsychopharmacology. 2004 Aug;29(8):1546-57. PubMed PMID: 15199367

212: Lobo RA, Granger LR, Paul WL, Goebelsmann U, Mishell DR Jr. Psychological stress and increases in urinary norepinephrine metabolites, platelet serotonin, and adrenal androgens in women with polycystic ovary syndrome. Am J Obstet Gynecol. 1983 Feb 15;145(4):496-503. PubMed PMID: 6824043

213: JONES GE, HOWARD JE, LANGFORD H. The use of cortisone in follicular phase disturbances. Fertil Steril. 1953 Jan-Feb;4(1):49-62. PubMed PMID: 13021206

214: Lu YH, Xia ZL, Ma YY, Chen HJ, Yan LP, Xu HF. Subclinical hypothyroidism is associated with metabolic syndrome and clomiphene citrate resistance in women with polycystic ovary syndrome. Gynecol Endocrinol. 2016 Oct;32(10):852-855. PubMed PMID: 27172176

215: Kontaxakis VP, Skourides D, Ferentinos P, Havaki-Kontaxaki BJ, Papadimitriou GN. Isotretinoin and psychopathology: a review. Ann Gen Psychiatry. 2009 Jan 20;8:2. PubMed PMID: 19154613

216: Leachman SA, Insogna KL, Katz L, Ellison A, Milstone LM. Bone densities in patients receiving isotretinoin for cystic acne. Arch Dermatol. 1999 Aug;135(8):961-5. PubMed PMID: 10456346

217: Melnik BC. Diet in acne: further evidence for the role of nutrient signalling in acne pathogenesis. Acta Derm Venereol. 2012 May;92(3):228-31. PubMed PMID: 22419445

218: Adebamowo CA, Spiegelman D, Danby FW, Frazier AL, Willett WC, Holmes MD. High school dietary dairy intake and teenage acne. J Am Acad Dermatol. 2005 Feb;52(2):207-14. PubMed PMID: 15692464

219: Gupta M, Mahajan VK, Mehta KS, Chauhan PS. Zinc therapy in dermatology: a review. Dermatol Res Pract. 2014;2014:709152. PubMed PMID: 25120566

220: Fouladi RF. Aqueous extract of dried fruit of Berberis vulgaris L. in acne vulgaris, a clinical trial. J Diet Suppl. 2012 Dec;9(4):253-61. PubMed PMID: 23038982

221: Murata K, Noguchi K, Kondo M, Onishi M, Watanabe N, Okamura K, et al.

Promotion of hair growth by Rosmarinus officinalis leaf extract. Phytother Res. 2013 Feb;27(2):212-7. PubMed PMID: 22517595

222: Fischer TW, Trueb RM, Hanggi G, et al. Topical melatonin for treatment of androgenetic alopecia. Int J Trichology. 2012;4(4):236-245

223: Jamilian M, Foroozanfard F, Bahmani F, Talaee R, Monavari M, Asemi Z. Effects of Zinc Supplementation on Endocrine Outcomes in Women with Polycystic Ovary Syndrome: a Randomized, Double-Blind, Placebo-Controlled Trial. Biol Trace Elem Res. 2016 Apr;170(2):271-8. PubMed PMID: 26315303

224: Hwang C, Sethi S, Heilbrun LK, Gupta NS, Chitale DA, Sakr WA, et al. Anti-androgenic activity of absorption-enhanced 3, 3'-diindolylmethane in prostatectomy patients. Am J Transl Res. 2016;8(1):166-76. PubMed PMID: 27069550

225: Fujita R, Liu J, Shimizu K, Konishi F, Noda K, Kumamoto S, et al. Anti-androgenic activities of Ganoderma lucidum. J Ethnopharmacol. 2005 Oct 31;102(1):107-12. PubMed PMID: 16029938

226: Nichols AJ, Hughes OB, Canazza A, Zaiac MN. An Open-Label Evaluator Blinded Study of the Efficacy and Safety of a New Nutritional Supplement in Androgenetic Alopecia: A Pilot Study. J Clin Aesthet Dermatol. 2017 Feb;10(2):52-56. PubMed PMID: 28367262

227: Loucks AB, Thuma JR. Luteinizing hormone pulsatility is disrupted at a threshold of energy availability in regularly menstruating women. J Clin Endocrinol Metab. 2003 Jan;88(1):297-311. PubMed PMID: 12519869

228: Wiksten-Almströmer M, Hirschberg AL, Hagenfeldt K. Menstrual disorders and associated factors among adolescent girls visiting a youth clinic. Acta Obstet Gynecol Scand. 2007;86(1):65-72. PubMed PMID: 17230292

229: Falsetti L, Gambera A, Barbetti L, Specchia C. Long-term follow-up of functional hypothalamic amenorrhea and prognostic factors. J Clin Endocrinol Metab. 2002 Feb;87(2):500-5. PubMed PMID: 11836275

230: Webster DE, Lu J, Chen SN, Farnsworth NR, Wang ZJ. Activation of the mu-opiate receptor by Vitex agnus-castus methanol extracts: implication for its use in PMS. J Ethnopharmacol. 2006 Jun 30;106(2):216-21. PubMed PMID: 16439081

231: van Die MD, Burger HG, Teede HJ, Bone KM. Vitex agnus-castus extracts for female reproductive disorders: a systematic review of clinical trials. Planta Med. 2013 May;79(7):562-75. PubMed PMID: 23136064

232: Cassidy A, Bingham S, Setchell KD. Biological effects of a diet of soy protein rich in isoflavones on the menstrual cycle of premenopausal women. Am J Clin Nutr. 1994 Sep;60(3):333-40. PubMed PMID: 8074062

233: Higuchi K, Nawata H, Maki T, Higashizima M, Kato K, Ibayashi H. Prolactin has a direct effect on adrenal androgen secretion. J Clin Endocrinol Metab. 1984 Oct;59(4):714-8. PubMed PMID: 6090494

234: Takeyama M, Nagareda T, Takatsuka D, Namiki M, Koizumi K, Aono T, et al. Stimulatory effect of prolactin on luteinizing hormone-induced testicular 5 alpha-reductase activity in hypophysectomized adult rats. Endocrinology. 1986

Jun;118(6):2268-75. PubMed PMID: 3486119

235: Hantsoo L, Epperson CN. Premenstrual Dysphoric Disorder: Epidemiology and Treatment. Curr Psychiatry Rep. 2015 Nov;17(11):87. PubMed PMID: 26377947

236: Epperson CN, Hantsoo LV. Making Strides to Simplify Diagnosis of Premenstrual Dysphoric Disorder. Am J Psychiatry. 2017 Jan 1;174(1):6-7. PubMed PMID: 28041003

237: Dubey N, Hoffman JF, Schuebel K, et al. The ESC/E(Z) complex, an effector of response to ovarian steroids, manifests an intrinsic difference in cells from women with premenstrual dysphoric disorder. Molecular Psychiatry. Published online January 3 2017.

238: Bertone-Johnson ER, Ronnenberg AG, Houghton SC, Nobles C, Zagarins SE, Takashima-Uebelhoer BB, et al. Association of inflammation markers with menstrual symptom severity and premenstrual syndrome in young women. Hum Reprod. 2014 Sep;29(9):1987-94. PubMed PMID: 25035435

239: Melcangi RC, Giatti S, Calabrese D, Pesaresi M, Cermenati G, Mitro N, et al. Levels and actions of progesterone and its metabolites in the nervous system during physiological and pathological conditions. Prog Neurobiol. 2014 Feb;113:56-69. PubMed PMID: 23958466

240: Hantsoo L, Epperson CN. Premenstrual Dysphoric Disorder: Epidemiology and Treatment. Curr Psychiatry Rep. 2015 Nov;17(11):87. PubMed PMID: 26377947

241: Zimatkin SM, Anichtchik OV. Alcohol-histamine interactions. Alcohol Alcohol. 1999 Mar-Apr;34(2):141-7. PubMed PMID: 10344773

242: Fogel WA. Diamine oxidase (DAO) and female sex hormones. Agents Actions. 1986 Apr;18(1-2):44-5. PubMed PMID: 3088928

243: Nyberg S, Andersson A, Zingmark E, Wahlström G, Bäckström T, Sundström-Poromaa I. The effect of a low dose of alcohol on allopregnanolone serum concentrations across the menstrual cycle in women with severe premenstrual syndrome and controls. Psychoneuroendocrinology. 2005 Oct;30(9):892-901. PubMed PMID: 15979810

244: Gollenberg AL, Hediger ML, Mumford SL, Whitcomb BW, Hovey KM, Wactawski-Wende J, et al. Perceived stress and severity of perimenstrual symptoms: the BioCycle Study. J Womens Health (Larchmt). 2010 May;19(5):959-67. PubMed PMID: 20384452

245: Gordon JL, Girdler SS, Meltzer-Brody SE, Stika CS, Thurston RC, Clark CT, et al. Ovarian hormone fluctuation, neurosteroids, and HPA axis dysregulation in perimenopausal depression: a novel heuristic model. Am J Psychiatry. 2015 Mar 1;172(3):227-36. PubMed PMID: 25585035

246: Prior JC, Vigna Y, Sciarretta D, Alojado N, Schulzer M. Conditioning exercise decreases premenstrual symptoms: a prospective, controlled 6-month trial. Fertil Steril. 1987 Mar;47(3):402-8. PubMed PMID: 3549364

247: Walker AF, De Souza MC, Vickers MF, Abeyasekera S, Collins ML, Trinca LA. Magnesium supplementation alleviates premenstrual symptoms of fluid retention. J

Womens Health. 1998 Nov;7(9):1157-65. PubMed PMID: 9861593

248: Abraham GE, Lubran MM. Serum and red cell magnesium levels in patients with premenstrual tension. Am J Clin Nutr. 1981 Nov;34(11):2364-6. PubMed PMID: 7197877

249: M. Wyatt, P.W. Dimmock, M.S. O'Brien. Efficacy of vitamin B-6 in the treatment of premenstrual syndrome: systematic review. BMJ, 318 (1999), pp. 1375–1381.

250: van Die MD, Burger HG, Teede HJ, Bone KM. Vitex agnus-castus extracts for female reproductive disorders: a systematic review of clinical trials. Planta Med. 2013 May;79(7):562-75. PubMed PMID: 23136064

251: Webster DE, Lu J, Chen SN, Farnsworth NR, Wang ZJ. Activation of the mu-opiate receptor by Vitex agnus-castus methanol extracts: implication for its use in PMS. J Ethnopharmacol. 2006 Jun 30;106(2):216-21. PubMed PMID: 16439081

252: van Die MD, Burger HG, Teede HJ, Bone KM. Vitex agnus-castus extracts for female reproductive disorders: a systematic review of clinical trials. Planta Med. 2013 May;79(7):562-75. PubMed PMID: 23136064

253: Reichman ME, Judd JT, Longcope C, Schatzkin A, Clevidence BA, Nair PP, et al. Effects of alcohol consumption on plasma and urinary hormone concentrations in premenopausal women. J Natl Cancer Inst. 1993 May 5;85(9):722-7. PubMed PMID: 8478958

254: Morimoto Y, Conroy SM, Pagano IS, Isaki M, Franke AA, Nordt FJ, et al. Urinary estrogen metabolites during a randomized soy trial. Nutr Cancer. 2012;64(2):307-14. PubMed PMID: 22293063

255: Calcium-d-glucarate monograph. Altern Med Rev 2002;7(4):336-339

256: Siahbazi S, Behboudi-Gandevani S, Moghaddam-Banaem L, Montazeri A. Effect of zinc sulfate supplementation on premenstrual syndrome and health-related quality of life: Clinical randomized controlled trial. J Obstet Gynaecol Res. 2017 Feb 11;. PubMed PMID: 28188965

257: Posaci C, Erten O, Uren A, Acar B. Plasma copper, zinc and magnesium levels in patients with premenstrual tension syndrome. Acta Obstet Gynecol Scand. 1994 Jul;73(6):452-5. PubMed PMID: 8042455

258: Atmaca M, Kumru S, Tezcan E. Fluoxetine versus Vitex agnus castus extract in the treatment of premenstrual dysphoric disorder. Hum Psychopharmacol. 2003 Apr;18(3):191-5. PubMed PMID: 12672170

259: Canning S, Waterman M, Orsi N, Ayres J, Simpson N, Dye L. The efficacy of Hypericum perforatum (St John's wort) for the treatment of premenstrual syndrome: a randomized, double-blind, placebo-controlled trial. CNS Drugs. 2010 Mar;24(3):207-25. PubMed PMID: 20155996

260: Hall SD, Wang Z, Huang SM, Hamman MA, Vasavada N, Adigun AQ, et al. The interaction between St John's wort and an oral contraceptive. Clin Pharmacol Ther. 2003 Dec;74(6):525-35. PubMed PMID: 14663455

261: Kessler JH. The effect of supraphysiologic levels of iodine on patients with cyclic mastalgia. Breast J. 2004 Jul-Aug;10(4):328-36. PubMed PMID: 15239792

262: Aceves C, Anguiano B, Delgado G. Is iodine a gatekeeper of the integrity of the mammary gland?. J Mammary Gland Biol Neoplasia. 2005 Apr;10(2):189-96. PubMed PMID: 16025225

263: Kessler JH. The effect of supraphysiologic levels of iodine on patients with cyclic mastalgia. Breast J. 2004 Jul-Aug;10(4):328-36. PubMed PMID: 15239792

264: Carmichael AR. Can Vitex Agnus Castus be Used for the Treatment of Mastalgia? What is the Current Evidence?. Evid Based Complement Alternat Med. 2008 Sep;5(3):247-50. PubMed PMID: 18830450

265: Parsay S, Olfati F, Nahidi S. Therapeutic effects of vitamin E on cyclic mastalgia. Breast J. 2009 Sep-Oct;15(5):510-4. PubMed PMID: 19614907

266: Pavlović JM, Allshouse AA, Santoro NF, Crawford SL, Thurston RC, Neal-Perry GS, et al. Sex hormones in women with and without migraine: Evidence of migraine-specific hormone profiles. Neurology. 2016 Jul 5;87(1):49-56. PubMed PMID: 27251885

267: Peres MF. Melatonin, the pineal gland and their implications for headache disorders. Cephalalgia. 2005 Jun;25(6):403-11. PubMed PMID: 15910564

268: Champaloux SW, Tepper NK, Monsour M, Curtis KM, Whiteman MK, Marchbanks PA, et al. Use of combined hormonal contraceptives among women with migraines and risk of ischemic stroke. Am J Obstet Gynecol. 2017 May;216(5):489.e1-489.e7. PubMed PMID: 28034652

269: Egger J, Carter CM, Wilson J, Turner MW, Soothill JF. Is migraine food allergy? A double-blind controlled trial of oligoantigenic diet treatment. Lancet. 1983 Oct 15;2(8355):865-9. PubMed PMID: 6137694

270: Mauskop A, Varughese J. Why all migraine patients should be treated with magnesium. J Neural Transm (Vienna). 2012 May;119(5):575-9. PubMed PMID: 22426836

271: Gonçalves AL, Martini Ferreira A, Ribeiro RT, Zukerman E, Cipolla-Neto J, Peres MF. Randomised clinical trial comparing melatonin 3 mg, amitriptyline 25 mg and placebo for migraine prevention. J Neurol Neurosurg Psychiatry. 2016 Oct;87(10):1127-32. PubMed PMID: 27165014

272: Boehnke C, Reuter U, Flach U, Schuh-Hofer S, Einhäupl KM, Arnold G. High-dose riboflavin treatment is efficacious in migraine prophylaxis: an open study in a tertiary care centre. Eur J Neurol. 2004 Jul;11(7):475-7. PubMed PMID: 15257686

273: Calhoun AH, Gill N. Presenting a New, Non-Hormonally Mediated Cyclic Headache in Women: End-Menstrual Migraine. Headache. 2017 Jan;57(1):17-20. PubMed PMID: 27704538

274: Mong JA, Baker FC, Mahoney MM, Paul KN, Schwartz MD, Semba K, et al. Sleep, rhythms, and the endocrine brain: influence of sex and gonadal hormones. J Neurosci. 2011 Nov 9;31(45):16107-16. PubMed PMID: 22072663

275: Baker FC, Kahan TL, Trinder J, Colrain IM. Sleep quality and the sleep electroencephalogram in women with severe premenstrual syndrome. Sleep. 2007 Oct;30(10):1283-91. PubMed PMID: 17969462

276: Baker FC, Driver HS. Circadian rhythms, sleep, and the menstrual cycle. Sleep Med. 2007 Sep;8(6):613-22. PubMed PMID: 17383933

277: Canning S, Waterman M, Orsi N, Ayres J, Simpson N, Dye L. The efficacy of Hypericum perforatum (St John's wort) for the treatment of premenstrual syndrome: a randomized, double-blind, placebo-controlled trial. CNS Drugs. 2010 Mar;24(3):207-25. PubMed PMID: 20155996

278: Chocano-Bedoya PO, Manson JE, Hankinson SE, Johnson SR, Chasan-Taber L, Ronnenberg AG, et al. Intake of selected minerals and risk of premenstrual syndrome. Am J Epidemiol. 2013 May 15;177(10):1118-27. PubMed PMID: 23444100

279: James AH. Women and bleeding disorders. Haemophilia. 2010 Jul;16 Suppl 5:160-7. PubMed PMID: 20590876

280: Dilley A, Drews C, Lally C, Austin H, Barnhart E, Evatt B. A survey of gynecologists concerning menorrhagia: perceptions of bleeding disorders as a possible cause. J Womens Health Gend Based Med. 2002 Jan-Feb;11(1):39-44. PubMed PMID: 11860723

281: Weeks AD. Menorrhagia and hypothyroidism. Evidence supports association between hypothyroidism and menorrhagia. BMJ. 2000 Mar 4;320(7235):649. PubMed PMID: 10698899

282: Poppe K, Velkeniers B, Glinoer D. Thyroid disease and female reproduction. Clin Endocrinol (Oxf). 2007 Mar;66(3):309-21. PubMed PMID: 17302862

283: Lethaby A, Duckitt K, Farquhar C. Non-steroidal anti-inflammatory drugs for heavy menstrual bleeding. Cochrane Database Syst Rev. 2013 Jan 31;(1):CD000400. PubMed PMID: 23440779

284: Kim K, Wactawski-Wende J, Michels KA, Plowden TC, Chaljub EN, Sjaarda LA, et al. Dairy Food Intake Is Associated with Reproductive Hormones and Sporadic Anovulation among Healthy Premenopausal Women. J Nutr. 2017 Feb;147(2):218-226. PubMed PMID: 27881593

285: Ludwig DS, Willett WC. Three daily servings of reduced-fat milk: an evidence-based recommendation?. JAMA Pediatr. 2013 Sep;167(9):788-9. PubMed PMID: 23818041

286: TAYMOR ML, STURGIS SH, YAHIA C. THE ETIOLOGICAL ROLE OF CHRONIC IRON DEFICIENCY IN PRODUCTION OF MENORRHAGIA. JAMA. 1964 Feb 1;187:323-7. PubMed PMID: 14085026

287: Marshall LM, Spiegelman D, Goldman MB, Manson JE, Colditz GA, Barbieri RL, et al. A prospective study of reproductive factors and oral contraceptive use in relation to the risk of uterine leiomyomata. Fertil Steril. 1998 Sep;70(3):432-9. PubMed PMID: 9757871

288: Hunt PA, Sathyanarayana S, Fowler PA, Trasande L. Female Reproductive Disorders, Diseases, and Costs of Exposure to Endocrine Disrupting Chemicals in the European Union. J Clin Endocrinol Metab. 2016 Apr;101(4):1562-70. PubMed PMID: 27003299

289: Medikare V, Kandukuri LR, Ananthapur V, Deenadayal M, Nallari P. The genetic bases of uterine fibroids; a review. J Reprod Infertil. 2011 Jul;12(3):181-91. PubMed PMID: 23926501

290: Templeman C, Marshall SF, Clarke CA, Henderson KD, Largent J, Neuhausen S, et al. Risk factors for surgically removed fibroids in a large cohort of teachers. Fertil Steril. 2009 Oct;92(4):1436-46. PubMed PMID: 19019355

291: Calcium-D-glucarate monograph. Altern Med Rev 2002;7(4):336-339

292: Sakamoto S, Yoshino H, Shirahata Y, Shimodairo K, Okamoto R. Pharmacotherapeutic effects of kuei-chih-fu-ling-wan (keishi-bukuryo-gan) on human uterine myomas. Am J Chin Med. 1992;20(3-4):313-7. PubMed PMID: 1471615

293: http://www.medscape.com/viewarticle/459772

294: Struble J, Reid S, Bedaiwy MA. Adenomyosis: A Clinical Review of a Challenging Gynecologic Condition. J Minim Invasive Gynecol. 2016 Feb 1;23(2):164-85. PubMed PMID: 26427702

295: Nozaki C, Vergnano AM, Filliol D, Ouagazzal AM, Le Goff A, Carvalho S, et al. Zinc alleviates pain through high-affinity binding to the NMDA receptor NR2A subunit. Nat Neurosci. 2011 Jul 3;14(8):1017-22. PubMed PMID: 21725314

296: Janssen EB, Rijkers AC, Hoppenbrouwers K, Meuleman C, D'Hooghe TM. Prevalence of endometriosis diagnosed by laparoscopy in adolescents with dysmenorrhea or chronic pelvic pain: a systematic review. Hum Reprod Update. 2013 Sep-Oct;19(5):570-82. PubMed PMID: 23727940

297: Tanaka Y, Mori T, Ito F, Koshiba A, Takaoka O, Kataoka H, et al. Exacerbation of endometriosis due to regulatory T cell dysfunction. J Clin Endocrinol Metab. 2017 May 26;. PubMed PMID: 28575420

298: Eisenberg VH, Zolti M, Soriano D. Is there an association between autoimmunity and endometriosis?. Autoimmun Rev. 2012 Sep;11(11):806-14. PubMed PMID: 22330229

299: Kaur, K. and Allahbadia, G. (2016) An Update on Pathophysiology and Medical Management of Endometriosis. Advances in Reproductive Sciences, 4, 53-73

300: Matalliotakis IM, Arici A, Cakmak H, Goumenou AG, Koumantakis G, Mahutte NG. Familial aggregation of endometriosis in the Yale Series. Arch Gynecol Obstet. 2008 Dec;278(6):507-11. PubMed PMID: 18449556

301: Bruner-Tran KL, Gnecco J, Ding T, Glore DR, Pensabene V, Osteen KG. Exposure to the environmental endocrine disruptor TCDD and human reproductive dysfunction: Translating lessons from murine models. Reprod Toxicol. 2017 Mar;68:59-71. PubMed PMID: 27423904

302: Hunt PA, Sathyanarayana S, Fowler PA, Trasande L. Female Reproductive Disorders, Diseases, and Costs of Exposure to Endocrine Disrupting Chemicals in the European Union. J Clin Endocrinol Metab. 2016 Apr;101(4):1562-70. PubMed PMID: 27003299

303: Maroun P, Cooper MJ, Reid GD, Keirse MJ. Relevance of gastrointestinal symptoms in endometriosis. Aust N Z J Obstet Gynaecol. 2009 Aug;49(4):411-4. PubMed PMID: 19694698

304: Feehley T, Belda-Ferre P, Nagler CR. What's LPS Got to Do with It? A Role for Gut LPS Variants in Driving Autoimmune and Allergic Disease. Cell Host Microbe. 2016 May 11;19(5):572-4. PubMed PMID: 27173923

305: Iba Y, Harada T, Horie S, Deura I, Iwabe T, Terakawa N. Lipopolysaccharide-promoted proliferation of endometriotic stromal cells via induction of tumor necrosis factor alpha and interleukin-8 expression. Fertil Steril. 2004 Oct;82 Suppl 3:1036-42. PubMed PMID: 15474070

306: Khan KN, Kitajima M, Inoue T, Fujishita A, Nakashima M, Masuzaki H. 17β-estradiol and lipopolysaccharide additively promote pelvic inflammation and growth of endometriosis. Reprod Sci. 2015 May;22(5):585-94. PubMed PMID: 25355803

307: https://www.endometriosisaustralia.org/single-post/2016/09/03/Can-you-diagnose-Endometriosis-via-Ultrasound

308: Ahn SH, Singh V, Tayade C. Biomarkers in endometriosis: challenges and opportunities. Fertil Steril. 2017 Mar;107(3):523-532. PubMed PMID: 28189296

309: http://www.abc.net.au/triplej/programs/hack/blood-test-could-diagnose-endometriosis-within-a-day/8318016

310: Cosar E, Mamillapalli R, Ersoy GS, Cho S, Seifer B, Taylor HS. Serum microRNAs as diagnostic markers of endometriosis: a comprehensive array-based analysis. Fertil Steril. 2016 Aug;106(2):402-9. PubMed PMID: 27179784

311: Pundir J, Omanwa K, Kovoor E, Pundir V, Lancaster G, Barton-Smith P. Laparoscopic Excision Versus Ablation for Endometriosis-associated Pain: An Updated Systematic Review and Meta-analysis. J Minim Invasive Gynecol. 2017 Apr 26;. PubMed PMID: 28456617

312: http://endowhat.com/

313: Guo SW. Recurrence of endometriosis and its control. Hum Reprod Update. 2009 Jul-Aug;15(4):441-61. PubMed PMID: 19279046

314: Kaur, K. and Allahbadia, G. (2016) An Update on Pathophysiology and Medical Management of Endometriosis. Advances in Reproductive Sciences, 4, 53-73

315: Marziali M, Venza M, Lazzaro S, Lazzaro A, Micossi C, Stolfi VM. Gluten-free diet: a new strategy for management of painful endometriosis related symptoms?. Minerva Chir. 2012 Dec;67(6):499-504. PubMed PMID: 23334113

316: Moore JS, Gibson PR, Perry RE, Burgell RE. Endometriosis in patients with irritable bowel syndrome: Specific symptomatic and demographic profile, and response to the low FODMAP diet. Aust N Z J Obstet Gynaecol. 2017 Apr;57(2):201-205. PubMed PMID: 28303579

317: Jana S, Paul S, Swarnakar S. Curcumin as anti-endometriotic agent: implication of MMP-3 and intrinsic apoptotic pathway. Biochem Pharmacol. 2012 Mar 15;83(6):797-804. PubMed PMID: 22227273

318: Jana S, Paul S, Swarnakar S. Curcumin as anti-endometriotic agent: implication of MMP-3 and intrinsic apoptotic pathway. Biochem Pharmacol. 2012 Mar 15;83(6):797-804. PubMed PMID: 22227273

319: Zhang Y, Cao H, Yu Z, Peng HY, Zhang CJ. Curcumin inhibits endometriosis endometrial cells by reducing estradiol production. Iran J Reprod Med. 2013 May;11(5):415-22. PubMed PMID: 24639774

320: Kuttan G, Kumar KB, Guruvayoorappan C, Kuttan R. Antitumor, anti-invasion, and antimetastatic effects of curcumin. Adv Exp Med Biol. 2007;595:173-84. PubMed PMID: 17569210

321: Messalli EM, Schettino MT, Mainini G, Ercolano S, Fuschillo G, Falcone F, et al. The possible role of zinc in the etiopathogenesis of endometriosis. Clin Exp Obstet Gynecol. 2014;41(5):541-6. PubMed PMID: 25864256

322: Finamore A, Massimi M, Conti Devirgiliis L, Mengheri E. Zinc deficiency induces membrane barrier damage and increases neutrophil transmigration in Caco-2 cells. J Nutr. 2008 Sep;138(9):1664-70. PubMed PMID: 18716167

323: Wong CP, Rinaldi NA, Ho E. Zinc deficiency enhanced inflammatory response by increasing immune cell activation and inducing IL6 promoter demethylation. Mol Nutr Food Res. 2015 May;59(5):991-9. PubMed PMID: 25656040

324: Nozaki C, Vergnano AM, Filliol D, Ouagazzal AM, Le Goff A, Carvalho S, et al. Zinc alleviates pain through high-affinity binding to the NMDA receptor NR2A subunit. Nat Neurosci. 2011 Jul 3;14(8):1017-22. PubMed PMID: 21725314

325: Li H, Li XL, Zhang M, Xu H, Wang CC, Wang S, et al. Berberine ameliorates experimental autoimmune neuritis by suppressing both cellular and humoral immunity. Scand J Immunol. 2014 Jan;79(1):12-9. PubMed PMID: 24354407

326: Chu M, Ding R, Chu ZY, Zhang MB, Liu XY, Xie SH, et al. Role of berberine in anti-bacterial as a high-affinity LPS antagonist binding to TLR4/MD-2 receptor. BMC Complement Altern Med. 2014 Mar 6;14:89. PubMed PMID: 24602493

327: Gu L, Li N, Gong J, Li Q, Zhu W, Li J. Berberine ameliorates intestinal epithelial tight-junction damage and down-regulates myosin light chain kinase pathways in a mouse model of endotoxinemia. J Infect Dis. 2011 Jun 1;203(11):1602-12. PubMed PMID: 21592990

328: Jeong HW, Hsu KC, Lee JW, Ham M, Huh JY, Shin HJ, et al. Berberine suppresses proinflammatory responses through AMPK activation in macrophages. Am J Physiol Endocrinol Metab. 2009 Apr;296(4):E955-64. PubMed PMID: 19208854

329: Kaur, K. and Allahbadia, G. (2016) An Update on Pathophysiology and Medical Management of Endometriosis. Advances in Reproductive Sciences, 4, 53-73

330: Kolahdouz Mohammadi R, Arablou T. Resveratrol and endometriosis: In vitro and animal studies and underlying mechanisms (Review). Biomed Pharmacother. 2017 Apr 27;91:220-228. PubMed PMID: 28458160

331: Chottanapund S, Van Duursen MB, Navasumrit P, Hunsonti P, Timtavorn S, Ruchirawat M, et al. Anti-aromatase effect of resveratrol and melatonin on hormonal positive breast cancer cells co-cultured with breast adipose fibroblasts. Toxicol In Vitro. 2014 Oct;28(7):1215-21. PubMed PMID: 24929094

332: Porpora MG, Brunelli R, Costa G, Imperiale L, Krasnowska EK, Lundeberg T, et al. A promise in the treatment of endometriosis: an observational cohort study on ovarian endometrioma reduction by N-acetylcysteine. Evid Based Complement Alternat Med. 2013;2013:240702. PubMed PMID: 23737821

333: Hernández Guerrero CA, Bujalil Montenegro L, de la Jara Díaz J, Mier Cabrera J, Bouchán Valencia P. [Endometriosis and deficient intake of antioxidants molecules related to peripheral and peritoneal oxidative stress]. Ginecol Obstet Mex. 2006 Jan;74(1):20-8. PubMed PMID: 16634350

334: Li Y, Adur MK, Kannan A, Davila J, Zhao Y, Nowak RA, et al. Progesterone Alleviates Endometriosis via Inhibition of Uterine Cell Proliferation, Inflammation and Angiogenesis in an Immunocompetent Mouse Model. PLoS One. 2016;11(10):e0165347. PubMed PMID: 27776183

335: Seifert B, Wagler P, Dartsch S, Schmidt U, Nieder J. [Magnesium--a new therapeutic alternative in primary dysmenorrhea]. Zentralbl Gynakol. 1989;111(11):755-60. PubMed PMID: 2675496

336: Eby GA. Zinc treatment prevents dysmenorrhea. Med Hypotheses. 2007;69(2):297-301. PubMed PMID: 17289285

337: Zekavat OR, Karimi MY, Amanat A, Alipour F. A randomised controlled trial of oral zinc sulphate for primary dysmenorrhoea in adolescent females. Aust N Z J Obstet Gynaecol. 2015 Aug;55(4):369-73. PubMed PMID: 26132140

338: Harel Z, Biro FM, Kottenhahn RK, Rosenthal SL. Supplementation with omega-3 polyunsaturated fatty acids in the management of dysmenorrhea in adolescents. Am J Obstet Gynecol. 1996 Apr;174(4):1335-8. PubMed PMID: 8623866

339: Shu J, Xing L, Zhang L, Fang S, Huang H. Ignored adult primary hypothyroidism presenting chiefly with persistent ovarian cysts: a need for increased awareness. Reprod Biol Endocrinol. 2011 Aug 23;9:119. PubMed PMID: 21861901

340: http://www.aafp.org/afp/1998/0601/p2843.html

341: http://www.cochrane.org/CD006134/FERTILREG_oral-contraceptives-to-treat-cysts-of-the-ovary

342: Bahamondes L, Hidalgo M, Petta CA, Diaz J, Espejo-Arce X, Monteiro-Dantas C. Enlarged ovarian follicles in users of a levonorgestrel-releasing intrauterine system and contraceptive implant. J Reprod Med. 2003 Aug;48(8):637-40. PubMed PMID: 12971147

343: Szelag A, Merwid-Lad A, Trocha M. [Histamine receptors in the female reproductive system. Part I. Role of the mast cells and histamine in female reproductive system]. Ginekol Pol. 2002 Jul;73(7):627-35. PubMed PMID: 12369286

344: http://www.cemcor.ubc.ca/resources/how-can-i-tell-i-am-perimenopause

345: Personal communication with Dr. Jerilynn Prior

346: Prior JC. Progesterone for Symptomatic Perimenopause Treatment - Progesterone politics, physiology and potential for perimenopause. Facts Views Vis Obgyn. 2011;3(2):109-20. PubMed PMID: 24753856

347: http://www.cemcor.ubc.ca/resources/estrogen%E2%80%99s-storm-season

348: http://www.cemcor.ubc.ca/resources/perimenopause-time-%E2%80%9Cendogenous-ovarian-hyperstimulation%E2%80%9D

349: Santoro N, Crawford SL, Lasley WL, Luborsky JL, Matthews KA, McConnell D, et al. Factors related to declining luteal function in women during the menopausal transition. J Clin Endocrinol Metab. 2008 May;93(5):1711-21. PubMed PMID: 18285413

350: White YA, Woods DC, Takai Y, Ishihara O, Seki H, Tilly JL. Oocyte formation by mitotically active germ cells purified from ovaries of reproductive-age women. Nat Med. 2012 Feb 26;18(3):413-21. PubMed PMID: 22366948

351: http://news.nationalgeographic.com/news/2012/02/120229-women-health-ovaries-eggs-reproduction-science/

352: Carla Aimé, Jean-Baptiste André, Michel Raymond. Grandmothering and cognitive resources are required for the emergence of menopause and extensive post-reproductive lifespan. PLOS Computational Biology, 2017; 13 (7): e1005631

353: https://www.theatlantic.com/science/archive/2017/01/why-do-killer-whales-go-through-menopause/512783/

354: Gordon JL, Girdler SS, Meltzer-Brody SE, Stika CS, Thurston RC, Clark CT, et al. Ovarian hormone fluctuation, neurosteroids, and HPA axis dysregulation in perimenopausal depression: a novel heuristic model. Am J Psychiatry. 2015 Mar 1;172(3):227-36. PubMed PMID: 25585035

355: Gordon JL, Girdler SS, Meltzer-Brody SE, Stika CS, Thurston RC, Clark CT, et al. Ovarian hormone fluctuation, neurosteroids, and HPA axis dysregulation in perimenopausal depression: a novel heuristic model. Am J Psychiatry. 2015 Mar 1;172(3):227-36. PubMed PMID: 25585035

356: Campbell KE, Dennerstein L, Finch S, Szoeke CE. Impact of menopausal status on negative mood and depressive symptoms in a longitudinal sample spanning 20 years. Menopause. 2017 May;24(5):490-496. PubMed PMID: 27922940

357: JC Prior. Perimenopause lost - Reframing the end of menstruation. November 2006. Journal of Reproductive and Infant Psychology. Pages 323-335

358: Odening KE, Choi BR, Liu GX, Hartmann K, Ziv O, Chaves L, et al. Estradiol promotes sudden cardiac death in transgenic long QT type 2 rabbits while progesterone is protective. Heart Rhythm. 2012 May;9(5):823-32. PubMed PMID: 22245795

359: Johannes CB, Crawford SL, Posner JG, McKinlay SM. Longitudinal patterns and correlates of hormone replacement therapy use in middle-aged women. Am J Epidemiol. 1994 Sep 1;140(5):439-52. PubMed PMID: 8067336

360: Zierau O, Zenclussen AC, Jensen F. Role of female sex hormones, estradiol and progesterone, in mast cell behavior. Front Immunol. 2012;3:169. PubMed PMID: 22723800

361: Prior JC. Progesterone for Symptomatic Perimenopause Treatment - Progesterone politics, physiology and potential for perimenopause. Facts Views Vis Obgyn. 2011;3(2):109-20. PubMed PMID: 24753856

362: Gill J. The effects of moderate alcohol consumption on female hormone levels and reproductive function. Alcohol Alcohol. 2000 Sep-Oct;35(5):417-23. PubMed PMID: 11022013

363: Nyberg S, Andersson A, Zingmark E, Wahlström G, Bäckström T, Sundström-Poromaa I. The effect of a low dose of alcohol on allopregnanolone serum concentrations across the menstrual cycle in women with severe premenstrual syndrome and controls. Psychoneuroendocrinology. 2005 Oct;30(9):892-901. PubMed PMID: 15979810

364: Ritz MF, Schmidt P, Mendelowitsch A. 17beta-estradiol effect on the extracellular concentration of amino acids in the glutamate excitotoxicity model in the rat. Neurochem Res. 2002 Dec;27(12):1677-83. PubMed PMID: 12515322

365: Jiang JG, Huang XJ, Chen J, Lin QS. Comparison of the sedative and hypnotic effects of flavonoids, saponins, and polysaccharides extracted from Semen Ziziphus jujube. Nat Prod Res. 2007 Apr;21(4):310-20. PubMed PMID: 17479419

366: Koetter U, Barrett M, Lacher S, Abdelrahman A, Dolnick D. Interactions of Magnolia and Ziziphus extracts with selected central nervous system receptors. J Ethnopharmacol. 2009 Jul 30;124(3):421-5. PubMed PMID: 19505549

367: Personal communication with Dr. Jerilynn Prior

368: Friess E, Tagaya H, Trachsel L, Holsboer F, Rupprecht R. Progesterone-induced changes in sleep in male subjects. Am J Physiol. 1997 May;272(5 Pt 1):E885-91. PubMed PMID: 9176190

369: Schüssler P, Kluge M, Yassouridis A, Dresler M, Held K, Zihl J, et al. Progesterone reduces wakefulness in sleep EEG and has no effect on cognition in healthy postmenopausal women. Psychoneuroendocrinology. 2008 Sep;33(8):1124-31. PubMed PMID: 18676087

370: Prior JC. Progesterone for Symptomatic Perimenopause Treatment - Progesterone politics, physiology and potential for perimenopause. Facts Views Vis Obgyn. 2011;3(2):109-20. PubMed PMID: 24753856

371: Massoudi MS, Meilahn EN, Orchard TJ, Foley TP Jr, Kuller LH, Costantino JP, et al. Prevalence of thyroid antibodies among healthy middle-aged women. Findings from the thyroid study in healthy women. Ann Epidemiol. 1995 May;5(3):229-33. PubMed PMID: 7606312

372: Sathi P, Kalyan S, Hitchcock CL, Pudek M, Prior JC. Progesterone therapy increases free thyroxine levels--data from a randomized placebo-controlled 12-week hot flush trial. Clin Endocrinol (Oxf). 2013 Aug;79(2):282-7. PubMed PMID: 23252963

373: http://www.cemcor.ubc.ca/resources/healthcare-providers-managing-menorrhagia-without-surgery

374: Longinotti MK, Jacobson GF, Hung YY, Learman LA. Probability of hysterectomy after endometrial ablation. Obstet Gynecol. 2008 Dec;112(6):1214-20. PubMed PMID: 19037028

375: McCausland AM, McCausland VM. Frequency of symptomatic cornual hematometra and postablation tubal sterilization syndrome after total rollerball endometrial ablation: a 10-year follow-up. Am J Obstet Gynecol. 2002 Jun;186(6):1274-80; discussion 1280-3. PubMed PMID: 12066109

376: Altman D, Falconer C, Cnattingius S, Granath F. Pelvic organ prolapse surgery following hysterectomy on benign indications. Am J Obstet Gynecol. 2008 May;198(5):572.e1-6. PubMed PMID: 18355787

377: Calcium D-glucarate monograph. Altern Med Rev 2002;7(4):336-339

378: Narkwichean A, Maalouf W, Campbell BK, Jayaprakasan K. Efficacy of dehydroepiandrosterone to improve ovarian response in women with diminished ovarian reserve: a meta-analysis. Reprod Biol Endocrinol. 2013 May 16;11:44. PubMed PMID: 23680224

379: Özcan P, Fıçıcıoğlu C, Kizilkale O, Yesiladali M, Tok OE, Ozkan F, et al. Can Coenzyme Q10 supplementation protect the ovarian reserve against oxidative damage?. J Assist Reprod Genet. 2016 Sep;33(9):1223-30. PubMed PMID: 27255570

380: Beck-Peccoz P, Persani L. Premature ovarian failure. Orphanet J Rare Dis. 2006 Apr 6;1:9. PubMed PMID: 16722528

381: Komorowska B. Autoimmune premature ovarian failure. Prz Menopauzalny. 2016 Dec;15(4):210-214. PubMed PMID: 28250725

382: Rivera CM, Grossardt BR, Rhodes DJ, Brown RD Jr, Roger VL, Melton LJ 3rd, et al. Increased cardiovascular mortality after early bilateral oophorectomy. Menopause. 2009 Jan-Feb;16(1):15-23. PubMed PMID: 19034050

383: Rocca WA, Bower JH, Maraganore DM, Ahlskog JE, Grossardt BR, de Andrade M, et al. Increased risk of cognitive impairment or dementia in women who underwent oophorectomy before menopause. Neurology. 2007 Sep 11;69(11):1074-83. PubMed PMID: 17761551

384: Hreshchyshyn MM, Hopkins A, Zylstra S, Anbar M. Effects of natural menopause, hysterectomy, and oophorectomy on lumbar spine and femoral neck bone densities. Obstet Gynecol. 1988 Oct;72(4):631-8. PubMed PMID: 3419740

385: Segelman J, Lindström L, Frisell J, Lu Y. Population-based analysis of colorectal cancer risk after oophorectomy. Br J Surg. 2016 Jun;103(7):908-15. PubMed PMID: 27115862

386: Castelo-Branco C, Palacios S, Combalia J, Ferrer M, Traveria G. Risk of hypoactive sexual desire disorder and associated factors in a cohort of oophorectomized women. Climacteric. 2009 Dec;12(6):525-32. PubMed PMID: 19905904

387: Shuster LT, Gostout BS, Grossardt BR, Rocca WA. Prophylactic oophorectomy in premenopausal women and long-term health. Menopause Int. 2008 Sep;14(3):111-6. PubMed PMID: 18714076

388: Avis NE, Crawford SL, Greendale G, Bromberger JT, Everson-Rose SA, Gold EB, et al. Duration of menopausal vasomotor symptoms over the menopause transition. JAMA Intern Med. 2015 Apr;175(4):531-9. PubMed PMID: 25686030

389: Hitchcock CL, Prior JC. Oral micronized progesterone for vasomotor symptoms-- a placebo-controlled randomized trial in healthy postmenopausal women. Menopause.

2012 Aug;19(8):886-93. PubMed PMID: 22453200

390: Labrie F, Archer D, Bouchard C, Fortier M, Cusan L, Gomez JL, et al. Intravaginal dehydroepiandrosterone (Prasterone), a physiological and highly efficient treatment of vaginal atrophy. Menopause. 2009 Sep-Oct;16(5):907-22. PubMed PMID: 19436225

391: Larmo PS, Yang B, Hyssälä J, Kallio HP, Erkkola R. Effects of sea buckthorn oil intake on vaginal atrophy in postmenopausal women: a randomized, double-blind, placebo-controlled study. Maturitas. 2014 Nov;79(3):316-21. PubMed PMID: 25104582

392: Gupte AA, Pownall HJ, Hamilton DJ. Estrogen: an emerging regulator of insulin action and mitochondrial function. J Diabetes Res. 2015;2015:916585. PubMed PMID: 25883987

393: Finkelstein JS, Brockwell SE, Mehta V, Greendale GA, Sowers MR, Ettinger B, et al. Bone mineral density changes during the menopause transition in a multiethnic cohort of women. J Clin Endocrinol Metab. 2008 Mar;93(3):861-8. PubMed PMID: 18160467

394: Rizzoli R, Cooper C, Reginster JY, Abrahamsen B, Adachi JD, Brandi ML, et al. Antidepressant medications and osteoporosis. Bone. 2012 Sep;51(3):606-13. PubMed PMID: 22659406

395: http://www.npr.org/2009/12/21/121609815/how-a-bone-disease-grew-to-fit-the-prescription

396: Järvinen TL, Michaëlsson K, Jokihaara J, Collins GS, Perry TL, Mintzes B, et al. Overdiagnosis of bone fragility in the quest to prevent hip fracture. BMJ. 2015 May 26;350:h2088. PubMed PMID: 26013536

397: Seifert-Klauss, V., Prior, J.C. Progesterone and bone: actions promoting bone health in women. J Osteoporos. 2010;2010:845180

398: Mohammed H, Russell IA, Stark R, Rueda OM, Hickey TE, Tarulli GA, et al. Progesterone receptor modulates ERα action in breast cancer. Nature. 2015 Jul 16;523(7560):313-7. PubMed PMID: 26153859

399: Thomas P, Pang Y. Protective actions of progesterone in the cardiovascular system: potential role of membrane progesterone receptors (mPRs) in mediating rapid effects. Steroids. 2013 Jun;78(6):583-8. PubMed PMID: 23357432

400: Ohnaka K. [Dehydroepiandrosterone(DHEA)and bone metabolism]. Clin Calcium. 2016 Jul;26(7):987-93. PubMed PMID: 27346309

401: Campbell KE, Dennerstein L, Finch S, Szoeke CE. Impact of menopausal status on negative mood and depressive symptoms in a longitudinal sample spanning 20 years. Menopause. 2017 May;24(5):490-496. PubMed PMID: 27922940

402: Bruner-Tran KL, Gnecco J, Ding T, Glore DR, Pensabene V, Osteen KG. Exposure to the environmental endocrine disruptor TCDD and human reproductive dysfunction: Translating lessons from murine models. Reprod Toxicol. 2017 Mar;68:59-71. PubMed PMID: 27423904

403: Morgenstern R, Whyatt RM, Insel BJ, Calafat AM, Liu X, Rauh VA, et al.

Phthalates and thyroid function in preschool age children: Sex specific associations. Environ Int. 2017 May 26;106:11-18. PubMed PMID: 28554096

404: https://www.ncbi.nlm.nih.gov/pmc/articles/PMC3988285/

405: Takeuchi T, Tsutsumi O, Ikezuki Y, Takai Y, Taketani Y. Positive relationship between androgen and the endocrine disruptor, bisphenol A, in normal women and women with ovarian dysfunction. Endocr J. 2004 Apr;51(2):165-9. PubMed PMID: 15118266

406: Palioura E, Diamanti-Kandarakis E. Polycystic ovary syndrome (PCOS) and endocrine disrupting chemicals (EDCs). Rev Endocr Metab Disord. 2015 Dec;16(4):365-71. PubMed PMID: 26825073

407: Grindler NM, Allsworth JE, Macones GA, Kannan K, Roehl KA, Cooper AR. Persistent organic pollutants and early menopause in U.S. women. PLoS One. 2015;10(1):e0116057. PubMed PMID: 25629726

408: http://www.acog.org/About-ACOG/ACOG-Departments/Health-Care-for-Underserved-Women/Toxic-Environmental-Agents

409: Gore AC, Chappell VA, Fenton SE, Flaws JA, Nadal A, Prins GS, et al. Executive Summary to EDC-2: The Endocrine Society's Second Scientific Statement on Endocrine-Disrupting Chemicals. Endocr Rev. 2015 Dec;36(6):593-602. PubMed PMID: 26414233

410: El-Ashmawy IM, Ashry KM, El-Nahas AF, Salama OM. Protection by turmeric and myrrh against liver oxidative damage and genotoxicity induced by lead acetate in mice. Basic Clin Pharmacol Toxicol. 2006 Jan;98(1):32-7. PubMed PMID: 16433888

411: Berggren A, Lazou Ahrén I, Larsson N, Önning G. Randomised, double-blind and placebo-controlled study using new probiotic lactobacilli for strengthening the body immune defence against viral infections. Eur J Nutr. 2011 Apr;50(3):203-10. PubMed PMID: 20803023

412: Finamore A, Massimi M, Conti Devirgiliis L, Mengheri E. Zinc deficiency induces membrane barrier damage and increases neutrophil transmigration in Caco-2 cells. J Nutr. 2008 Sep;138(9):1664-70. PubMed PMID: 18716167

413: Orlando A, Linsalata M, Notarnicola M, Tutino V, Russo F. Lactobacillus GG restoration of the gliadin induced epithelial barrier disruption: the role of cellular polyamines. BMC Microbiol. 2014 Jan 31;14:19. PubMed PMID: 24483336

414: Anderson RC, Cookson AL, McNabb WC, Park Z, McCann MJ, Kelly WJ, et al. Lactobacillus plantarum MB452 enhances the function of the intestinal barrier by increasing the expression levels of genes involved in tight junction formation. BMC Microbiol. 2010 Dec 9;10:316. PubMed PMID: 21143932

415: Patil AD. Link between hypothyroidism and small intestinal bacterial overgrowth. Indian J Endocrinol Metab. 2014 May;18(3):307-9. PubMed PMID: 24944923

416: Gu L, Li N, Gong J, Li Q, Zhu W, Li J. Berberine ameliorates intestinal epithelial tight-junction damage and down-regulates myosin light chain kinase pathways in a mouse model of endotoxinemia. J Infect Dis. 2011 Jun 1;203(11):1602-12. PubMed PMID: 21592990

417: Chedid V, Dhalla S, Clarke JO, Roland BC, Dunbar KB, Koh J, et al. Herbal therapy is equivalent to rifaximin for the treatment of small intestinal bacterial overgrowth. Glob Adv Health Med. 2014 May;3(3):16-24. PubMed PMID: 24891990

418: Anukam K, Osazuwa E, Ahonkhai I, Ngwu M, Osemene G, Bruce AW, et al. Augmentation of antimicrobial metronidazole therapy of bacterial vaginosis with oral probiotic Lactobacillus rhamnosus GR-1 and Lactobacillus reuteri RC-14: randomized, double-blind, placebo controlled trial. Microbes Infect. 2006 May;8(6):1450-4. PubMed PMID: 16697231

419: AACE Medical Guidelines for Clinical Practice for the Evaluation and Treatment of Hyperthyroidism and Hypothyroidism, Endocrine Practice, Vol. 8, No. 6, Nov/Dec 2002.

420: Chen S, Zhou X, Zhu H, Yang H, Gong F, Wang L, et al. Preconception TSH and pregnancy outcomes: a population-based cohort study in 184 611 women. Clin Endocrinol (Oxf). 2017 Jun;86(6):816-824. PubMed PMID: 28295470

421: Wiersinga WM. Paradigm shifts in thyroid hormone replacement therapies for hypothyroidism. Nat Rev Endocrinol. 2014 Mar;10(3):164-74. PubMed PMID: 24419358

422: Wartofsky L. Combination L-T3 and L-T4 therapy for hypothyroidism. Curr Opin Endocrinol Diabetes Obes. 2013 Oct;20(5):460-6. PubMed PMID: 23974776

423: Hoang TD, Olsen CH, Mai VQ, Clyde PW, Shakir MK. Desiccated thyroid extract compared with levothyroxine in the treatment of hypothyroidism: a randomized, double-blind, crossover study. J Clin Endocrinol Metab. 2013 May;98(5):1982-90. PubMed PMID: 23539727

424: Sategna-Guidetti C, Volta U, Ciacci C, Usai P, Carlino A, De Franceschi L, et al. Prevalence of thyroid disorders in untreated adult celiac disease patients and effect of gluten withdrawal: an Italian multicenter study. Am J Gastroenterol. 2001 Mar;96(3):751-7. PubMed PMID: 11280546

425: Janegova A, Janega P, Rychly B, Kuracinova K, Babal P. The role of Epstein-Barr virus infection in the development of autoimmune thyroid diseases. Endokrynol Pol. 2015;66(2):132-6. PubMed PMID: 25931043

426: Mazokopakis EE, Papadakis JA, Papadomanolaki MG, Batistakis AG, Giannakopoulos TG, Protopapadakis EE, et al. Effects of 12 months treatment with L-selenomethionine on serum anti-TPO Levels in Patients with Hashimoto's thyroiditis. Thyroid. 2007 Jul;17(7):609-12. PubMed PMID: 17696828

427: Pirola I, Gandossi E, Agosti B, Delbarba A, Cappelli C. Selenium supplementation could restore euthyroidism in subclinical hypothyroid patients with autoimmune thyroiditis. Endokrynol Pol. 2016;67(6):567-571. PubMed PMID: 28042649

428: http://www.americanhairloss.org/types_of_hair_loss/effluviums.asp

429: Murata K, Noguchi K, Kondo M, Onishi M, Watanabe N, Okamura K, et al. Promotion of hair growth by Rosmarinus officinalis leaf extract. Phytother Res. 2013 Feb;27(2):212-7. PubMed PMID: 22517595

430: Fischer TW, Burmeister G, Schmidt HW, Elsner P. Melatonin increases anagen hair rate in women with androgenetic alopecia or diffuse alopecia: results of a pilot randomized controlled trial. Br J Dermatol. 2004 Feb;150(2):341-5. PubMed PMID: 14996107

431: Personal communication with Dr. Jerilynn Prior.

Verzeichnis

Danksagungen

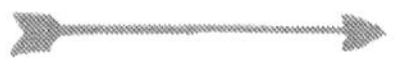

Ein erneutes Dankeschön an all meine Patientinnen, die mir ihre Menstruationsbeschwerden anvertraut haben. Ihr habt mir geholfen, zu lernen, welche Behandlungen funktionieren, und auch *Vertrauen zu haben* in jene, die funktionieren.

Mein Dank gilt auch den Leserinnen meines Blogs und des ersten Buches. Eure Kommentare und Fragen haben mir geholfen, die Ideen und Konzepte, die ich vorbringe, besser zu verstehen und besser zu kommunizieren.

Danke auch an die Belegschaft des Canadian College of Naturopathic Medicine, der Hochschule für Naturheilkunde, die mich vor mehr als zwanzig Jahren auf den Weg zu dieser Arbeit gebracht haben.

Ein großes Dankeschön an Dr. Jerilynn Prior für deine sehr hilfreichen Vorschläge sowie für die Jahrzehnte brillanter Arbeit im Bereich Frauengesundheit. Ich weiß nicht, wo wir ohne dich wären.

Danke an Dr. Anna Cabeca für deine Vorschläge zum Kapitel über Perimenopause.

Danke an Daynor Missingham für das Design des Buchcovers.

Danke an meine Mutter, Ginny Grinevitch, für ihre unermüdliche Hilfe mit dem Manuskript.

Danke an Maxi Lengger für die deutsche Übersetzung und an

Daysy für die Finanzierung dessen.

Und schlussendlich danke ich meinem Mann, Jonathan Briden, für *alles*. Danke für deine unglaubliche Arbeit hinter den Kulissen auf dem Weg eines Manuskripts zu einem Buch. Und danke für deine Unterstützung und Fürsorge, während ich ein weiteres Mal an einem Buch geschuftet habe.